生娃必修课
——妇产科专家教你从怀孕到喂养

刘宇佳　刘伟丽　储　芳
主编

河南科学技术出版社
·郑州·

内容提要

本书主要介绍孕前、孕期、分娩期、产褥期、新生儿和母乳喂养的相关保健知识，旨在为孕产妇及其家庭提供一本可参考的保健图书，目的在于保障孕产妇和胎儿及婴幼儿的健康，实现安全分娩和优生优育。本书通过通俗易懂的语言，详细讲述了孕产妇保健知识和新生儿护理知识，内容全面，科学实用，细致新颖，是精心奉献给广大孕产妇的一本保健指导大全。本书适合刚刚步入婚姻殿堂的夫妻、准备生育的女性、已经怀孕的准妈妈、刚刚生育出院的母亲等人群阅读，建议夫妻二人共同学习新知识，共同准备迎接新生儿的到来。

图书在版编目（CIP）数据

生娃必修课：妇产科专家教你从怀孕到喂养 / 刘宇佳，刘伟丽，储芳主编.
-- 郑州：河南科学技术出版社，2025. 4. -- ISBN 978-7-5725-1739-6

Ⅰ. R715.3; TS976.31

中国国家版本馆 CIP 数据核字第 2024QG8487 号

出版发行：河南科学技术出版社
地址：郑州市郑东新区祥盛街 27 号　邮编：450016
电话：（0371）65788613　65788629
网址：www.hnstp.cn

出 版 人：乔　辉
策划编辑：张　晓
责任编辑：郭亚婷
责任校对：耿宝文
封面设计：李小健
责任印制：徐海东
印　　刷：河南省环发印务有限公司
经　　销：全国新华书店
开　　本：720 mm × 1 020 mm　1/16　印张：15.75　字数：227 千字
版　　次：2025 年 4 月第 1 版　2025 年 4 月第 1 次印刷
定　　价：65.00 元

本书编写人员名单

主　　编　刘宇佳　刘伟丽　储　芳

副 主 编　王婉雪　王　丽　胡慧玲　史作伟
熊凡雨　肖蒙波　刘永敏

编　　者　徐小丹　庞慧芳　崇　雪　王丹丹
王立娅　张丽萍　刘平艳　曹可凡
刘元月　白彩霞　单静静　房海敬

序

妊娠、分娩是绝大部分女性一生中必然经历的一个过程，整个妊娠期需经历约 40 周即 280 天左右，不良的妊娠、分娩过程会对孕产妇的身心造成不良影响。研究证实，产前保健是保障孕妇和胎儿健康、实现安全分娩和优生优育的重要措施。胎儿的生长发育与孕妈妈的身心健康密切相关，所以在孕期一定要注意个人的饮食营养、卫生、安全等，避免外界不良因素对胎儿的影响，同时要积极进行心理调适，保持良好的情绪，为胎儿提供一个良好的生长环境，为孕育一个健康、聪明的宝宝打下基础。

孕妈妈在妊娠期间容易发生角色冲突，自理观念较淡，自我管理能力下降，不能采取有利于母婴健康的生活方式，遵医行为差等。良好的自我管理能力是孕产妇顺利度过妊娠期、分娩期和产褥期的重要保证。准备怀孕的男女双方生活一定要有规律，为精子和卵子的生长提供良好的发育环境，为保障受精卵孕育质量做好准备。怀孕后，孕妈妈应按时进行产前检查，了解胎儿在子宫内的生长发育情况。同时，孕妈妈应多了解有关妊娠、分娩、产褥的一些医学知识，掌握孕期的自我监护方法，包括数胎动、听胎心、测体重等；正确认识阴道分娩和剖宫产，理性选择分娩方式；分娩后，采取科学的方法进行休养和抚育婴儿，以保证母婴的身心健康。

怀孕不是一个人的事情，而是整个家庭的大事，男性也要积极行动起来。除了要照顾好孕妈妈的生活，还要与妻子经常进行思想交流，鼓励、安慰妻子，一起分享怀孕带来的喜悦，分担怀孕带给妻子的不适，还要学习相关的护理知识和技能。为了使宝宝更加健康、聪明，为了使妻子顺利度过妊娠期、分娩期和产褥期，男性一定要努力、要加油！

编者

2024 年 11 月

目录

一、孕前保健 // 001

二、孕期保健 // 015

三、分娩知识 // 064

四、产褥期保健 // 087

五、新生儿护理 // 106

六、母乳喂养 // 125

一、孕前保健

1. 女性最佳生育年龄

（1）年龄与生育力：女性的最佳生育年龄是 25 ~ 30 岁。一般情况下女性要到 25 岁左右自身发育才会成熟，只有自身发育成熟的女性才适合生育。健康夫妇在 30 岁以下，如果性生活规律，并且没有使用避孕措施，那么每个月有 25% ~ 30% 的概率怀孕。随着年龄的不断增长，因工作、家庭、生活等压力，女性的身体状态从 30 岁以后开始出现下滑，因此女性的最佳生育年龄是 25 ~ 30 岁。在此期间，从女性身体机能方面考虑，出现糖尿病、高血压、高血脂的可能性比较小，身体处于代谢比较旺盛的状态，相对容易，也比较适合受孕，而且这个年龄段的卵子质量好，不容易出现流产和染色体畸形的风险。

35 岁及 35 岁以后（尤其是 40 岁以后）的女性再生育就成高龄产妇了，怀孕的可能性就会降低，并且不管是对胎儿还是对女性的产后修复都是不利的。男性随着年龄的增长，睾酮水平会下降，精子浓度和精液量也会发生变化。

已经超过 35 岁的女性会担心自己是否已经错过了做母亲的机会，放心吧，女性可以在 30 多岁甚至 40 多岁的时候生育，但其可能不会像 20 多岁的女性那样容易怀孕。

（2）高龄女性的妊娠可能性：毫无疑问，年轻女性更容易怀孕。女性卵巢在出生时的卵子数量是确定的，每个月经周期会损失至少一枚卵子，随着年龄的增长，卵子的质量会下降。

有研究表明，20 多岁的女性单个月经周期妊娠的可能性为 20%。到 35 岁左右时，单个月经周期妊娠的可能性约为 15%。到 40 岁时，此可能性下降至 10%。45 岁时，单个月经周期妊娠的可能性约为 3%。

随着年龄的增长，有些女性需要科学手段来助孕，如用于检测卵泡刺激素的生育试剂盒或排卵试纸可帮助女性确定卵巢何时会释放卵子（此过程名为排卵），女性可在大部分药店买到这些产品。

怀孕的最佳方法是在排卵前几天进行性生活，这样当卵子到达受精部位时精子也会处于正确的位置。如果女性尝试了 6 个月却并未怀孕，应及时到生殖医院就诊。

2. 孕前保健内容

注意孕前健康对母婴都有好处，这被称作孕前保健。孕前保健是指检查妊娠期间可能存在的潜在母婴风险，并解决女性在怀孕前出现的医疗问题。

怀孕前，女性需要处于身心最健康的状态。

孕前检查应从向医疗人员预约孕前咨询开始。

孕前就诊是向医生询问一切问题的绝好时机，包括饮食和产前维生素摄入等相关问题，以及家族中的健康问题。

在孕前就诊过程中，女性会和医生讨论的内容包括：

（1）生育史：包括妊娠史、月经史、避孕措施、既往液基薄层细胞学检查（TCT检查）结果，以及女性曾罹患的性传播疾病或阴道感染类型等。

（2）现病史：包括女性目前存在的健康问题，以便其在妊娠前控制这些问题。

（3）手术史：女性是否曾接受手术、输血和住院治疗。如果有，请告知医生。务必告知医生女性既往曾接受的妇科手术（包括子宫肌瘤手术或异常 TCT 检查结果）。妇科手术史可影响女性妊娠期间的管理方式。

（4）目前应用的药物：女性应告知医生正在应用或既往应用的处方或非处方药物。在某些情况下可能需换药，以帮助预防出生缺陷。此外，还应告知医生目前应用的中药或者补充剂。

（5）家族健康史：应告知医生家族中流行及遗传的疾病，如糖尿病、高血压、血栓病史等。

（6）家庭和工作场所环境：医患双方应讨论可能影响妊娠或健康妊娠能力

的潜在危害，如是否接触过猫粪、X 射线、铅等。

（7）体重：女性最好在怀孕前达到理想的体重。这意味着体重超重者需减轻体重，以降低妊娠期间出现并发症的风险。体重不足者则需要增加体重，以降低分娩低出生体重儿的风险。

（8）生活方式：医生会询问女性及其伴侣是否有可能影响妊娠的相关问题，如是否吸烟、饮酒和长期服用某类药品等，目的是帮助夫妻戒除可能妨碍妊娠健康的习惯。

（9）锻炼：女性应告知医生自己进行的锻炼类型，不经常进行锻炼者也应如实告知医生。一般而言，建议女性在妊娠期间继续进行正常锻炼。

（10）饮食：医生会询问女性的饮食习惯，建议最好在养成良好的饮食习惯后再怀孕。良好的饮食习惯包括吃富含纤维的多样化食物，并获取足够的钙、叶酸和其他营养素。

（11）咖啡因：怀孕之前，医生可能建议女性的咖啡因摄入量每天不超过 300 毫克，这约为两杯 237 毫升咖啡的量。需要注意的是，除咖啡和茶中含有咖啡因外，巧克力、一些软饮料和某些药物中也含有咖啡因。

（12）产前维生素：怀孕之前，女性应服用叶酸补充剂。在怀孕前开始服用叶酸可降低孩子出现神经管缺陷的可能性。医生可能建议在孕前和孕早期每日服用 400 微克（0.4 毫克）叶酸。

（13）进行体检：以了解女性的心脏、肺、乳房、甲状腺等情况。此外，可能还需要进行盆腔检查和巴氏涂片检查。

（14）实验室检查：医生会让女性接受一些疾病筛查，包括风疹、肝炎、人类免疫缺陷病毒（HIV 病毒）感染、梅毒及其他疾病。

（15）计算月经周期：帮助监测排卵并确定最可能受孕的时间。

（16）检查疫苗接种：如果女性无风疹或水痘保护性抗体，医生可能建议接种适当的疫苗，并至少推迟 1 个月再尝试怀孕。

（17）遗传咨询：了解孩子出现出生缺陷的可能性。建议大龄女性和有遗传问题、出生缺陷和智力障碍家族史者进行遗传咨询。

3. 夫妻双方如何做好充分的孕前准备

◈ 想要有一个健康宝宝, 孕前需要做哪些准备呢?

孕育一个健康宝宝是夫妻双方最关心的一件事, 因此孕前准备是相当重要的!

结婚后的夫妇大都想要拥有自己的宝宝，所以如果要备孕，孕前检查是非常有必要的，大家去做检查的时间可以在准备怀孕前的3个月或者是6个月，而且女方最好在月经干净后的3 ~ 7天内进行检查。但是需要注意的一个问题就是在检查前夫妻双方不要同房，这样检查的效果是最好、最准的。

夫妻双方已经有了要备孕的想法, 在此情况下有一些工作一定要提前准备好, 夫妻双方的生殖功能及体内激素水平等健康问题是孕检的重要项目。

在备孕前夫妻双方都要检查身体，做血型和染色体检查。男性还需要去泌尿科检查，看看精子质量是否有问题。女性需要做妇科检查，看是否患有妇科疾病。在备孕期间建议不要服用任何药物，在排卵期正常进行同房备孕就可以了。

夫妻双方在备孕期间需要服用叶酸片, 女性在怀孕前3个月开始服用叶酸片, 为了提高怀孕概率，提高精子质量，同房的次数应减少。在备孕期间，夫妻双方保持身体处于最佳状态是最重要的，包括规律的生活、规律的饮食和避免各种不利因素的刺激。

孕前除了有身体上的准备，也要有心理上的准备；如果婚后夫妻双方都希望尽快要孩子，就必须从心理和精神上做好准备，内容包括：

接受怀孕期特殊的变化：妻子形体变化、饮食变化、情绪变化、生活习惯变化及对丈夫依赖性的增加。

接受未来生活空间的变化：小生命的诞生会使夫妻双方感觉生活空间和自由度较以前变小，往往会感到一时难以适应。

接受未来情感的变化：无论夫妻哪一方，在孩子出生后都会自觉或不自觉地将自己的情感转移到孩子身上，从而使另一方感到情感的缺乏或不被重视。

接受家庭责任与应尽义务的增加：怀孕的妻子需要丈夫的理解与体贴，尤其平时妻子可以做的体力劳动，在孕期大部分都会转移到丈夫身上；孩子出生后，夫妻双方对孩子的义务与对家庭的义务都在随着时间的迁移而增加。

一旦怀孕成为事实，女性应以一种平和、自然的心境迎接怀孕和分娩的到来，以愉快、积极的态度对待孕期所发生的变化，坚信自己能够孕育一个代表未来的小生命，完成将他平安带到这个世界上的使命，就是我们需要做的心理准备。

这种心理准备是夫妻双方都应该做的。丈夫充分的心理准备可以帮助妻子顺利度过孕期的每一阶段，并为未来孩子的生长发育奠定坚实的基础。

对于想要孩子的年轻夫妻来说，怀孕是一件多么让人高兴的事，但是在孕育的道路上还是困难重重的。拥有一个健康的身体才能生育一个优质的后代，所以必要的孕前检查还是要做的，这样能避免一些遗传的隐患。现代生活节奏非常快，每个人的压力都非常大，要孩子可不是一件简单的事，备孕期间男女双方都要有充足的心理准备，这样对于家庭和宝宝才是负责的。另外，健康的生活方式也是孕前准备的必要内容，想怀孕，就得改掉不良的生活习惯。

告别烟酒与药物：吸烟会影响生殖能力，以及男性的精子质量，而且吸二手烟也会影响受孕概率。长期吸烟酗酒的夫妻，生出畸形儿的概率相对普通人来说高出很多。所以夫妻双方应尽量不吸烟、不喝酒，不接触有毒物质，不要熬夜，保持身体处于最佳状态。

拒绝咖啡因：摄入过多咖啡因会阻碍铁的吸收，增加胎死母体的风险。

控制体重：过度肥胖和太瘦都是不利于受孕的，在备孕前夫妻双方最好能够把体重指数（BMI）控制在 20~30 kg/m^2 之间。

4. 孕前及孕期的饮食要求

备孕期间饮食基本原则：均衡、适量、安全。

（1）营养均衡：怀孕前建议营养搭配，饮食一般需要多样化，切忌偏食。胎儿所需的营养全靠母体供给，孕妇在孕早期偏爱某种单一的食品（比如爱吃酸、爱吃辣）可以理解，但长期挑食、偏食容易造成营养不良，影响胎儿生长发育。因此，备孕期间夫妻双方营养结构要合理，肉、蛋、奶、蔬菜、水果、豆类、谷物等各种食物都要有，做到品种多样、荤素搭配均衡。

（2）饮食切勿过量：不少女性认为，怀孕后宝宝发育需要营养，自己必须多吃点，这是不科学的。如果吃得太多、太好，运动又太少，容易造成孕期体重增长过快，增加高血压、妊娠糖尿病等并发症的风险，还容易导致胎儿体重过大，分娩的时候可就要遭罪了。

（3）注意饮食安全：有一些食物会影响孕妇和胎儿的健康，备孕期间一定要杜绝。不吃生肉、生蛋，以及没熟透、受污染的食物，如生鱼片、生蚝、醉蟹、蛋黄酱、非全熟的牛排等，以及未经消毒的鲜奶、腐烂食材或过期食物等。这些食物可能携带有致病细菌、病毒等，容易导致感染。最好别吃汞含量高的海鲜，如鲭鱼等，因胎儿对汞比较敏感，容易出现脑组织损害，导致认知障碍。

总体来说，各种美食只要保证安全卫生，控制好量，备孕期间都可以放心吃。

5. 备孕的五大原则

想要拥有一个健康的宝宝，备孕期间的注意事项至关重要。以下五个原则，帮助你为生育健康宝宝打下坚实的基础。

原则一：健康饮食，均衡营养

备孕期间，女性应该保证摄入充足的营养，特别是蛋白质、维生素和矿物质。可以适当增加奶制品、豆制品、坚果、瘦肉等富含蛋白质的食物摄入，同时也要注意补充叶酸、钙、铁等矿物质。叶酸对细胞的分裂生长及核酸、氨基酸、蛋白质的合成起着重要作用，如果在怀孕早期缺乏叶酸，可引起胎儿神经管发育缺陷，进而导致畸形。因此，备孕妇女应至少在怀孕前 3 个月开始补充叶酸或含叶酸的复合维生素，并补充到整个孕期结束。此外，还要保持饮食多样化，避免过量摄入高热量、高脂肪的食物。

原则二：适度运动，增强体质

过度紧张和压力过大会影响女性的生理机能和心理状态，从而影响受孕。女性在备孕期间要尽量避免过度紧张和压力过大，可以通过放松身心、进行适当的有氧运动等方式来缓解压力，如散步、慢跑、游泳等，以增强体质，提高受孕概率。但是，要注意避免剧烈运动，以免影响月经周期和卵巢功能。

原则三：保持良好的作息，保证充足睡眠

备孕期间，提高睡眠质量对于女性健康至关重要，可以通过降低噪声、把握温度等措施，改善睡眠质量。建议女性每天保证 7~8 小时的睡眠时间，避免熬夜。此外，养成规律的睡眠习惯有助于调整身体的生物钟，提高睡眠质量。尽量在相同的时间睡觉和起床，建立固定的睡前和起床后的日常活动，如泡个热水澡、阅读书籍等，有助于放松身心。

原则四：戒烟、戒酒，远离有害物质

备孕期间夫妻双方应该戒烟、戒酒，并远离吸烟环境，因为酒精可以通过胎盘进入胎儿的血液中，造成胎儿在子宫内发育不良、中枢神经系统发育异常、智力低下等。烟草中的尼古丁和烟雾中的氰化物、一氧化碳等容易导致胎儿缺氧、营养不良和发育迟缓。

原则五：定期检查，及时发现异常

在备孕初期，夫妻双方应进行全面的医学检查，包括女性妇科检查和男性的精液分析。

了解夫妻是否存在生育或遗传方面的问题或是存在感染性疾病，有针对性地进行孕前干预或治疗，减少或消除不良妊娠因素，预防新生儿出生缺陷。

6. 备孕开始准备时间

如果一对年轻夫妇想要孩子，也需要一个计划，这就是怀孕计划。但实施这项计划需要多长时间，恐怕夫妻双方对此都不太了解。

一般备孕最好不少于 3 个月至半年，孕前 3 个月到医院做一次全面的孕前检查，确保优生优育。选择孕期，在一年中的 7 月、8 月怀孕，第二年的 4 月、5 月分娩是最好的。

除产前常规体检外，通常还需进行血常规检查、尿常规检查、B 超检查、心电图检查、病毒和弓形虫筛查等基本检查，以及性传播疾病检测、乙型肝炎 5 项、丙型肝炎抗体检测、宫颈刮片试验、染色体试验、性激素 6 项等检查。

男性除上述检查项目外，还需要重点关注精子质量和生殖系统疾病。

孕期准备时间要充足，在这段时间应该有很多的注意事项要遵守，并以怀孕准备原则为基础。只有这样才能为孩子将来的健康打下坚实的基础。

7. 备孕期间用药对胎儿的影响

女性在备孕期间应尽量避免使用有致畸风险的药物，下面这些药物应特别注意：

（1）利巴韦林：利巴韦林对胎儿有严重的致畸反应，而且可以蓄积在人体内数周不代谢，所以需要停药至少 6 个月后才可以怀孕。

（2）减毒活疫苗：如麻风腮疫苗，其中风疹病毒可以导致胎儿出现“先天性风疹综合征”，所以女性在接种含有风疹病毒疫苗 3 个月后才可以怀孕。

（3）异维 A 酸：有致畸作用。异维 A 酸口服制剂停药 3 个月、外用制剂停药 1 个月后才可以怀孕。

（4）他汀类降脂药：如阿托伐他汀、洛伐他汀等，能影响胎儿正常发育。在停药 1 个月后才能怀孕。

（5）抗肿瘤药：如氟尿嘧啶、甲氨蝶呤等，也有致畸作用。在停药 3 个月后才能怀孕。

除此以外，艾司唑仑、三唑仑、华法林、沙利度胺、非那雄胺、麦角胺、苯妥英钠、扑米酮等孕期禁用的药物，在备孕期间也应避免使用。最后，安全起见，在就诊时应主动告知医生自己处于备孕期，用药前认真阅读药品说明书，说明书中注明为“孕妇禁用”的通通不要使用，“孕妇慎用”的也需在医生或药师指导下使用。

◈ 男性备孕期用药对胎儿的影响

大部分的药物是不会影响到胎儿的，但是有些药物还是有影响，比如呋喃妥因主要用于治疗泌尿生殖系统感染，特别对大肠杆菌、变形杆菌引起的急性尿路感染疗效较好。但它对精子的成熟有一定的危害。大剂量的呋喃妥因可引起初级精母细胞早期成熟障碍。四环素类药物（四环素、多西环素等）对精子的运动危害较大，会降低精子的活力及增加精子畸形率，从而导致男性的生育能力降低。

另外，四环素类抗生素具有胚胎毒性，若备孕期间大量长期服用可能会影响胎儿的发育。红霉素和庆大霉素具有性腺毒素，常常损伤精子的发育，并损害男性的生殖潜能。另外，甲氧苄啶、磺胺甲基异噁唑（复方新诺明）、氨基糖苷类等药物也有一定的生殖毒性，因此，备孕期间男性尽量避免使用以上类型的抗生素。

8. 根据基础体温监测排卵日期

什么是基础体温呢？基础体温是指在基础状态下所测得的体温值。什么是基础状态呢？就是人体处于清醒而又非常安静的状态，不受环境温度、肌肉活动、食物及精神紧张这些因素影响时的状态。简单来说，就是清晨醒来以后不做任何活动立刻测体温，这个时候测出来的体温值就称为基础体温。女性随着月经周期的变化基础体温也会发生变化，体温在卵泡期内较低，排卵日最低，体温在排卵后可以升高 0.3 ~ 0.6 ℃，女性的排卵期可以用测量基础体温来判断。像甲亢患者，其基础体温会比正常人要高。成年人基础体温的正常值一般用腋下温度来表示，36 ~ 37 ℃为正常。人体一昼夜中的最低体温通常是清晨测量的体温，基础体温一般在每天清晨醒后测量，排卵日期根据其变化确定。在备孕期间，需要仔细观察时间节点，一般早上测量比较准确。由于排卵后的卵巢生成黄体物质，而黄体可以分泌能够升高体温的黄体素，也就是说，月经结束后到下次排卵日开始，这段时间人体的体温会相对降低，排卵后到下次月经来临时体温则会升高。因此可以根据这个规律判断低温期的最后一天即为排卵日，也就是说，可以根据基础体温确定排卵日。在晨起睡醒而尚未起床活动时，将体温计放在腋下测量 5 分钟，并记录数据做基础体温测量表。判断排卵期一般需要连续 3 个以上月经周期的测量，所以测量基础体温需要长期坚持。

9. 备孕注意事项

孕育宝宝是人生中的一件大事，备孕则是开启这段旅程的第一步。

生命源于男女的结合，双方都需要为受孕做好准备。

（1）多加锻炼：提高“小蝌蚪”和“卵细胞”的质量。在备孕阶段，夫妻双方一定要多加锻炼，调节好自己的身体状态和精神状态，使得身体产生的“小蝌蚪”和“卵细胞”质量更加优良，进而有助于提高受孕率。

（2）饮食、睡眠等生活习惯良好：在备孕阶段，夫妻两人都要保持规律的作息时间，杜绝熬夜，每天的睡眠时间最好不要少于 8 小时。饮食方面远离油炸食品和垃圾食品，同时注意营养结构要合理，孕前可以补充叶酸、钙、铁、锌及多种维生素，也能有效提高受孕率。

（3）排卵期同房：如果是月经规律的女性，排卵日多在下次月经来临前的 14 天左右，把排卵日的前 5 天和后 4 天连同排卵日在内，共 10 天都算为排卵期，卵子能够存活 1 ~ 2 天，精子可维持 2 ~ 3 天的受精能力。所以在卵子排出的前后几天里同房比较容易受孕。同时为了保障“小蝌蚪”的质量，夫妻之间的同房频次不能太高，最好两天一次，不然反而会降低受孕概率。

（4）戒烟、戒酒：备孕夫妻应至少提前 3 个月戒烟、戒酒。

◈ 孕前疾病管理

夫妻双方需要在医生的指导下完善相关检查，如血液检测、宫颈检测等。确保双方都没有任何可能影响怀孕的病症，如乙型肝炎、艾滋病等。如果备孕前存在一些基础疾病，如糖尿病、甲状腺疾病等，需要长期服药时，应咨询专业医生，药物的使用对胎儿是否有影响，以及如何降低或消除影响。

◈ 孕前生活管理

夫妻双方在备孕期间应该尽量保持规律、健康的作息与生活方式，饮食上营养要均衡，可以少食多餐，饭后休息片刻可以活动一下肢体，不抽烟，不酗酒，不滥用药物，多食蔬菜瓜果，补充维生素，推荐每天服用叶酸，以免胎儿发生神经管畸形。不熬夜，规律作息。早睡早起，睡前可以用热水泡泡脚，促进血液循环。可以坚持运动，如慢跑、游泳、跳绳等适合自己的锻炼方式来控制体重和增强体质。当然，保持心情舒畅也是备孕中必不可少的部分。

10. 备孕清单

想要怀孕，使用这一清单可以让怀孕有一个健康的开始。

（1）每日服用至少 400 微克叶酸。

（2）预约医生进行体检。

（3）咨询医生自己服用的药物在孕期是否安全。

（4）去看牙医，进行牙齿清洁或检查。

（5）日常锻炼很重要。

（6）查看工作中的产假选择。

（7）检查自己的生育保险。

（8）购买孕妇和婴儿的必备衣物。

（9）如果吸烟，那就戒掉。

（10）限制摄入酒精和咖啡因。

11. 如何补充叶酸及口服叶酸的重要性

相信孕妈妈们对“叶酸”都不陌生吧！不管是备孕还是刚怀上的孕妈妈，医生都会询问其是否吃叶酸了。

◈ **孕妈妈不禁想问，叶酸为什么这么重要呢？**

叶酸，又叫维生素 B_9，是一种水溶性的维生素，对细胞分裂和生长有重要作用。简单来说，它可以降低胎儿患神经系统疾病的概率。对于准备怀孕的女性来说，叶酸的重要性在于它可以预防胎儿神经管的畸形。缺乏叶酸会影响胎儿大脑和神经系统的正常发育，严重时将造成胎儿神经管发育畸形，甚至导致无脑儿、脑积水、脊柱裂等后果，也可因胎盘发育不良而引起流产、早产等，同时备孕期女性自身健康也会受到影响，如出现贫血症状，严重时还会导致贫血性心脏病、妊娠期高血压等。对于已经怀孕的孕妈妈来说，孕早期是胎儿器官分化、胎盘形成的关键时期，叶酸可以促进胎盘发育，降低流产率；中后期补充叶酸可以防止早产、预防胎儿神经管缺陷，防止新生儿体重过轻，以及预防新生儿腭裂等先天畸形。

◈ **什么时候开始服用最有效？**

叶酸补充的最佳时机是从怀孕前 3 个月开始，叶酸在人体不能合成，只能从食物中摄取，孕妇对叶酸的需求增加，缺乏叶酸的状况容易出现。一般情况下，每天需口服400微克才可以起到预防作用。由于体内缺乏叶酸的状况要经过4周的时间才能得以切实改善，经过3个月左右的时间人体内叶酸才可以达到有效浓度，因此备孕女性需在怀孕前3个月开始补充叶酸，甚至是半年前就开始补充叶酸，使其维持在一定水平，以确保胎儿早期的叶酸营养环境。当确认怀孕之后，继续口服至胎儿娩出。在备孕期及孕早期，每天需补充叶酸400微克；孕中晚期，每天需补充叶酸800微克。红细胞的形成及蛋白质的合成等多种生物学过程都需要叶酸参与，叶酸发挥着重要的作用。

如果怀孕前没有补充叶酸也不用太担心，只要怀孕后开始补充就可以了，但也不要抱着“孕前没补，怀孕时多补一些”的心态盲目补充。否则很容易服用过量，产生负面影响。

补充叶酸不仅仅是备孕女性的专利，备孕期男性也要适当补叶酸。

备孕男性缺乏叶酸，会导致精液浓度降低、精子活力减弱，而且精子中携带的染色体数量也会发生异常，出现过多或过少的情况，这不仅会增加孕妈妈流产的概率，而且会引起新生儿出生缺陷，如唐氏综合征，还会使宝宝长大后患癌症的危险性增加。

◈ 食物中也含有天然叶酸，为什么还要额外补充呢？

日常饮食中也有很多含有叶酸的食物，但由于天然叶酸很不稳定，在酸性环境下100℃叶酸就溶解了，一般食物加工后会损失50% ~ 90%的叶酸。所以，除非不烹饪这些富含叶酸的食物，否则很难保证叶酸的有效摄入。因此营养师推荐，服用叶酸补充剂是最有效的方法。

富含叶酸的食物有哪些？

富含叶酸的蔬菜：菠菜、番茄、胡萝卜、青菜、扁豆等。

富含叶酸的水果：草莓、香蕉、柠檬、桃子、杨梅、猕猴桃、石榴等。

富含叶酸的动物食品：动物的肝脏、禽肉及蛋类、牛肉、羊肉等。

富含叶酸的谷物：大麦、小麦胚芽、糙米等。

富含叶酸的豆类：黄豆、豆制品等。

富含叶酸的坚果：核桃、腰果、栗子、杏仁、松子等。

虽然孕前补充叶酸非常重要，但并不是越多越好。长期大剂量服用叶酸会影响备孕期女性体内锌的代谢，从而造成锌缺乏，致使胎儿发育迟缓；同时还会掩盖维生素 B_{12} 缺乏的早期表现，导致胎儿严重的神经系统损伤，以及增加女性自身日后罹患乳腺癌的概率。

12. 备孕期间男性的营养选择

很多男人都觉得生孩子是女人的事，男人只需要备“精”一战，没什么需要注意的。这种认知已经过时了，男人需要和女人一样，从备孕期开始就注意饮食，补充营养！

男性备孕期间要均衡、合理、科学地搭配饮食，而不是吃几种食物就可以了。要改正不良饮食习惯，戒烟戒酒，少吃烧烤、熏肉等营养价值低的食物，注意均衡饮食，合理搭配。与男性生殖系统健康相关的饮食因素有很多，所以并不是单纯地去吃一些含有某种营养素的食物就可以万事大吉，要想提升生育能力，最重要的就是备孕期间的整体饮食结构，要尽可能地健康合理。

（1）优质蛋白质：科研证实，肥胖使男性的生育力下降。其机制可能为造成体内性激素平衡紊乱，精子生成、成熟障碍；腿部、臀部、下腹部等阴囊区域多余的脂肪组织使睾丸局部温度升高，导致精子发生异常等。所以，对于男性来讲，在备孕期间，维持体重在理想状态是非常重要的一项内容。短期适当高蛋白饮食，有利于体重的控制，甚至可以达到减轻体重的目的。

肉、禽、蛋、鱼类等动物性食物是优质蛋白和脂溶性维生素的重要来源，猪、牛、羊等畜红瘦肉及鱼、虾类等食物都可以正常吃。只是不要选择油炸、烧烤、烟熏等高脂肪、高糖、高盐的做法，多选择清蒸、清炒、炖煮等烹饪方法。奶、豆、坚果类食物每天都要吃，纯牛奶或鲜牛奶每天一包，豆腐、豆干等豆制品每天吃一点。不要偏食，荤素搭配要均衡，嗜肉食、只吃素食都是不可以的。

另外，优质蛋白质还可提供丰富的氨基酸，作为合成精液中各种成分蛋白的原材料。有动物实验已证实，食物中适当添加氨基酸，有助于提高雄性动物的精液质量。

（2）锌、硒、钙、镁：一些特殊的矿物质对男性的生育力具有重要影响，如锌、硒、钙、镁等。锌直接参与精子生成、成熟、激活和获能等过程，可影响男性性腺发育。缺锌可引起精子数量减少、浓度降低、畸形精子数量增加，性功能和生殖功能减退等。硒在男性生殖系统发育和改善精子活力、维持精子正常形态和功能等方面具有重要作用。总之，缺硒可使精子的活动力和受孕率下降。钙、镁是精液中含量最高的矿物质，是精子与卵子结合时，精子一系列活动必需的营养素。缺乏钙、镁，精子的活跃度和攻击力不足，难以和卵子结合，女性很难受孕。锌主要来源于瘦的红肉、芝麻、生蚝、扇贝、坚果、南瓜子、虾、酸奶、燕麦等。硒来源于海带、墨鱼、虾、紫菜等。钙来源于奶类、大豆及其制品、芝麻酱、虾皮等。镁主要来源于植物性食物，如玉米、小麦、小米、大米、坚果、绿叶蔬菜等。

（3）抗氧化维生素：动物研究发现，维生素E、维生素C，因其具有强抗氧化性，可以减少辐射引起的染色体畸变率等损伤。所以备孕期应该多吃一些具有抗氧化物质的果蔬，尤其是富含维生素E、维生素C的食物。备孕期间每天应该保证摄入300～500克新鲜蔬菜和250～350克新鲜水果。

二、孕期保健

孕早期保健

1. 早孕的识别

早孕，顾名思义也就是怀孕的早期，也就是胚胎在子宫内已经着床，正常情况下，怀孕的孕囊应在子宫内部，这属于正常的妊娠，在早孕前期一定要去医院做 B 超检查，确定是宫内妊娠，再做进一步的打算。

每位女性的身体状况都不同，因此怀孕经历也会有所不同。并非每位女性在孕期都有相同的症状，甚至同一女性在两次怀孕中的症状也不完全相同。此外，由于早孕症状与月经前和月经期间可能出现的症状相似，因此女性可能未意识到自己怀孕了。以下是对一些最常见的早孕症状的描述。

（1）停经：早孕最明显的症状（也是促使大部分女性接受妊娠试验的症状）是停经。怀孕早期最明显的一个症状就是月经停止，正常的女性都是有生理周期的，只要有性行为，超过月经周期还没有来月经，很大可能就是怀孕了。但并非所有停经或月经延迟都是由妊娠引起的。此外，女性在妊娠期间可能出现出血。除了妊娠之外，还有其他原因会导致停经，如增重或减重过多、激素问题、疲劳或压力等。所以女性需接受妊娠试验。

（2）恶心（晨吐）：晨吐是妊娠的症状之一，但并非每位孕妇都会出现晨吐。晨吐的确切原因尚不清楚，但妊娠激素可能是导致此症状的原因之一。不过晨吐的症状因人而异，有的女性在怀孕后症状就会非常明显，如果恶心、呕吐非常严重，就需要就医，如果不严重的话可以自己通过饮食缓解。恶心可能于一天中的任何时间发生，但最常见于早晨。幸运的是，在妊娠第 13 周或第 14 周，许多孕妇的症状会减轻。

（3）乳房变化：乳房变化是妊娠的另一个早期迹象。体内的雌激素和孕激素等性激素水平都会有很大程度的升高，而且增长得会比较迅速，所以很多比较敏感的女性，都会明显地感受到乳房的一些变化，如乳房可能会在怀孕一两周后有刺痛、膨胀和瘙痒的感觉，这是女性怀孕早期的生理反应，还会感觉到乳房逐渐开始增大，另外乳晕的颜色也会在妊娠期间开始加深，乳房的皮下静脉也会非常明显，乳头也开始有突出等；也可能感觉乳房更重、更饱满，或摸起来更柔软。乳房变大的原因就是由于雌激素和孕激素水平的增加，乳房的腺体及周围的组织得到足够的发育，其他因素也会引起乳房变化。这些变化是早孕的症状，女性需数周时间才能适应新的激素水平，只要继续观察就好了。但是需要注意的是，一定要选择柔软、舒适、透气且符合自己乳房大小的内衣，才能帮助我们减少对乳房的摩擦和束缚，从而减少蒙氏结节的感染。乳房出现一定程度的胀痛和刺痛，这也是正常现象，不必紧张，适应后乳房疼痛就会缓解，为母乳喂养做好准备。

（4）尿频：女性在怀孕后子宫开始不断变大，可能会压迫到膀胱，膀胱的体积开始变小，就会出现尿频的现象。对于许多女性而言，会在妊娠第 6 ~ 8 周开始出现尿频。虽然尿频可能是由尿路感染、糖尿病或应用利尿剂引起的，但如果怀孕了，则很可能是由激素水平变化所致。

（5）见红和痉挛：受孕后，受精卵在子宫壁上着床。这可能导致怀孕的最早迹象之一——见红，有的女性还会出现痉挛，这被称为着床出血。通常发生在卵子受精后 6 ~ 12 天内。痉挛感觉类似于月经来潮，因此有些女性会将其误认为月经来潮和出血。但是，出血和痉挛是轻微的。除出血外，女性还可能注意到阴道有白色乳状分泌物，这与阴道壁的增厚有关，阴道壁会在受孕后立即开始增厚，阴道内壁细胞的增长导致产生分泌物。

（6）疲劳：妊娠期感觉非常疲倦是正常的，且症状从早期即开始出现。女性在妊娠 1 周后就会开始感到异常疲惫。通常与孕酮的分泌有关。如果疲劳与妊娠有关，则充分休息是很重要的。吃富含蛋白质和铁的食物可以帮助抵抗疲劳。

（7）其他症状：怀孕会改变身体的激素平衡，这可能导致产生其他症状。

1）便秘：在妊娠期间，较高水平的孕酮会导致便秘。孕酮会使食物缓慢地通过肠道。为了缓解此问题，孕妇应多喝水、多锻炼、多吃高纤维食物。

2）情绪波动：这些情况很常见，在孕早期更为如此。

3）头痛和背痛：许多孕妇经常出现轻度头痛，另有一些孕妇则出现背痛。

4）头晕和昏厥：这些症状可能与扩张血管、血压下降和血糖降低有关。

2. 社区建册流程

育龄妇女一旦怀孕，首先除了去相关的医院进行检查确诊之外，就是必须到相关的社区卫生服务中心去办理相关的母子健康手册，这样才能到医院进行建档产检，对以后的各方面检查都有一定的帮助（具体如何办理，咨询居住地所在社区或街道）。

（1）建册时间：怀孕 6 ~ 12 周。

（2）建册地点：居住地社区卫生服务中心，建议提前咨询。

（3）携带物品：夫妻双方身份证、户口本、结婚证及有胎心胎芽的B超单。有的社区会要求携带房产证，如果是租房会要求带租房合同，所以最好和社区提前联系，免得手续不全空跑一趟。

（4）办理流程：首先填写个人资料。接下来医生会讲一些孕期注意事项，手续齐全就可以拿到自己的母子健康手册了。

（5）母子健康手册：这本手册包含孕前保健、孕产期检查、出生记录、儿童体检、预防接种等方面的内容。每次的产检、孩子的体检都要带上它并记录。每当回忆怀孕情况、孩子出生时的信息，都可以翻开它。它不像珠宝，丢失了可以再买，这是宝宝最珍贵的成长记录。

3. 孕期检查项目

（1）第 1 次产检项目（孕 0 ~ 5 周）：抽血检查。确定是否怀孕，可以通过早孕试纸或验孕棒确定月经推迟的原因是不是怀孕，一般在停经（从上一次月经第 1 天开始算起）后 35 天左右检查。

（2）第 2 次产检（孕 6 ~ 8 周）项目：人绒毛膜促性腺激素检查（HCG 检查），孕酮检查，B 超检查；确定胚胎是否有活性，第 6 周以后（停经

45 ~ 50天）可以做B超，能够在宫内看到胚胎，并且有胎心胎芽，胎儿存活，胎儿个数和着床位置。注意空腹，憋尿。

（3）第3次产检（孕12周）项目：建档，NT检查（颈后透明带扫描），身高，体重，宫高，腹围，血压，血型，血常规，肝肾功能，传染病，尿常规，胎心率，心电图等。医院会给孕妈妈们办理“孕妇健康手册”，用来日后产检项目的进行和记录。NT检查，是评估胎儿是否有可能患有唐氏综合征的一种方法，这部分要尽快预约，很容易错过。

（4）第4次产检（孕16周）项目：唐氏综合征筛查（简称唐筛），基础检查（宫高，腹围，血常规）。唐筛是为了检查胎儿是否存在染色体方面的异常。唐筛仅仅是筛查，不能确诊，如果是阳性不能说明胎儿一定有问题，需要进行无创DNA或羊膜穿刺来进一步确诊。注意前一晚12点后禁食、禁水，空腹检查。

（5）第5次产检（孕20周）项目：胎儿大排畸检查，基础检查。这次检查可以检出大多数的胎儿畸形，医生会仔细测量胎儿的头围、腹围、股骨长度，以及监测脊柱是否有先天性异常，需要提前预约。无须空腹，但需要避开早高峰时期。如果本次产检准妈妈照的是四维彩照，就可以看到宝宝实时面部表情。

（6）第6次产检（孕24周）项目：妊娠糖尿病筛查，基础检查。本次产检主要筛查准妈妈是否有妊娠糖尿病，做糖尿病筛查时，糖水在5分钟之内喝完即可，勿一口气喝完。喝完糖水后静坐，分别在1小时、2小时抽血检查。注意前一晚8点后禁食、禁水。

（7）第7次产检（孕31 ~ 32周）项目：孕晚期开始，胎儿长大，子宫随之扩张，有可能会压迫盆底静脉，导致水肿，一般在脚踝或小腿处，按压有凹痕，属于正常现象，但如果检查同时出现高血压和尿蛋白的情况，就要警惕是妊娠高血压的可能。注意32周起每两周进行一次产检。

（8）第8次产检（孕33 ~ 34周）项目：现在开始的每次产检都会新增一个项目就是胎心监护，评估胎儿在宫内是否存在缺氧或其他异常情况。

（9）第9次产检（孕35 ~ 37周）项目：从孕36周开始，产检频率变为每周一次。孕37周随时会出现临产征兆，会通过内检对宫颈成熟度进行评估，看个人的分娩时间。B超检查胎儿脐带绕颈情况，并估算胎儿体重。

（10）第 10 次产检（孕 38 ~ 40 周）项目：孕 38 周胎位已经固定，需要准备好待产物品，随时到医院生产。会检查宫颈和骨盆状况，评估胎儿状况，决定生产方式。

4. 家务及运动方式选择

怀孕初期由于受精卵着床不稳定，引起先兆流产甚至流产的风险相对较大，需要尽量注意休息，但不需要绝对卧床，适当活动对母婴均有益。如有特殊情况，比如反复有阴道不规则出血，诊断为先兆流产者不建议运动，以卧床休息为主，待病情好转后在医生指导下适当运动。

（1）家务：早期孕妇不建议做比较重的家务，但平常的家务是可以做的。最常见的扫地、拖地、洗一些比较小的衣服如内衣，或擦拭家具物品等。需量力而行，不宜劳累，不能够压迫肚子，也不要提过重的物品，洗衣服时不要用过凉的水。

（2）散步：散步可以在早、晚饭后进行，用自己的感觉来调整散步的时间和距离，以不觉疲劳为宜。散步时速度不宜过快，妊娠早期要尤其注意，迈步幅度不宜过大或造成疲劳。衣服穿着应舒适合理，以运动鞋为主，鞋底尽量较软。夏季、冬季应注意防暑、防寒，雾天或雨雪天时避免出门散步，以安全为主。

（3）广播操：广播操也比较适宜孕妇锻炼。怀孕期间前 3 个月，不要做跳跃运动，并且减少节拍，以免运动量过大从而造成流产。每次活动应适量有度，不宜过度，以免造成疲劳。

（4）游泳：女性怀孕后，背肌及腰肌起到主要的支撑作用，随着胎儿的不断长大，会产生腰酸背痛症状，而游泳时，在浮力的作用下，身体负担会降低，腰酸背痛症状可以得到有效缓解。通过游泳不仅可以消除淤血，防止出现腿脚浮肿和静脉曲张等问题，而且还可以提高女性的肺活量，从而提高孕妇长时间用力和憋气的能力。但不能过度劳累，游泳时要注意卫生，如果有妊娠合并阴道炎则不适宜游泳，以免加重炎症，甚至导致宫内感染。

5. 防辐射服的选择

对于是否需要购买防辐射服，如何选择防辐射服，选择何种款式、何种价位，何时穿着防辐射服，防辐射服究竟能起到多大的作用，这也要根据个人的实际情况而定。

对于工作中经常接触电脑，电脑使用时间比较长的建议购买防辐射服。

防辐射服的款式：选择防辐射服，一是要穿起来方便；二是不影响日常穿衣的美观；三是能起到一定的保护作用；四是能时刻提醒自己是个准妈妈；五是能让自己更加体会到作为孕妇的独特与另类幸福。对于平日里需要乘公交车或地铁的孕妇，建议选择外穿式的防辐射服，虽然有些影响外在的美观，但是对于需乘公共汽车或地铁的孕妇，穿上这种防辐射服还能起到一定的提醒作用，也能让同车的人多多关注、多多照顾。

防辐射服的防辐射作用：防辐射服的材质决定了它的作用强弱。防辐射服是屏蔽和吸收功能二合一的，外层可以防大量辐射折射，里层可以吸收透进衣服缝隙的辐射。

电磁辐射的频率、强度等因素与电磁辐射对人体的影响程度有关，最为敏感的人群通常为妇女和儿童，更容易受到影响的是孕妇和胎儿。准妈妈应在正规渠道购买防辐射服，材料方面为金属纤维材质和银纤维材质较好，材质含量越高效果越强。尽量选择自己穿着舒适合身或略微宽松的防辐射服。

总而言之，不管是否购买防辐射服，不管购买何种款式、何种价位的防辐射服，只要适合自己的就是最好的。

6. 如何面对孕吐

许多女性怀孕时都会有孕吐反应，恶心呕吐是孕早期常见的妊娠反应之一，多数孕妈妈在怀孕 6 ~ 8 周出现，一般怀孕满 12 周之后逐渐消失。孕吐是一个正常的现象，不用过度紧张。导致孕吐的主要原因与体内激素发生变化有关系，身体激素分泌和以往不同，胃酸分泌过多、对气味敏感加上心理因素才有孕吐反应。为缓解孕吐，我们可以调整饮食习惯，注意饮食清淡。早期不用担心营养补充不够，一般每 1 ~ 2 小时进餐，避免饱腹感，因为吃得太饱，更易发生孕吐。避免辛辣和油腻食物，特别是油腻食物，很多孕妈妈一闻就想吐。起床前可进食咸饼干或零食缓解，早餐时进食香蕉、柑橘等含钾水果预防晨吐。保证碳水化合物摄入，如烤土豆、米饭和烤面包亦有助于缓解。充足的睡眠有利于缓解症状，早睡早起，白天可适当午睡，但需要注意避免饭后立即睡觉，以免加重恶心。恶心呕吐时可能难以保证每天饮水量，但如果出现脱水可加重恶心，日常饮水时可加入蜂蜜，也可服用维生素如维生素 B_6 有助于缓解恶心，需要注意遵医嘱使用，不可擅自服用。

有研究显示，相比吃一些高糖类和脂肪类食物，高蛋白的食物更有助于减轻孕吐，所以早上可以吃一些鸡蛋羹、无糖酸奶等。

在双手内关穴和双腿足三里穴贴生姜片能缓解孕吐，晚上入睡时贴 9 小时，第 2 天能好点。有些人会觉得火辣辣的难受，看个人情况，觉得难受或过敏就拿下来。

可以吃一些如花生、瓜子、香蕉、燕麦、大豆、全麦面包、苏打饼干、苏打水、健康零食等富含维生素 B_6 的食物。因为胃酸过多所以才感到恶心，这些食物都是为了中和过多胃酸的。

另外，最重要的是要有一个良好心态，不要把自己想得特殊化，用一颗平常心对待。心态好了自然就都好了。

7. 胎教音乐的选择

音乐胎教，是确保胎儿优生的重要方法之一。

很多人觉得胎教没用，但其实胎教音乐可以刺激胎儿听觉器官的发育，甚至会影响宝宝出生后的天赋，那么应该选择怎样的胎教音乐呢?

首先，建议孕妈妈选择舒缓、轻柔、流畅的乐曲，或者节奏和孕妈妈心跳相近的音乐，另外，大自然的河川、溪流声、虫鸣鸟叫声等都是不错的选择，具有安抚胎儿、调节昼夜规律的作用。其次，轻柔的胎教音乐还可以调节孕妇的情绪，而且也能让胎儿不会过分活跃。

胎儿在孕 13 周的时候听觉会慢慢发育，到孕 17 周时整个听力系统发育得比较完善，可以听到外界的声音并做出回应。所以，孕 17 周以后是母亲给胎儿进行音乐胎教的黄金时期。胎教音乐对胎儿的智力和个性会起到潜移默化的作用，准妈妈可以在孕期多听胎教音乐。

注意事项：胎教音乐音量应保持在 60 分贝以下，且一次 15 ~ 20 分钟即可。

孕期的每个阶段，孕妈妈的身体状态及胎儿发育都不一样，所以进行音乐胎教时对音乐的选择也会不一样，这里给大家推荐一些适合不同孕期的胎教音乐。

孕早期：在怀孕后的前 3 个月，超过 60% 的女性会出现如恶心、呕吐、乏力、食欲减退等比较强烈的妊娠反应，同时，前 3 个月又是胚胎各器官分化的关键时期。这时候孕妇容易表现出烦躁、易怒或易激动、抱怨等情绪，并在生理上感到疲劳，心理上感到焦虑、不安甚至恐惧。轻松的音乐起到稳定孕妇情绪和消除其疲劳的作用。此期选择优美的音乐能使孕妇分泌更多的乙酰胆碱等物质，改善子宫的血流量，从而促进胎儿的生长发育，而且还能使胎儿在子宫内安稳平静。这个时期的孕妇自身情绪和心态的及时调节非常重要，平和、乐观的心态对孕妇和胎儿的身心健康很重要！孕早期可以选择轻松愉快、优美动听的音乐。

推荐的胎教音乐：《美人鱼的吟唱》《温暖的幸福》《橄榄树》《茉莉花》《天籁般的声音》。

孕中期：孕妇怀孕到第 12 ~ 16 孕周时，胎儿出现第一次胎动。胎儿的中枢神经系统已经分化完成；胎儿的听力、视力开始迅速发育，并逐渐对外界施加的压力、动作、声音做出相应的反应，尤其对母体的血液流动声、心音、肠蠕动声等更为熟悉。这个时期胎儿进入脑发育高峰期，脑神经细胞的数量、质量及大脑网络的丰富度都需要受到各种良性信息的持续刺激。此时的胎儿是拥有记忆的，而音乐胎教是帮助胎儿建设良性记忆印痕的有效手段。这些分散到潜意识中的胎儿期记忆，会在胎儿出生后打开智慧的宝库。怀孕 24 周以后，孕妇各方面特征较前段时间都有较大程度改善，如妊娠反应、食欲、心情等。这是整个怀孕期间最舒服的阶段。因为这期间，胎儿已经渐渐发育成熟，基本的听觉器官已经完全发育。因此这一阶段的胎教音乐主要以陶冶和调节孕妇情操、情绪为目的。此时要注意多听一些好听的古典音乐，这是因为古典音乐的节奏与孕妇心跳音相近，胎教音乐内容可以更丰富一些，增加轻松活泼、稍快节奏的乐曲。

推荐的胎教音乐：《快乐的农夫》《抒情圣笛五重奏》《华尔兹舞曲》《轻风吹，相留醉》《春天在哪里》《我们的田野》。

孕晚期：随着胎儿逐渐发育成熟，此时的孕妈妈身体日渐笨重，动作笨拙、行动不便，难免会紧张，思想压力大，心理上也由于分娩期的日益临近而越发紧张，容易出现焦虑的现象。与此同时，进入孕晚期的胎儿处于身心逐渐稳定的生长阶段，大脑神经元正在飞速地生长，听觉器官已经发育成熟，其结构基本上和出生时相同。这时应选择既柔和又充满希望的乐曲。

推荐的胎教音乐：《淡淡晚风起》《亲亲我的小宝贝》《小星星》《妈咪的怀抱里》《蓝色多瑙河》《让平安降临人间》《世上只有妈妈好》《好梦摇篮曲》。

除了胎教音乐外，在怀孕 4 个月后还可以进行的胎教方法有：美育胎教、抚摸胎教、意念胎教、对话胎教、运动胎教、光照胎教等。

◈ **美育胎教**

经常欣赏艺术作品可以提高人的感受力，当孕妈妈感受到美的同时，也在无形中传达给宝宝了！

◈ **抚摸胎教**

父母用手轻轻抚摸胎儿或轻轻拍打胎儿，通过孕妇肚皮传达给胎儿，形成触觉上的刺激，促进胎儿感觉神经和大脑的发育。父母用手在腹部抚摸胎儿，用手指对胎体轻按一下，胎儿会做出反应。抚摸胎教可边触摸，边说话，加深全家人的感情。

◈ **意念胎教**

准妈妈在怀孕期间透过想象来勾勒宝宝的形象，这个形象在某种程度上，将与即将出生的胎儿相似。有些准妈妈很担心胎儿出生后，是不是有身体上的残缺，经常忐忑不安，不如多看一些漂亮宝宝的照片，保持愉快的心情。

◈ **对话胎教**

准爸爸和准妈妈每天都要跟肚子里的胎儿说说话，早上起床打招呼、不时地把看到的东西分享给胎儿等。这不仅是语言胎教的重点，也是建立亲子关系的关键。

◈ **运动胎教**

在进行运动胎教时，准妈妈必须掌握好动作的幅度与运动量。孕妇可以做一些体操动作，在感觉到胎动时仰卧、全身放松，用双手从上到下、从左到右，反复轻柔地抚摸腹部，有时也可以用手指轻压胎儿，并感觉到胎儿随着指压轻轻地蠕动。

◈ **光照胎教**

胎儿的视觉发育大约要到36孕周时，才能对光照的刺激产生反应。每天用手电筒紧贴肚皮一闪一闪地照射胎儿的头部，每次持续2分钟，胎儿出生后的动作行为、视觉功能及对昼夜的区分会表现得比较强。

8. 定期产检的重要性

作为一个准妈妈，应该明白孕期产检的重要性。怀孕对于女性乃至一个家庭真的是太重要了，孩子是我们生命的传承，自古以来孩子被视为一个家庭的命脉，所以每一个妈妈在孕育孩子的时候也是特别小心，孕前检查是必不可少的。

了解孕妇全部的妊娠过程和健康情况需要定期产检。能早期预防、早期发现孕期合并症和并发症，并及时采取有效措施，尽可能保障孕妇健康和胎儿正常发育，避免病情继续发展。

定期检查能连续观察了解各个阶段胎儿发育和孕妇身体变化的情况，如胎儿在子宫内生长发育是否正常、孕妇营养是否良好等，也可及时发现孕妇常见的合并症，如妊娠水肿、妊娠中毒症、贫血等疾病的早期症状，以便及时得到治疗，防止疾病向严重阶段发展。

在妊娠期间，胎位也可发生变化，由于胎儿在子宫里是浮在羊水中能经常转动的，有时正常的头位会转成不正常的臀位，如果及时发现，就能适时纠正。如果不定期做检查或检查过晚，即使发现不正常的情况，也会因为延误而难以或无法纠正。因此，定期做产前检查是十分必要的。产检在各阶段的作用如下：

（1）怀孕早期：怀孕早期的产前检查可以及早确定妊娠，并通过测量血压、化验血常规尿常规、全面体格检查及遗传咨询等，来全面了解孕妇的身体健康情况，筛选异常孕妇，并将她们转入有条件的上级医院进行系统监护，并评估是否可以承受住妊娠的全过程，检查有无不利于妊娠的危险因素。

（2）怀孕中期：怀孕中期的产前检查可以及时观察了解孕妇的身心变化，以及胎儿的生长发育情况，了解胎位是否正常、孕妇的骨盆有无异常，并开始为晚期的分娩做好早期相应的准备。

（3）怀孕后期：怀孕后期的产前检查可以在分娩前及时发现异常特殊情况，并积极防治，方便医生给予正确的产前健康指导，并选择合适的分娩方式，确保分娩的安全及顺利。

定期产检可以让孕妈妈对孕期保健、合理营养、自我监护与母乳喂养知识等有所了解，消除或缓解孕妈妈对分娩的恐惧情绪和不必要的顾虑，增强孕妈妈的信心和自我保健能力，减少孕期合并症的发生。

孕期的产前检查可以及时发现异常的健康问题，并及时纠正、改善，促进孕期的保健。对有严重遗传病和畸形胎儿史的孕妇，通过详细的家谱分析和遗传咨询，可以经过产前诊断，及早做出确诊，果断采取措施，防止某些遗传病蔓延。产前检查可以发现一些异常情况，如骨盆偏小、胎位不正等，并予以纠正。有些虽不能纠正，亦可及时收入院，并做到适时分娩。

9. 孕早期饮食指导

孕早期需要多摄入富含叶酸的食物，如动物肝脏、深绿色新鲜蔬菜及豆类。最好饮食清淡、合口、易于消化，建议食物的种类要多样化，避免单一，应包括各种新鲜蔬菜和水果、大豆制品、鱼类、蛋类、肉类，以及各种谷类制品。少食多餐，保证进食量，每日要保证摄入足量富含碳水化合物的食物，出现妊娠剧吐应及时就医，避免对胎儿早期脑发育造成不良影响。烟草、酒精会对胎儿发育造成不良影响，导致胎儿缺氧、营养不良、发育迟缓等，因此孕期要戒烟、禁酒。

孕妈妈可能因为早孕反应而无法正常饮食，有些孕妈妈可能因此而焦虑，认为自己的早孕反应会影响胎儿的正常发育。其实不要着急，只要巧妙应对，就能满足母体和胎儿的营养需要。

（1）巧妙饮食以应对早孕反应：晨起喝开水，吃点心；烹调多样化；选择易消化食物，如大米粥、燕窝粥、馒头、饼干等。

（2）注意水、电解质的平衡：在择食和摄食方面做到不偏食、不挑食，保证每日热量的基本供应，尽量摄取充足的营养且均衡合理地用膳，以保持体内环境的营养平衡。

（3）尽可能满足蛋白质的需求：孕早期，孕妈妈一定要摄取足够且容易消化吸收的优质蛋白质。孕妈妈一般对动物蛋白比较敏感，那就换成植物蛋白，如豆类及豆制品、干果类、酸奶等。

（4）多补充维生素和矿物质：胎儿期和婴儿期，是决定宝宝骨骼和牙齿发育好坏的关键时期，所以要确保钙、磷的摄入。谷类及蔬菜、水果中富含各种维生素、矿物质和微量元素，注意多吃此类食物。

（5）不必勉强进食脂肪类食物：可以通过进食豆类、蛋类、乳类等食物来少量补充脂肪。

（6）多摄入有助于保持好心情的食物：不好的情绪和心理对孕妈妈和胎儿都会产生不良的影响，所以孕妈妈要学会自我调节与放松。豆类食物、南瓜、菠菜、香蕉、樱桃等有助于缓解不良情绪，可适当多吃。

（7）合理饮食，避免便秘和腹泻：多吃富含纤维素的蔬菜、水果和薯类等。水分补充要充足，多喝鲜果汁、牛奶、白开水等。

孕中期保健

1. 孕中期注意事项

◈ 记住第一次胎动的日子

孕妈妈们，你们感受到神奇的胎动了吗？大概在怀孕 5 个月的时候能感觉到胎动，孕妈妈一定要记录下来，这是胎儿第一次传递给妈妈的信号，是判断胎儿是否顺利生长的标准。

◈ **开始按摩乳房**

孕中期乳腺发达，要开始做授乳的准备，最好在洗澡时和睡觉前，涂按摩霜按摩 2 ~ 3 分钟。

◈ **注意管理好自身体重**

可能经历过早孕反应的准妈妈们在早孕反应过后会特别想吃东西，而孕中期后胎儿也进入一个快速生长的时期。各位孕妈妈们一定要有节制地吃东西，少量多餐，但并不是说要饿着自己。

◈ **预防妊娠纹**

孕中期后期体重增加比较快，皮下组织扩张，毛细血管跟不上增长速度，就会发生破裂，出现妊娠纹。所以孕妈妈一定尽早涂妊娠油和乳液。避免暴饮暴食对预防妊娠纹也有好处。

◈ **注意静脉曲张**

孕中期子宫变重、血液循环不畅，容易引起静脉曲张，这种症状常会在体重激增，经常久站、久坐的孕妇身上出现。长时间的站立，到时候肚子越大，越会感觉腿酸，脚后跟疼。

◈ **不要随便吃中药**

即使有便秘、感冒、头疼等症状，也不要随便吃药。平时如果有吃滋补中药或者使用民间疗法的习惯，在孕期就要停止了。

◈ **控制血糖**

孕中期是要做糖耐量检查的，一定要注意避免高糖、高油的食物，过量食用这类食物容易引发妊娠期糖尿病，对孕妇和胎儿都不好。

◈ **孕期卫生**

孕中期分泌物增多，一定要勤换内衣内裤，避免感染。

◈ **运动**

散步、瑜伽、游泳虽然是比较适合的有氧运动，但是孕妈妈也会面临一些风险，比如很多泳池卫生不达标，再者泳池边很滑，而且还容易着凉。

◈ **保持皮肤滋润**

保持皮肤滋润一方面可以预防妊娠纹；另一方面由于腹部、胸部等增大，容易引起皮肤拉撑，皮肤滋润一些就不会太痒。

◈ **预防便秘**

多喝水，多吃一些富含纤维的蔬菜与水果，比如芹菜，如果确实便秘，尝试酸奶加红心火龙果。

2. 唐氏筛查的重要性

唐氏筛查是通过化验准妈妈的血液来判断胎儿患有唐氏综合征的危险程度。通过化验孕妇的血液，检测母体血清中甲胎蛋白、人绒毛膜促性腺激素和游离雌三醇的浓度，并结合孕妇的年龄、体重、孕周等方面来判断胎儿患先天愚型、神经管缺陷的危险系数，准确率在 40% ~ 50%。

唐氏筛查结果可以提示唐氏综合征（21- 三体综合征）、18- 三体综合征、13- 三体综合征和神经管缺陷等疾病的风险高低。

筛查出高风险并不代表胎儿就是唐氏综合征或者其他异常，只是风险相对来说比较高，需要进一步检查去确定或者排除。

◈ **唐筛的“唐”指的是什么?**

唐筛的“唐”即唐氏综合征。正常人有 23 对染色体，共 46 条，而唐氏综合征，属于非整倍体染色体异常，导致本疾病的原因是染色体异常，即胎儿的 21 号染色体多了一条，所以又称 21- 三体综合征，发病率为 1/（600 ~ 800）。在胎儿期就会流产的患儿占 60%，存活者有明显的特殊面容、智力落后、生长发育障碍和多发畸形。

唐氏儿表现为身材矮小，智力低下，并常伴有脏器先天缺损及严重的并发症，如心脏病、白血病等。

◈ **唐筛是什么意思?**

唐筛全称是“唐氏综合征产前筛选检查”，唐筛不是用来诊断疾病的，是一种风险的评估。

◈ **为什么要做唐筛?**

每一位孕妇都有可能怀上唐氏综合征的患儿，为了防止唐氏综合征患儿的出生，应做到早发现、早处理，因此产前唐氏综合征筛查非常重要。

◈ **唐筛怎么检查?**

检查唐筛是不需要空腹的，直接抽血即可。通过抽取孕妇血清，检测母体血液血清中甲胎蛋白、人绒毛膜促性腺激素和游离雌三醇的浓度。

◈ **什么时候做唐筛?**

唐筛是为了排除胎儿患有唐氏综合征的风险，确保生下一个智力正常、发育正常的健康孩子，这一点足以说明唐筛是极其必要的。孕 16 ~ 20 周为做唐筛的最佳时间，通过早期唐筛和中期唐筛可以初步筛查胎儿是否有染色体方面的问题。唐氏综合征是无法治愈的，更是目前公认造成孩子先天性智力低下的首要疾病。

◈ **唐筛结果怎么看?**

MOM：中位数值的倍数，意思是说，孕妇个体的血清标志物的检测结果是正常孕妇群在该孕周时血清标志物浓度中位数的多少倍。

AFP：甲胎蛋白。

UE3：游离雌三醇。

β-HCG：人绒毛膜促性腺激素。

Inhibin A：抑制素 A。

比如，AFP 大于 2.5 MOM，则说明胎儿患有唐氏综合征的风险非常高，因为正常的胎儿 AFP 为 0.7 ~ 2.5 MOM。如果 UE3 低于 0.25 MOM，Inhibin A 越高，则越说明胎儿属于唐氏综合征高风险人群。

◈ **唐筛的准确性高吗?**

唐筛只是一项“风险评估”，是一项计算发生染色体异常可能性的检查，不是诊断！唐筛是一个概率问题，可检出 79% ~ 90% 的风险概率，它的结果一般只是提示：低风险、中风险和高风险。

◈ **唐筛高危怎么办?**

唐筛高危别过于紧张，这只能表明胎儿患唐氏综合征的概率高于一般孕妇，并不一定表示胎儿一定是唐氏综合征患儿。

唐筛是一个风险值的评估，针对每一项都会有一个标准的风险值。根据不同的医院和使用的试剂盒不一样，标准会不一样，但一般医院都会给出参考值的范围。实际上分母越小，等于这个数值越高，也就是说它的风险度就越高，这个时候就需要做羊水穿刺等检查，来确定有没有这方面的问题。

唐筛可以防止 65% ~ 70% 唐氏综合征、90% 的神经管缺损患儿的出生，因此孕期唐氏筛查一定要做。

孕妈妈在报告单上最需要关注的就是结果："低风险"即表明低危，孕妈妈大可放心。但万一出现"高风险"字样，孕妈妈也不必惊慌，因为高风险人群中也不一定都是唐氏儿,建议做羊水穿刺,做细胞培养,然后做染色体检测进行确诊。

3. 羊水穿刺

羊水穿刺又叫"羊膜穿刺术"，是产前诊断方法之一。它通过抽取子宫内的羊水标本，来获得有关胎儿健康的信息。透过羊水穿刺取样，可以取得大量与胎儿基因、染色体构成、胎儿成熟情况（特别是肺）及胎儿是否带有遗传疾病等有关的信息。羊水穿刺虽然可以获得准确度较高的胎儿基因信息，但其对母体和胎儿存在一定的危险性，在所有产检方式中，属于"高风险，高回报"的一种。具有羊水穿刺指征的孕妇才进行羊水穿刺检查。

◈ 羊水穿刺的指征

羊水穿刺可以获得准确度较高的胎儿染色体数目信息，但其对母体和胎儿的危险性也相对较高。通常在下面的情况下，建议孕妇进行羊水穿刺检查：

（1）孕妇先前产下过有染色体异常的孩子，比如唐氏儿。

（2）血液筛查指标呈高风险结果。

（3）早孕期暴露于射线下。

（4）既往多次流产。

（5）≥ 35 岁的高龄孕妇。

（6）家族性遗传代谢性疾病。

（7）其他。

4. 孕中期营养指导

孕中期也是宝宝快速生长期，既要平衡营养摄入、满足胎儿发育，又要控制体重上升过快。所以孕妈妈们必须通过科学的方法计算并调整饮食。

◈ **关键营养素补充及补剂选择**

恭喜各位准妈妈度过了孕早期，现在胎儿已经有了大概轮廓，内脏器官也几乎发育完成。20 周左右胎儿体重会成倍增加，需要的营养也会慢慢多起来。

◈ **优质蛋白**

胎儿在孕中期已经稳定下来，并且此时的成长更快。孕妇必须注意营养，胎儿才会快速成长。孕妇需要补充大量蛋白质，并注意营养均衡。蛋白质不仅可以增强孕妇的免疫力，而且还可以为胎儿的生长提供保障。通常，孕中期的准妈妈们需要吃一些富含蛋白质的食物，优质蛋白质主要来源于日常吃的鱼、禽、蛋、瘦肉、奶。

◈ **二十二碳六烯酸（DHA）**

DHA 在孕妈妈孕期可谓大名鼎鼎，俗称“脑黄金”，是一种不饱和脂肪酸，孕期和哺乳期若能摄入充足的 DHA，对宝宝的神经、视力和免疫系统发育及长期的认知能力都有好处，还有研究表明 DHA 有减少产后抑郁的功效。每天摄入 200 ~ 300 毫克为宜，推荐食物为主要来源，首先建议孕妈妈每周吃 2 ~ 3 次海产品，同时每天保证吃 1 个鸡蛋。推荐吃的海产品有：沙丁鱼、三文鱼、带鱼、海鲈鱼、鲳鱼、鳜鱼、黄花鱼，以及虾、海蟹、贻贝、墨鱼等，它们都含有丰富的 DHA。但是 DHA 不耐高温，所以不建议煎炸，最好是清蒸或是煮汤。

除了海产品，坚果也是小部分 DHA 的来源，每天一小把，不要超过掌心面积，不要选盐焗、奶油、蜜烤、炭烧这些。日常饮食可使用亚麻籽油、紫苏油、核桃油、大豆油等。如果居住内陆或没有吃鱼习惯，可选择补充剂鱼油或藻油也可以，首先查看你的综合补给中 DHA 是否够量，不够的话需要另外补充，每天 DHA 摄入量不要超过 1 克，任何营养素并不是越多越好，适量即可。

◈ 铁

铁元素对处于孕中期的孕妇而言非常重要，因为它可以有效地预防孕妇贫血。孕中期胎儿的发育非常迅速，会大量摄取孕妈妈体内的铁，所以这个阶段孕妇很容易患上缺铁性贫血。贫血会影响胎儿脑部的发育及生长发育。从现在开始孕妈妈需要补充铁，所以建议摄入富含铁的食物，如动物内脏、各种瘦肉、鱼类、豆类、黑木耳等食品，必要时也可以在医生指导下补充铁剂。

铁剂分有机铁和无机铁。无机铁对肠胃刺激较大，易引起胃肠道不适。有机铁对肠胃副作用比较小，吸收率高，比较推荐，可饭前 1 小时配合维生素 C 服用，促进吸收。另外要注意，牛奶、咖啡、浓茶、可乐等都会阻碍铁吸收，最好服用铁剂半小时后再食用以上食物。

◈ 叶酸及碘

叶酸能够预防胎儿神经管畸形的发生，碘的含量与婴幼儿智力发育有关。孕中期的孕妈妈们适当吃一些新鲜的水果和绿色的蔬菜。怀孕中期，不适合吃动物性脂肪，应减少盐的摄入量，日常饮食不要太咸，避免吃咸菜、咸鸭蛋等食物。如果水肿明显，应将每日盐摄入量控制为 2 ~ 4 克。

◈ 适当增加主食摄入

对处于孕中期的孕妇来说，可以适当增加主食的摄入，因为这个时候的胎儿需要一定热量来满足自身的发育。而在日常生活中，热量的主要来源则是主食，如米饭、馒头、粗粮等。应选用标准米、面，搭配一些杂粮，如小米、玉米、燕麦片等。一般来说，孕中期每日主食摄入为 400 ~ 500 克，以保证热量供给。避免吃太多油腻食物，过量摄入此类食物会导致孕妇体内的脂肪太多，体重增加过快。

◈ 补充钙质和维生素 D

孕中期的女性可以适当补充一些钙。此时，胎儿对钙的需求也更高，这一阶段胎儿正在进行骨骼和牙齿的发育，需要充足的钙质和维生素 D。因此，孕妇可以吃更多含钙丰富的食物，如虾、猪排、鸡蛋、杏仁、豆类、奶制品、带骨鱼类、豆腐等富含钙质和维生素 D 的食物。

◈ **饮食禁忌**

尽量避免摄入过分刺激的食物，如辣椒、大蒜等。此外，为预防妊娠糖尿病，要避免食用过多脂肪和高糖食物。

5. 高危妊娠孕妇产前诊断的必要性

产前诊断又称出生前诊断或宫内诊断，是指在胎儿出生前应用各种方法了解胎儿的外表结构、对胎儿的染色体进行核型分析、检测胎儿细胞的生化成分并对其进行分析，从而对某些胎儿先天性畸形或遗传性疾病及时做出诊断，尽量防止患有严重遗传病、具有智力障碍及先天畸形的胎儿出生。

产前诊断的目的主要有三个：诊断胎儿先天畸形或遗传性疾病；了解胎儿在子宫内的生长发育和成熟度；诊断非遗传性疾病和胎儿宫内窘迫，然后根据诊断结果进行选择性流产或宫内治疗。

目前，产前诊断已成为世界各国应用广泛、实用价值显著的预防性优生措施。所以，产前诊断是有其必要性的。现代医疗水平的完善，产前诊断的技术不断进步，大大促进了优生优育的发展。

对于大多数孕妇来说，怀孕是一个生理过程，但是有 20% 的孕妇由于怀孕加重了怀孕之前原有的一些内科疾病，使孕妇或胎儿都可能出现一些病理变化，临床上称之为高危妊娠。

一旦延误高危妊娠的诊治甚至会引起孕妇及胎儿的生命危险，一些高危因素可以通过系统的产前检查及时发现，并根据对高危妊娠分级管理的原则，在不具备诊治条件的基层医院可以进行及时的爱心转诊，保证胎儿和孕妇的生命安全，可以降低伤残儿的出生率，提高人口素质和健康水平。

高龄孕妇是指女性预产期的年龄在 35 周岁以上，对于这一部分女性我国有着明确的规定，就是不建议进行产前筛查，而是要进行产前诊断。产前筛查主要包括唐氏筛查和无创 DNA，主要适用于普通的低危孕妇，也就是普通的年轻孕妇，高龄孕妇由于年龄增大，卵子质量相对比较差，而且受精卵很容易出现染色体畸形，如果通过产前筛查进行判断，有时候会造成明显的漏诊，所以建议高龄孕妇一定要进行产前诊断。常用的产前诊断方法包括绒毛活检、羊水穿刺或脐血穿刺，绝大部分情况都需要选择羊水穿刺，要根据不同的情况选择合适的产前诊断方法。

高龄孕妇怀有染色体异常胎儿的概率会增加，属高危人群，从临床上可以看到分娩时孕妇年龄与染色体异常的发生率相关。预产年龄在35岁时，其胎儿染色体有0.4%的异常发生率；如果孕妇年龄为40岁，则上升到2.8%；而小于35岁（非高龄）的普通人群中胎儿染色体异常平均有1/800的发生率。因此，《中华人民共和国母婴保健法实施办法》规定，年龄超过35周岁的初产妇，医生应当对其进行产前诊断。所以，医生有义务对高龄孕妇进行产前诊断。

最常见的染色体异常为唐氏综合征，又称“21-三体综合征”，是一种先天性染色体异常疾病。正常人的染色体有46条，唐氏综合征患者的染色体多了一条第21号，因而称为“21-三体综合征”。唐氏综合征患者具有特征性的面容，可以合并有心脏畸形或其他脏器发育异常，常常表现为智力低下，生活能力差，对此病目前还不能进行治疗。其他染色体异常还有18-三体综合征、13-三体综合征及性染色体异常等。如果分娩了染色体异常患儿，对孕妇本人、家庭和社会都是巨大的打击和沉重的负担。

6. 糖耐量试验的注意事项

（1）糖耐量试验前注意事项：测试前3天需正常饮食，不要为了检查结果刻意改变膳食，同时保证进食的碳水化合物不少于150克，如果故意减少主食，会让化验结果不准确，导致疾病判断错误。

糖耐量测试前3天最好适当运动，这样可以让结果更为准确，同时也要保证情绪稳定，不可以剧烈运动，否则会使交感神经兴奋，使血糖异常升高。如果情绪波动异常，也会使神经兴奋，从而影响试验结果。

在做糖耐量测试当天一定要空腹，且要空腹8 ~ 14小时以上，这样才能测试出真正的空腹的血糖水平。如果是早上8点开始做试验，那么在前一天晚上10点之后，就不要吃任何食物了，特别是不能喝咖啡。

（2）糖耐量试验时注意事项：试验中不可进食，避免运动。在做糖耐量测试过程中，不可饮水、抽烟和进食。最好等候静坐，避免剧烈运动，避免过多活动造成误差，因为血糖水平会在活动后下降，影响结果检测的准确性。此外，测试的时候不要太过紧张，也不要因为多次采血出现烦躁情绪，要积极配合检查。

低血糖患者可进食。如果在试验期间，部分患者因为低血糖出现面色苍白的症状，那么首先停止试验。此外要立即取血糖测试，并且让患者进食。

（3）糖耐量试验后注意事项：糖耐量试验结果统计需要综合大量的样本得出，所以可能会有误差。

7. 如何自我监测胎动

胎动就是胎儿在子宫内伸手、踢腿、冲击子宫壁。母体可以明显感到胎儿的活动是从怀孕满 4 个月后，即第 5 个月（第 17 周）开始，胎儿的安危由胎动的次数多少、快慢、强弱等表示。每小时不少于 3 ～ 5 次是正常胎动，12 小时胎动次数为 30 ～ 40 次以上。但由于胎儿个体差异，有的胎儿 12 小时可动 100 次左右，只要是有规律的胎动，变化不大，即证明胎儿发育正常。胎动正常，预示着胎盘功能良好，能输送给胎儿充足的氧气，胎儿在子宫内健全地生长发育，很愉快地活动着。如果胎动小于 10 次，预示着胎儿缺氧，有可能会发展成胎死宫内。如果胎动过强，说明胎儿在子宫里面有缺氧的情况。过强或是过慢，都是胎儿发育异常的表现，要及早到医院去做 B 超检查。

（1）记录白天的胎动次数：孕妇在白天测胎动次数是最简单的办法，大于 10 次为正常，如果 12 小时测得胎动小于 3 次则为异常，需尽快就医。

（2）计算固定时间内的胎动次数：孕妇每天固定早、中、晚各 1 小时数胎动，若每小时大于 3 次则反映胎儿情况良好，也可以将早、中、晚胎动次数总和乘以 4 则为 12 小时的胎动，大于 30 次为正常，小于 10 次为异常。

（3）临睡前数胎动：胎动一般在晚上最多、最强，而且晚上孕妇有相对充足的时间且安静，便于计数。孕妇可在临睡前数 1 小时，取左侧卧位或半坐卧位，大于 3 次为正常。

值得注意的是，胎动有时候是连续性的翻滚性运动，且时间较长，可持续十余秒，这样只能算一次，如果宝宝长时间胎动频繁，也可能提示有缺氧的可能，需及时就医。有时候也只是胎儿肢体的跳动，但如果是非常规律的腹壁跳动，则可能是“胎儿打嗝”，而并非胎动。胎动因人而异，每个孕妇都有自己的胎动规律，有的胎儿好动，有的胎儿喜静，只有孕妇本人才能摸清胎儿的规律，只要胎儿每天按规律在动就比较安全。一旦有胎动异常的表现，应立即就医，医生会根据各种检查结果综合分析、评估、判断胎儿情况，提出具体处理措施，确保母婴安全。

8. 孕中期心理保健知识

妊娠进入中期以后，孕吐等不适反应也慢慢消失，孕妇的情绪也变得相对稳定。所以，在孕妇心理比较安定的孕中期，其保健的重点应在于适当调整工作、生活和休息的环境，保证良好的心理状态。要充分认识到孕期心理健康的重要性，积极关注并接收各种正面信息，丰富生活内容，适当运动，扩大人际交往面等。异常的心理变化可能会引起很多妇科并发症，甚至有生命危险，所以，必须重视孕妇的心理状态，防止其产生过激心理。

（1）避免过于放松：安定的身体状况，可能会导致精神上的松懈，孕妇会大松一口气。但是，并不一定孕中期就平安无事。由于怀孕会加重各个系统的负担，可能使原有的心脏、肾脏、肝脏等病情加重。孕中期各种病理状况也可能会出现，如妊娠高血压综合征和贫血等，放松对身体状况的关注，很有可能会产生不良后果。所以，应定期到医院接受产检。

（2）减轻恐惧：虽然孕中期距离分娩时间还有一段距离，但孕妇会感受到压力，有些孕妇会从这时开始感到惶恐不安。这是因为她听信了分娩如何痛苦的传言。其实，分娩无痛苦是不可能的，但过分恐惧并不是好办法，孕妇应对分娩相关知识进行学习，对怀孕的必然结局是分娩有所了解。孕期心理健康指导能使孕妇对分娩过程及分娩疼痛有正确的认识，充分了解自然分娩对母亲和胎儿的益处，提高对阴道分娩的自信心和疼痛的耐受力。缓解孕期的心理压力并改变错误的观念，能有效控制非医学指征剖宫产率。另外，也许能使孕妇心情好转的方法是孕妇和家人一起为未出世的孩子准备一些必需品，这样做往往可以使孕妇对分娩从恐惧转化为急切的盼望。

（3）避免过分依赖：孕中期女性可以适当做一些力所能及的工作，并参加一些平缓的没有危害的运动。但有些孕妇每天任何事情都不干，所有事都由丈夫包办，觉得这样对胎儿有利，相反，这对胎儿是不利的，这样做容易引起孕妇心理上的郁闷、压抑和孤独。医学界认为，想要增强孕妇的肌肉力量，在孕期可以适当地活动，对分娩有一定帮助。所以，孕妇可以做一些简单的家务劳动，如果没有异常情况，孕中期仍然可以正常上班，这样对心理状态的改善也大有益处。孕期可以做孕期瑜伽，这样可以增加骨盆的肌肉张力，有利于自然分娩，也有利于产后体力的恢复，还可以预防发生产后抑郁症。

心理干预贯穿着整个孕产期，评估孕妇的心理状况，有利于心理指导工作针对性地开展，实施有效的干预，会减轻或消除孕产妇的焦虑、抑郁心理，使孕产妇有一个良好的心理状态，并且能够顺利度过妊娠及分娩过程，对于剖宫产率的降低、自然分娩的促进有重要意义。

孕晚期保健

1. 孕晚期疼痛的原因分析

◈ 坐骨神经痛

坐骨神经痛主要表现为一侧腰部、臀部疼痛，并向大腿后侧、足外侧放射。其主要病因是怀孕的时候胎儿的重量给背部增加了压力，挤压了坐骨神经，从而使得腰部以下到腿的位置有很强的刺痛感。

◈ 耻骨联合痛

耻骨联合痛主要表现为下身大腿根附近和耻骨联合处疼痛。耻骨联合痛有一种牵拉的感觉，尤其在站立、走路、上下楼梯时会更明显，有时在睡觉翻身或坐起时也会感到一阵针扎样的疼痛。这种疼痛大多是可以忍受的，但严重时也可能会影响活动。

◈ **骶骨尾椎痛**

骶骨尾椎痛主要表现为尾骨尖部持续性钝痛、隐痛或烧灼痛，有时向臀部及腰骶部扩散，但疼痛多在尾骨、尾骨旁肌肉和肛门部位，在坐下或起身时疼痛明显。

这些疼痛主要是因为孕期分泌松弛素，同时胎儿越来越大，压迫了周围神经，可以试试下面的方法来缓解疼痛！

第 1 招：使用中空气垫椅。使用类似游泳圈的中空气垫，能够缓解孕妈妈坐姿时尾椎骨的压力，并注意坐姿不可超过 30 分钟。

第 2 招：每天适度走路。通过每天适度散散步，除了可减轻坐姿造成的骶骨尾椎痛及坐骨神经痛，也能避免体重增加过度。

第 3 招：使用托腹带。孕妇使用托腹带可以对腰部起到一个支撑作用，将腹部托起，用来缓解耻骨联合痛、骶骨尾椎痛。但是孕妈妈在选择托腹带的时候，要尽量根据自己的形体和腹围选择大小合适的、面料弹性大的托腹带，因为托腹带过紧反而会增加腰腹部的不适。

第 4 招：加枕头辅助。孕妈妈侧睡时可在腹部加个枕头支撑，双脚之间也可夹一个长枕头，增加舒适感，还可以让家人来帮助热敷按摩，缓解腰背部的疼痛。

第 5 招：适度做一做伸展操。在家适度动一动，做一做简易的伸展操，对缓解三大痛症是很有益的。

怀孕过程中，孕妈妈还要避免拿重物、预防便秘，以免造成腹压过大，打喷嚏也要多加小心，以降低伤害。

2. 腰骶部位疼痛的缓解方法

孕晚期出现腰骶部位疼痛，大多数是因为子宫增大，或是关节韧带松弛的现象造成的，可能与胎盘分泌的松弛素有关，胎盘的松弛素会使骨盆韧带及椎骨间的关节韧带松弛，部分患者由于松弛素的作用，将会产生耻骨联合分离。这样的分离会导致明显疼痛、活动受限，也有可能由于松弛素的作用而导致腰背部韧带松弛，因此会出现腰酸背痛的症状。到了孕晚期由于重心前移，为了身体能保持平衡，孕妇头部和肩部将会不自主地使劲向后仰，腹部向前挺，构成典型的孕妇姿势。在这样保持一个姿势长时间不变的情况下，也有可能会增加腰背部酸痛的不适。这样的情况不用太过于担心，可以通过适当的休息和加强营养的方法来进行改善。如果孕晚期腰部严重疼痛，应及时到医院查找病因，根据病因给予针对性治疗。

（1）注意休息：孕晚期出现腰骶部位疼痛时，一般建议休息，增加钙质摄入，按摩腰背部肌肉，通常可获得满意疗效。

（2）改变卧位：在妊娠晚期出现疼痛不适时，一定要注意尽量侧躺，不能平躺，因为侧躺可以减少对腰骶部的压迫。如果平躺，对骶尾部的压迫可能更为严重，疼痛可能更为剧烈。

（3）其他方式：应密切关注胎动正常与否，是否出现腹紧、阴道流血或流水。子宫收缩，尤其先兆临产时，部分患者可能不会表现为腹紧、腹痛，而表现为腰骶部疼痛，甚至表现为排便感。出现上述症状时，应立即去医院寻求帮助。

3. 腿抽筋的应对方法

不少准妈妈在怀孕后，特别是孕晚期都会有这样的现象，那就是一旦到了晚上，好不容易睡着，往往会被腿抽筋疼醒。

面对腿抽筋，不少人心里总会第一时间想到缺钙这个问题。事实上，腿抽筋的原因有很多，并不一定是由缺钙引起的。一般人腿抽筋，大多是寒冷刺激、睡眠不好、过于疲劳、运动量过大等原因。而准妈妈在怀孕期间，由于饮食不均衡、胎儿需要摄入大量的钙元素等，较普通人更容易出现抽筋问题。

首先，对于出现腿抽筋的孕妇，大多数是身体内缺钙所造成的。这是因为随着胎儿的生长发育，所需要的微量元素也会增加，尤其是钙、铁等，这样就使得孕妇体内的微量元素大量流失，进而导致腿抽筋的现象发生。其次，如果孕妇睡眠姿势不正确，且长时间保持同一个姿势，也会出现腿抽筋的症状。最后，如果孕妇长时间站立或者是走路过多，就会造成小腿肌肉过度活动，引起局部肌肉乳酸堆积，从而出现腿抽筋的症状。

孕妇补钙是很有必要的，不过在补钙时要注意，过度补钙往往会导致便秘，甚至破坏体内酸碱平衡，造成结石等问题。补钙时，应当注意量，优先考虑食补，然后在医生或专业人士的指导下，选择相关的钙类产品及药品。

怀孕期间腿抽筋要保持镇静，可以选择把腿蹬直，然后轻轻地按摩小腿及大腿抽筋的部位。坚持10分钟之后肌肉就会得到放松，然后也可以用毛巾热敷一下。其他的方法，如可以把腿伸直，然后用手掰脚趾的拇趾。这样会把筋拉开，然后减轻抽筋的症状。这些都是用于及时缓解孕妇腿抽筋的办法。同时应当注意营养均衡，少吃多餐，不要暴饮暴食。食物多样化，建议孕妇每天喝200 ~ 400毫升鲜牛奶以补充钙质。孕妇可以多吃含钙丰富的食物，如蛋黄等，保证各种营养物质的摄入，同时应避免摄入过多的肉类、蛋白质等，以免造成体内酸性代谢物质堆积过多，阻碍新陈代谢导致腿抽筋等。随着胎儿越来越大，孕妇所需要承受的重量也会越来越大。所以孕妇应当保持充足的睡眠及休息，避免用腿过度造成腿部肌肉紧张。此外，还应该注意保暖，调节好室温，准备宽松保暖的衣物及舒适合脚的鞋袜。

孕晚期，由于孕妇的肚子越来越大，想要一个好的睡眠也会变得越来越困难。因此，想要告别腿抽筋，还应当注意调整睡姿，不要长期保持一个睡眠姿势，以免造成血液循环不畅。睡觉时，可以使用孕妇枕或在脚部垫上一个枕头。

当腿抽筋时，可以做一些简单的动作来缓解，如勾脚动作，或按摩腿部。孕妈妈可以先按摩小腿肚，然后按摩脚趾和整个腿部，能够减少抽筋的发生。此外，我们还可以选择睡前用温水泡脚等。也要注意适当增加室外活动量，尤其在冬季要注意尽量多晒太阳，促进钙质的吸收。孕期缺钙是常见的现象，并且缺钙后小腿抽筋也是其最常出现的症状之一，孕妈妈们应警惕孕期缺钙，如果发生小腿抽筋要及早补钙治疗。

4. 孕晚期出现水肿的处理方法

孕期水肿，几乎每个孕妈妈都无法避免，很多孕妈妈都会把“肿”和“胖”画上等号，其实不然，教大家一个辨别的方法：用手指按压肿起部位，若皮肤明显凹陷，且不会很快恢复，这就表示：你水肿了！

水肿分为“可以自治的肿”和“必须就医的肿”。用医生的话说就是生理性水肿与病理性水肿。

（1）生理性水肿：孕晚期一天比一天肿，36 码的脚穿 38 码的鞋都有点挤，手掌像泡了水的鸡爪一样，休息好几个小时，才有所缓解，不用担心，这种水肿可以通过“自治”的方式得到改善。孕晚期子宫增大较为明显，可能压迫整个盆腔，特别是下腔静脉，导致下肢出现组织间液回流受阻，血液循环出现高度浓缩，回流受阻会导致双下肢水肿，以脚踝部较为明显。

（2）病理性水肿：体重暴增，一天三五斤地长，但饮食上并没有过多变化，这就属于很严重的病理性水肿了，容易引发一系列并发症，需要立刻去医院就诊！

下面 3 种为病理性水肿。

◈ **血液回流受阻**

随着胎儿一天天长大，子宫越撑越大，压迫到骨盆腔静脉及下腔静脉的大血管，使下肢静脉血回流变慢，并挤压血管中的部分血液到身体循环的末梢处，引起水肿，多发生在脚踝、脚背、小腿等部位。

◈ **肾脏病变降低钠吸收**

由于母体胎盘分泌的激素和肾上腺分泌的醛固酮增多，引起体内钠和水分潴留，尿量相对减少，从而产生水肿。代谢不良使腿部组织液淤积，多发生在膝盖以下处，饮食上要格外注意盐（钠）的摄取量，专家建议一天摄取量约为 6 克（约 1 茶匙）。

◈ **蛋白质摄入不足**

大部分孕妇只要保证每天正常饮食、不挑食，都可以获取到足量的优质蛋白，但如果肉、豆制品、奶制品吃得少，无法满足需求量就容易水肿。孕妇平时需要吃一些优质的蛋白粉，还可通过食补调节孕期水肿。

下面给大家推荐 3 个食谱。

◈ **赤小豆山药粥**

赤小豆 50 克，鲜山药 50 克，白糖适量。

先煮赤小豆，八成熟时，将鲜山药下锅，煮熟后加少许糖，就可以吃啦！

赤小豆山药粥具有健脾清热利湿的作用，对脾虚湿蕴已有化热的妊娠水肿、大便溏泄、小便短少者，效果非常明显。

◈ **黑鱼冬瓜汤**

大黑鱼 1 条，冬瓜 500 克左右，调料适量。

先将黑鱼洗净，冬瓜切块，同放入砂锅里煮烂再加少许葱白、大蒜，不加盐，煮熟后吃鱼喝汤。黑鱼冬瓜汤具有温肾利水安胎的作用，适用于肾阳虚型的妊娠水肿。

◈ **鲤鱼萝卜汤**

鲤鱼 1 条，萝卜 120 克左右。

将鲤鱼宰杀干净，洗净，萝卜洗净切块，加佐料及清水适量煮熟，取汁代茶饮，吃萝卜和鱼，具有理气利水的作用，适用于气滞湿阻型的妊娠水肿。

还有一些妊娠期疾病导致的水肿：①妊娠期高血压，孕晚期如果并发妊娠期高血压疾病、子痫前期，肾脏出现损害，可能出现蛋白尿，发生低蛋白血症，这时可能导致水肿。②严重贫血，也可能导致水肿。③心肺疾病，如果出现心力衰竭、肺水肿等疾病，会导致下肢水肿。④如果出现某些特殊疾病，如血栓性疾病，可能导致双下肢的深静脉血栓而引起水肿。

低盐饮食可以预防水肿的发生，多吃一些有利于水肿消退的食物，如使用冬瓜或山药来煲粥，食疗的效果会比较明显，而且安全性是特别高的，不会影响到胎儿的健康发育。很多孕妇到孕后期，都容易发生水肿，这时主要是需要控制自己的饮食，适当调整饮食结构；适当限制饮水，不要过多饮水，饮水量和尿量接近即可；纠正低蛋白血症，适当增加动物性食物和豆制品的摄入，补充优质蛋白质；调整体位，不要长时间静坐；卧床的时候适当抬高下肢，有利于静脉血液回流，促进水分排出。

如果孕妇出现水肿，需要及时就医，判断是属于生理性水肿，还是属于病理性水肿，以及是否要进行医学干预和治疗。

5. 水肿程度如何鉴别

◈ **孕期水肿是生理性的还是病理性的?**

怀孕的时候，很多准妈妈发现自己的小腿容易水肿，一按一个坑，以前合脚的鞋子也挤不进去了，有的只能穿老公的拖鞋，怀孕后怎么下肢就变肿，脚都大一码了呢？这种情况多数是孕期水肿引起的，常见于妊娠后期，多发生于脚掌、脚踝、小腿等人体较低处部位，有时脸部也可以见到轻微水肿。

对于大多数孕妈妈来说，正常妊娠时，都会发生水肿，但轻重程度会根据个人体质而有所不同，有些只是下肢轻微水肿，并不会造成太大影响，但有些水肿比较严重的孕妈妈，可能就会影响到正常生活了。

◈ **为什么孕期会出现这种变化呢?**

孕期水肿是由于孕期血管内的液体成分渗出血管，积聚到组织间隙而致。一般来说，在怀孕 28 周以后容易发生水肿。因为怀孕后随着子宫增大，骨盆内压力也逐渐增高，从而使下肢静脉血液回流受到影响，此阶段下肢水肿现象较容易出现。这也是下肢水肿的重要原因之一。多数的孕期水肿都属于一种正常的生理现象，另外，怀孕期间孕妇胎盘分泌的激素及肾上腺分泌的醛固酮增多，会造成体内钠和水分潴留，尿量相应减少，更有一些孕妇合并较重的贫血、低血浆蛋白，水分从血管内渗出到周围的组织间隙等，都会引起水肿。但也不排除一些是病理原因所致的水肿，如妊娠高血压疾病、妊娠合并肾脏疾病等，也可导致孕妈妈在孕期出现水肿。

那么孕妈妈怎么知道发生在自己身上的水肿是生理性的还是病理性的呢？出现水肿后最好由专业医生去判断，不过孕妈妈也可以自己分辨是生理性水肿还是病理性水肿。

首先，从出现的时间上来看，生理性水肿多出现在孕晚期，而病理性水肿多在孕期比较早的时候就开始出现了。

其次，从水肿的程度上来看，生理性水肿较轻，手指在小腿胫骨处按压后，凹陷能很快恢复，水肿多在久坐、长时间站立后出现，休息后消退；而病理性水肿较明显，手指按压后凹陷久久不消退，且这种水肿即便在休息状态下也会出现，并且不能缓解。

最后，从发生的部位来看，生理性水肿多发生在踝部、小腿下半部等处；而病理性水肿除了人体较低部位有明显的水肿外，脸部、眼睑等处也可以见到明显的水肿。从体重增长情况来看，生理性水肿时孕妈妈的体重多呈逐步增长的趋势，到了孕中晚期体重一般每周增长 500 克左右；而病理性水肿的孕妈妈每周的体重增长幅度较大，甚至一周可长 5 千克以上。

另外，如果孕期监测的血压正常，尿常规、肝肾功能等辅助检查也无明显异常，则多考虑为生理性水肿，否则为病理性水肿的可能性较大。

◈ **水肿程度分级**

孕妇在孕期经常会出现水肿的现象，以踝部、小腿下半部轻度水肿多见，加重时逐渐向上蔓延，尤其是孕中晚期，休息后常可减退，属生理现象。孕妇水肿可以分为四级：一级是水肿达脚踝部，二级是水肿达大腿根部，三级是水肿达腹部，四级是全身水肿达面部或伴有胸腔积液和腹腔积液。孕晚期一般水肿大多为一到二级，属于生理性水肿，建议取左侧卧位睡眠，垫高下肢 15° 可以改善下肢静脉血回流，减轻水肿。而三、四级水肿，有部分属于病理性水肿，常见于妊娠期高血压疾病、低蛋白血症全身营养不良等，应该积极地寻找病因，从病因上进行处理。

◈ **准妈妈可以通过以下方法缓解水肿**

（1）合理安排休息和运动：生理性水肿常常在久坐或长时间站立后出现，休息后可得到缓解。因此，孕妈妈要合理安排好休息和运动，不宜久坐或久站。站立时间久了，要适当坐下来休息会儿；坐的时间长了，也要站起来活动一下双腿。

（2）合理饮食：孕妇在饮食上要注意低盐高蛋白饮食，尽量少吃甚至不吃含盐量较高的腌制品。如孕妇可多进食一些肉、蛋、鱼、奶等富含优质蛋白的食物。

（3）注意卧躺姿势：怀孕晚期，为了避免增大的子宫对下肢静脉的压迫，孕妈妈可以采取左侧卧位的姿势。另外，把脚垫高 15° 左右也可使下肢血液回流改善，使水肿减轻。

（4）按摩小腿：饭后休息时，准爸爸可以帮准妈妈捏捏小腿和脚，不仅可以增进夫妻间的感情，还可以帮助预防和消除水肿。

◈ 生理性水肿如何预防?

（1）注意保暖，衣着舒适：寒冷会影响血液循环畅通，在一定程度上会加剧水肿。孕妈妈要注意保暖，天气渐冷了，不要再为了显腿细不穿秋裤啦。尽量穿宽松的衣裤，太紧的衣物容易导致血液循环不畅，引发身体水肿。高跟鞋就不要穿了，选一双舒适软底的鞋，可以有效减轻腿脚的疲劳。

（2）改善姿势：孕妈妈睡觉时，可以拿一个枕头垫高腿部，也可以选择孕妇枕来辅助，可以促进下肢血液回流。水肿问题较严重的孕妈妈，白天上班时也可以在脚下垫一个纸箱之类的，把腿抬高放着，对缓解水肿也有帮助。

（3）控盐，多吃蛋白，蔬果要多吃：吃盐过多会引起水肿，孕妈妈的饮食尽量少油少盐，不要吃太咸或腌制的食物，特别是由于营养不良引起水肿的孕妈妈，每天要保证摄入足量的肉、鱼、虾、蛋、奶、豆类等富含优质蛋白的食物。蔬菜和水果中含有多种维生素和微量元素，可以补充膳食纤维、预防便秘等，避免因便秘造成腹压增高，从而压迫下腔静脉而加重水肿。

（4）适量运动：准妈妈不要长时间站立或久坐，因为久站或久坐都容易导致静脉血液回流不畅，加重下肢水肿。走走路、动一动，可以增加下肢血液的流动，减轻水肿带来的不适。借助小腿肌肉的收缩可以使静脉血液顺利地返回心脏，但是一定要在医生指导下进行适当运动，促进血液循环、缓解水肿。

（5）适当泡脚，多做按摩：孕妈妈睡前可适当泡泡脚，水温控制在40 ~ 42 ℃，不宜过高，20 分钟左右即可。泡脚时，水深起码要高过脚踝，最好淹过小腿。准爸爸可以帮准妈妈由下往上按摩小腿和脚背，可以缓解腿部酸痛，有助于睡眠。

有些孕妈妈会因为水肿就不喝水了，其实这样是不对的，孕期水肿的根本原因不是喝水太多，而是自身代谢能力不足，所以孕妈妈无须特意限制饮水。

6. 妊娠晚期乳房的变化

女性怀孕期间，身体会发生很多变化，受雌激素和孕激素的影响，乳房会进一步发育，尤其到怀孕晚期乳房会有很大的变化。

在孕晚期，乳房会呈现出皮肤的改变，女性乳腺发育增加，乳房会胀大、饱满、富有弹性，乳头、乳晕着色，颜色会进一步加深，乳晕周围有深褐色结节。随着预产期的临近，乳房会有胀痛的情况，也会有乳液溢出等，这都是正常的。这些变化都是生理性的，是孕激素分泌引起的，都是为以后哺乳做准备。

胎盘在妊娠期间会分泌大量的雌激素，刺激乳腺腺管的发育，大量孕激素的分泌可以刺激乳腺腺泡的发育。乳腺还需垂体催乳素、人胎盘生乳素，以及胰岛素、皮质醇等的参与才能发育完善。所以，在孕早期由于乳房的增大、明显充血，孕妇乳房胀痛感可自觉明显，随着孕周的增加，乳腺腺泡增生，乳头及乳晕增大、乳头的颜色会变得更深、变得更加敏感，乳晕的范围也会增大，在其周围的皮脂腺也会增生肥大，形成散在的隆起。增大的乳头也易受到外界刺激，易出现勃起。这样在宝宝出生以后，在皮肤的衬托下颜色加深的乳晕能够引起宝宝的注意，来吸引宝宝反射性地进行吸乳。在妊娠晚期，特别是分娩接近时，乳头还有可能会分泌出淡黄色、稀薄少量的液体分泌物，称为初乳。

对于孕晚期的乳房变化，若是感觉胀痛得厉害，可以适当进行按摩来缓解。

7. 孕晚期乳房自我护理常识

怀孕之后，尤其是到了中、晚期的时候，由于激素水平的变化，雌激素、孕激素的作用使乳房的腺管和腺泡发育，乳房会逐渐增大，大家可能会觉得有乳房胀痛和乳房下坠的感觉，妊娠后期乳房的表现都是母体为了分娩后哺乳做准备的，这个时候的关键是选择妊娠期女性专用的合适、宽松的内衣，怀孕前的文胸不再建议使用，不要穿得太紧，避免挤压刺激到乳房，否则可能会引起不适。第一，选择适合自己的文胸，对乳房起到一定的支撑作用能够减少发生乳房下垂的情况，保护乳头减少摩擦，有利于促进血液循环。第二，要关注乳房的护理，要注意保持乳房的卫生清洁，每天用毛巾热敷和清洗乳房及乳头部位，保持乳房局部的干燥，预防感染，防止乳头及周围皮肤出现皲裂等，但是注意要避免对乳房特别是乳头进行过度刺激，以免引起宫缩造成流产或早产。一些孕妈妈可能有乳头凹陷的情况，那么到了孕中期，孕妈妈就要每天做一个动作，即把乳头轻轻地往外拽一下，使得凹陷的乳头得到一定程度的恢复。妊娠晚期的乳晕部位有很多蒙氏结节，注意不要挤压和搔抓刺激。保持心情愉悦，不要过于紧张，避免情绪波动。

孕晚期可以适度地按摩乳房。因为孕晚期随着激素的分泌，乳房分泌乳汁会导致乳房胀痛不适，这个时候可以适当地进行按摩。适度的按摩会使乳头的皮肤变得柔软，将来宝宝吸吮也容易。

建议用拇指和食指每天在乳晕上沿着正上、正下的方向，轻轻按摩乳房，使乳头尽量凸出，做好产后母乳喂养的准备。

8. 静脉曲张自我护理小窍门

女性在怀孕时由于体内荷尔蒙变化、子宫增大压迫血管、家族遗传及过胖等出现在腿部、颈部或会阴部的静脉曲张称为孕期静脉曲张。静脉曲张的症状是：静脉在接近皮肤表面的地方凸出且弯曲，呈紫色或蓝色。

妊娠期妇女由于子宫增大、后倾及腹腔内压增高，可对腹腔静脉形成压迫，使静脉内压升高，阻碍下肢静脉血液回流。加之妊娠中晚期血容量增加，活动减少，使得静脉壁变薄，易扩张，尤以下肢浅静脉变化为主。这些不利因素使得妊娠期妇女成为下肢静脉曲张的多发对象，患病率明显高于未妊娠妇女。

孕期三宜三忌如下。

◈ **孕期三宜**

（1）多做深呼吸：深呼吸能促进血液循环，也可以避免和帮助治疗静脉曲张。孕妇应尽量每天保持双脚抬高超过臀部的姿势大约 10 分钟，深深地吸气，慢慢使肺部充满气体。

（2）关注自己的体重增长速度：尽管你不可能不在孕期增重，但是坚持锻炼有助于避免过量脂肪堆积、保持良好的血液循环和强韧的血管。下面是孕期体重增长参考标准，可以判断一下，避免让自己过度肥胖。

怀孕的前 3 个月也就是孕早期，体重增加的标准为 2 千克左右，孕中、晚期各增加 5 千克左右，也就是怀孕 3 ～ 6 个月及怀孕 7 ～ 9 个月，整个孕期体重增加的标准为 12 千克左右。在整个孕期如果孕妇的体重增加大于 20 千克或孕妇体重超过 80 千克，都是过度肥胖。

（3）做适度的运动：慢走、游泳和参加孕妇学习班，在怀孕期间都是不错的选择，但要避免过度的有氧运动、蹬自行车和慢跑，因为这些会增加腿部静脉的压力，使症状加重。

◈ **孕期三忌**

（1）症状发生时女性需要注意不能久坐，也不能久站，要经常地变换姿势，适当地活动。也不要长时间的有下蹲动作，尤其是不能长时间蹲便。

（2）白天起床后最好穿着高弹力尼龙袜，在睡眠时需要取下，平时穿内衣也不能过紧、过小，不要穿太紧的衣服或高跟鞋。因为紧身衣服，特别是腹股沟部位比较紧的衣服（如紧身牛仔裤和长袜等）会加剧骨盆充血，穿太紧或鞋跟太高的鞋子会过度拉伸小腿肌肉，使静脉曲张加重。

（3）平时可以适当抬高双腿，有利于静脉血液回流，同时还需要注意多卧床休息，这样可以较好地恢复，不要长时间坐着或蹲着，不要采取跷二郎腿的坐姿，在睡觉过程中用枕头垫高双腿，在洗澡时避免用过冷、过热的水洗澡，用与体温相同的水比较好。以上调理办法，对于下肢静脉曲张的治疗恢复有帮助。

◈ **缓解方法**

（1）不能提重物：重物会使下肢负压加重，不利于缓解症状。

（2）不能穿紧身的衣物：腰带、鞋子都不能过紧，而且穿平底鞋最好。

（3）不要长时间站或坐：总是躺着，对静脉曲张症状的缓解也是很不利的。尤其是在孕中期和孕晚期，要减少工作量且避免长期一个姿势站立或仰卧。坐时两腿避免交叠，以免阻碍静脉血液的回流。

（4）远离酒精：饮用含有酒精的饮品，会加剧静脉曲张的程度。

（5）最好采用左侧卧位：在休息和睡觉的时候，采用左侧卧位有利于下肢静脉的血液循环，静脉曲张的症状会减轻。

（6）避免高温：高温易使血管扩张，加重病情。当外阴部位出现静脉血栓的症状后，要根据患者外阴部位受损的情况采取局部冷敷处理，也可使用冷开水进行坐浴治疗，这样才能帮助外阴部位曲张静脉血管的收缩。

（7）控制体重：假如超重，身体的负担会增加，会使静脉曲张更加严重。

（8）睡觉时，可用毛巾或被子垫在脚下面。这样可以促进血液回流，减轻腿部压力。

◈ 预防措施

孕期女性一旦出现外阴静脉曲张的症状，应当控制好自己的心态，不宜过度紧张，需及时去医院进行相应的处理。轻症者需要注意外阴部位的卫生，保持良好的卫生习惯，此外还要避免不必要的摩擦，以免影响到外阴部位的静脉血管，甚至会加重红肿及疼痛等不适的表现。

外阴静脉曲张及时就医。外阴静脉曲张常伴有阴道和子宫颈静脉扩张，若不采取措施，临产时胎头经过时容易发生静脉破裂出血。

◈ 孕晚期如何保持健康的生活方式

（1）孕妇应当保持个人卫生清洁，坚持早晚刷牙、餐后漱口。

（2）根据天气变化，注意防寒保暖，适时增减衣服。在医生的指导下用药，避免其他的有害因素，比如长时间泡澡与桑拿，不用电热毯与微波炉，不养宠物，不长时间玩电脑，慎用药物。此外孕晚期不宜性生活。

（3）禁烟、禁酒。尽量避免和减少食用含有咖啡因、过多糖分的饮料和食物，如咖啡、茶、巧克力及可乐等。

（4）生活起居要规律，适当增加休息和睡眠的时间。一般夜间睡眠不要少于 8 小时，有条件的应增加午睡，避免过于劳累。睡眠时，建议选择左侧卧位或舒适的体位，起床时要采用侧身起卧法。避免长期站立或坐着，休息时抬高小腿或髋部，勿跷二郎腿。

（5）应选择安静、少噪声的生活环境。注意居室通风，常开门窗通风换气，保证居室空气清新，维持室内空气的相对湿度。

（6）不穿高跟鞋、不染发、少化妆，不要穿紧身的衣裤，服装以舒适、宽松为宜。

（7）不要提重物，不要干过重的家务活，适当休息。避免无节制的负重，少去人群拥挤的公共场所。怀孕期间不宜独自长时间旅行。如果遇到流感等呼吸道疾病的患者或到医疗场所，最好戴上口罩，避免与患者和携带病毒者近距离接触。

（8）孕妇每天应当进行适宜运动，帮助血液循环，有利于自然生产。

（9）孕妇应当保证合理膳食，均衡营养，清淡为主，多吃新鲜的蔬菜和水果，多吃含有蛋白质、维生素、铁、钙的食物，如牛奶、鸡蛋、瘦肉等。铁、钙等营养素在医生指导下适量补充。孕晚期钙的摄入量以每天1200毫克为宜。为了宝宝的健康，孕妈妈应尽量克服偏食、挑食等不健康饮食习惯。多吃猕猴桃、橙子、梨等富含维生素的水果，适当吃一些含蛋白质丰富的食物，多喝牛奶和豆浆，少吃含高脂肪、高热量的食物，适当吃一些鱼类、瘦肉等低脂肪食物。

（10）保持积极乐观的心态，不要太紧张焦虑，多与家人交流沟通，适度表达、宣泄情绪，可以找合适的对象倾诉，保持情绪稳定。要注意保持个人私处的卫生，注意多休息，不要熬夜，保证充足的睡眠。

9. 影响母婴健康的环境因素

（1）环境污染：比较常见的环境污染有空气污染、水污染等。还有在独特地质条件下形成的如低碘、高氟，会危害水及粮食作物，以及人体健康。通常，空气污染物浓度较低，也更容易被忽视。但是污染物可以通过食物链逐步沉淀，最后以较高浓度进入人体，主要通过呼吸、饮食和皮肤接触进入孕妇体内，部分有害物质会随之进入血液，然后通过胎盘、脐带进入胎儿体内，对胎儿的生长发育造成影响，危害不容忽视。

空气污染有多种形式，包括臭氧、颗粒物、二氧化氮、二氧化硫、汽车尾气、二手烟、灰尘和化学物质等。无论是在城市还是在农村，都有可能存在。空气质量不佳是造成全球疾病负担的主要因素，对任何人群健康都有危害，但对孕妇、婴儿、儿童、患有呼吸道疾病人群和老年人的影响最大。

多年来，研究人员一直在研究空气污染对孕妇及胎儿的影响。孕期的空气污染暴露不仅会增加流产、低出生体重、早产、妊娠期高血压和子痫前期等不良妊娠结局风险，而且还有可能影响女性在孕期及整个产后的健康状态。

如今，如何应对全球气候变暖和空气污染是全人类面临的巨大挑战。对于孕妇、儿童等敏感人群来说，增强自我健康意识、掌握个人防护知识和技能、积极做好空气质量指数监测、合理搭配日常饮食与运动，是降低空气污染对健康危害的有效策略。

（2）欠佳的生活方式：以吸进方法摄取有害物质的生活习惯，如抽烟、嗜酒等。不但对孕妇自己的健康不利，也会影响到胎儿健康。香烟中含有铅、焦油、尼古丁等数千种有害的化学物质。在孕期最初的几天或几周吸烟，可降低细胞复制的概率，增加流产和胎儿发生先天畸形的风险，危害极大。孕中晚期吸烟，香烟中的尼古丁和其他有毒有害物质能通过血液渗入胎盘，影响胎儿的氧气供应，增加发生胎儿生长受限、早产、低出生体重婴儿猝死综合征的风险，还可能与儿童多动症有关。所以，怀孕期间不要吸烟，最好怀孕前就停止吸烟。

烟草残留物残留在衣服、家具、墙壁、地面甚至头发、皮肤等表面，也可被人体吸收，间接影响孕妇和胎儿的健康，同时使婴幼儿更易患呼吸系统疾病。

因此，孕妇不仅自己不要吸烟，还应远离吸烟人群。如果在吸烟环境中停留过，回家后应及时洗澡、换洗衣物，没清洗的外衣翻过来叠放。有资料表明，吸烟的孕妇所生先天畸形儿（如无脑儿、唇腭裂、痴呆等）的数量是非吸烟者的2 ~ 3倍。孕妇吸烟越多，胎儿发生先天畸形的可能性就越大。孕妇每天吸烟10支以上，其胎儿发生畸形的风险比不吸烟的孕妇增加10%；孕妇每天吸烟30支以上，胎儿发生畸形的风险增加90%。

如果孕妇饮酒，酒精会通过血液流经胎盘，迅速进入胎儿的体内（胎儿血液里的酒精含量可能比孕妇血液中的酒精含量还要高），增加流产和胎死宫内的风险。饮酒过量可导致胎儿酒精综合征，主要有发育迟缓、小头、眼裂短、眼距小、智力低下、心脏和关节畸形等表现。统计资料表明，孕期轻度和中度饮酒者，胎儿生长发育迟缓发生率为7% ~ 8%的。重度饮酒者，胎儿生长发育迟缓的发生率可高达27%。因此，禁止孕期饮酒。

目前市场上有许多含酒精的饮料，虽然酒精浓度较低，对孕妇及胎儿是否有影响还没有结论，但里面毕竟含有酒精，建议远离为好。

（3）母体患有传染性疾病：许多传染性疾病可以通过母体传播给胎儿，比如艾滋病、乙肝、性病等。

艾滋病 3 种传播途径之一是母婴传播。艾滋病病毒感染的孕产妇，如果母婴阻断不及时，很大的概率会传染给孩子。对于检测出的阳性孕妇，为及时控制艾滋病的二代传播，疾控部门应采取恰当的干预措施。

乙肝主要有 4 种母婴传播途径：妊娠期胎儿在宫内感染；分娩期在分娩过程中接触到母亲的血液、羊水和分泌物而感染胎儿；产褥期在喂养的过程中感染婴儿；日常生活中母亲的唾液、血液及其他体液感染婴儿。

性病的传播方式之一是母婴传播，母亲患有性病或生殖器官传染病者，在自然分娩时，产儿可被阴道内的病原体感染，致使胎儿发生相应的疾病，胎儿被感染的组织与器官常见的有眼、耳、尿道、生殖器官及皮肤。

（4）职业接触：通常情况是女性怀孕期间，接触工业生产化合物，包括吸入或肌肤接触。工业化学有害物质浓度值通常较日常生活环境中的浓度值高，会对胎儿发育造成影响。职业接触也包括物理因素，如噪声、电磁波辐射等，也可危害胎儿生长发育。

（5）药物：药物是典型的立即摄取或接触（注入）进到母体内，再作用于胎儿。怀孕期间应当按照医生嘱咐，尽量不要摄入药物，以免造成胎儿发育不良。

10. 保持良好的卫生习惯

（1）注意清洁卫生：女性怀孕以后，身体分泌物都会增多，特别是很多阴道分泌物会残留在阴道位置。因此，一定要注意每天都清洗自己的阴部，最好是用温水来清洗，而且要及时更换棉质内裤，以预防发生妇科疾病。女性在怀孕期间最好每天沐浴，以淋浴为宜，不宜盆浴，衣物要勤换。刷牙要认真，孕妇容易发生牙龈肿胀、牙龈出血、蛀牙等情况，要用柔软的牙刷在三餐后彻底刷牙。如果牙齿损坏，看牙医时一定要先告知医生你已怀孕。

（2）注意慎用化妆品：有很多女性怀孕以后，皮肤看起来可能会比较粗糙，所以就喜欢化妆遮盖。但是建议最好不要使用化妆品，因为这些化妆品中含有的化学物质如重金属、防腐剂等，不利于胎儿的发育。

（3）保护乳房：女性从怀孕最初 3 个月乳房开始胀痛，到怀孕 28 周时乳房开始胀大，有静脉显露，乳头也会增大，颜色变深。这时要穿有足够承托力的内衣，不要紧压乳头。如果准妈妈的乳头凹陷，每天沐浴时，可用手指把乳头轻轻向外牵引，反复做，或用真空吸引的器具，帮助乳头突出。乳头要经常擦洗，使乳头皮肤变得有韧性，为以后哺乳做好准备。乳头用初乳滋润。在怀孕 28 ~ 36 周，初乳出现后，沐浴之后的准妈妈，可有少量乳汁挤出，涂在乳头周围的皮肤上，晾干后就会形成薄膜，它比任何护肤品的滋润效果都好。

11. 保持良好的睡眠

孕妇睡眠不好的原因有很多，如精神刺激、压力过大等，需要积极纠正，以免影响孕妇和胎儿的健康。孕妇可以在睡觉前用温水泡脚、喝温牛奶，以缓解疲劳，帮助入睡，保持心情愉悦，避免自行用药，定期产检。

（1）饮食调节：孕妇在睡觉前不要喝浓咖啡、茶及有刺激性的饮料等，也要少喝水，因为水喝多了后，就会出现尿频，而尿频就会导致孕妇睡眠质量下降，可以在睡觉前喝杯鲜牛奶，牛奶不仅能够提高睡眠质量，而且含有多种提高孕妇体质的营养物质。

（2）调整好心情：在怀孕以后，由于角色的改变、体形的变化等因素，孕妇的心理压力会变大，进而出现失眠。在孕期孕妇要多学习护理宝宝的相关知识，所以孕妇在平时不要有过大的心理压力，丈夫平时也要多关心自己的妻子。

（3）正确的睡姿：最好左侧卧位睡眠，这样可以预防胎儿缺氧，有助于胎儿发育，对以后顺产也有帮助。如果在孕早期，孕妇最好采取自己舒服的睡觉方式，这样有助于自己睡眠充足。到了孕后期，由于逐渐增大的腹部，孕妇的睡眠质量会受到严重影响，孕妇如果感觉下肢比较沉重，睡觉时可以采取仰卧位的姿势，睡觉的床不要过硬或过软，枕头也不要过高。

（4）按摩：可以做些适当的按摩，孕妇身体的疲劳经过按摩能够适当缓解，并能够使孕妇的身体状况得到改善。孕妇也可以做瑜伽，因为练习瑜伽能够促进身体血液循环，加快身体新陈代谢的速度，从而提高孕妇的睡眠质量。

孕妇的睡眠质量特别重要，睡眠不足会导致孕妇出现头晕、神经衰弱等症状，从而影响胎儿的正常发育，在日常生活和饮食上孕妇要做好调整，以提高自身的睡眠质量。

12. 瘢痕子宫的晚期危险预测

剖宫产后的那道“伤疤”，在很多人看来只是“影响美观”而已，但一旦怀上二胎，小小“伤疤”就会带来极大的隐患。

◈ **瘢痕子宫的隐患**

由于瘢痕子宫的内膜或肌层较薄弱，对再次怀孕的母体会产生多种影响或并发症，可直接威胁孕妈妈和胎儿的生命安全。如果受精卵着床于瘢痕处，这就属于异位妊娠，容易发生子宫破裂、大出血等非常严重的并发症。如果受精卵着床于子宫瘢痕附近，到了中晚期妊娠阶段，凶险性前置胎盘、胎盘植入的发生率也会明显升高。

◈ **出现前置胎盘**

子宫有瘢痕的女性孕期还容易出现前置胎盘，这是孕晚期出血的主要原因之一。有研究发现，瘢痕子宫妊娠前置胎盘发生率较正常妊娠增加 5 倍，其中并发胎盘植入占 38.2%。这是因为子宫内膜受损形成瘢痕，导致胚胎供血不足，需要获取营养而扩大胎盘面积，从而形成前置胎盘。另外，瘢痕处蜕膜化不良的子宫内膜，导致孕囊种植位置偏低，也是出现前置胎盘的原因之一。

◈ **出现植入性胎盘**

瘢痕子宫妊娠还容易出现植入性胎盘，这是很危险的产科并发症，它容易导致孕妇产后大出血，如果大出血严重需要切除子宫治疗，甚至会危及产妇生命。子宫内膜基底层受损的瘢痕部位，会导致胎盘绒毛过深地植入，尤其是那种种植在瘢痕部位的胚胎，并且植入性胎盘向瘢痕深处生长的会更加危险。

随着孕周的增加，子宫腔内压力逐渐增大，特别是临产后宫缩时宫腔压力更大，如果压力增大到子宫瘢痕肌肉不能承受时，就会发生子宫瘢痕处破裂。

◈ **出现子宫破裂**

瘢痕子宫妊娠可能会出现孕期子宫破裂的情况。这是因为子宫留有瘢痕，随着胎儿的发育，胎动越发频繁，子宫内的压力也在不断增强，一旦发生宫缩或者胎动力量过大，子宫最脆弱的地方——也就是瘢痕的地方，就会有可能发生破裂。而子宫破裂很有可能会危及孕妇和胎儿生命，从而导致孕妇严重失血和器官功能衰竭、胎儿窒息等。

当然，也不用太担心，以上情况属于少数，为了避免上述情况的发生，在孕前和孕期一定要注意以下几点。

（1）选对再次怀孕的时机：剖宫产术后 2 ~ 3 年子宫瘢痕肌肉化程度达到最佳状态，此时怀孕是最佳时期。此后，瘢痕肌肉化的程度越来越差，并逐渐退化，失去弹性。再次怀孕最迟不建议超过 5 年。5 年后，瘢痕逐渐变薄，肌纤维会变成结缔组织，张力变差，子宫破裂的可能性就会增加。

（2）尽早确定是否瘢痕妊娠：头胎剖宫产生育二胎的孕妇，在停经 38 ~ 49 天及时去医院，做血 HCG 检查和 B 超，确定孕囊位置。如果确定是瘢痕妊娠（受精卵着床于瘢痕处），需要及早手术终止妊娠。妊娠天数增加，手术风险越大（瘢痕妊娠手术属于高危计划生育手术，需要在具备抢救条件的三甲医院实施）。

（3）非瘢痕妊娠，要加强产检：早孕期检查排除了瘢痕妊娠之后，要按时产检，孕22 ~ 25周进行大排畸检查时要明确胎盘位置及胎盘与瘢痕的关系，可疑结果需要在孕28 ~ 30周复查胎盘位置，检查是否有胎盘植入。

（4）妊娠过程中的注意事项：胎儿出生体重控制在 3 ~ 3.5 千克是最好的，胎儿过大会增加子宫产前破裂的风险。尽量不要开车、骑车；避免性生活；一旦有孕晚期出血或腹痛一定要及时就医并告知医生。

如果上一次剖宫产为子宫下段横切口，切口愈合良好，39 周终止妊娠比较适宜；如果前次手术方式为古典式剖宫产（竖切口），或横切口有感染，选择孕 36 ~ 37 周终止妊娠为宜；如果有凶险性前置胎盘，36 周后应计划分娩。

13. 前置胎盘的风险预防

不少准妈妈去进行产检的时候，总会听到别人说“胎盘前置”“前置胎盘”这些词，那么这两个词究竟是什么意思？它们之间又有哪些区别呢？

◈ **前置胎盘和胎盘前置的定义**

正常妊娠时，胎盘会附着于子宫体部的后壁、前壁或侧壁。而我们所说的前置胎盘，就是指在孕28周后，胎盘附着于子宫下段，甚至胎盘下缘达到或遮盖住子宫颈的内口，其位置低于胎儿先露部。而胎盘前置是指在孕28周之前，胎盘位置附着于子宫下段，低于胎儿先露部的情况。

◈ **前置胎盘和胎盘前置的区别**

（1）发生时间不同：胎盘前置是指在孕28周前胎盘位置低于胎儿先露部的情况，而前置胎盘则是在孕28周后胎盘位置低于胎儿先露部的情况。

（2）症状不同：胎盘前置一般没有明显的症状，且随着孕周增大，胎盘的位置会随之变化，也有可能会变回正常位置。而前置胎盘则容易引起反复出血，容易导致早产；前置胎盘部分的早剥、受压，可使胎盘缺血、缺氧，易引起胎儿宫内窒息，且因为胎盘占据子宫下段的位置，妨碍了胎头进入产妇的骨盆入口，会导致胎位异常，如臀位、横位的发生率高于一般孕妇。

胎盘位置低在孕期可能引起大量出血，危及孕妇和胎儿的生命。作为孕妈妈，在孕期要注意以下几方面，以顺利到达孕晚期，产下健康的宝宝。

（1）按时产检：孕妇要按时到正规的医院进行产前检查，通过超声了解胎盘的状态、胎儿发育情况、有无贫血、血型等，医生会根据病情制订相应的治疗方案。如果诊断为凶险性前置胎盘，或合并Rh阴性血，或合并高龄及其他并发症，医院会建议孕妈妈到有条件的医院诊治。

（2）观察阴道出血：孕妈妈们都知道，胎盘低的主要症状是阴道出血，常常表现为孕晚期无诱因、无痛性反复阴道出血，因此孕妈妈们要关注有无阴道血性分泌物或阴道流血情况，一旦出血，立即到医院就诊，避免大出血发生。

（3）观察腹痛：一旦出现不规律宫缩，与正常位置胎盘相比，更容易大出血，孕妈妈们要注意观察腹痛（宫缩）。有的孕妈妈在观察宫缩中没有明显腹痛，此时若感觉到腹部发紧或触摸到腹部发硬就是宫缩，如果每天偶尔有几次宫缩，一般是不会引起出血的。

（4）加强营养：分娩时前置胎盘（尤其是中央型前置胎盘）引起产后出血

的可能性极大。若是诊断为凶险性前置胎盘，产后出血不可避免，因此，孕期尤其应当注意适当多食含铁较高食物，增加造血原料的储备。对于已经出现贫血的孕妈妈，应口服补血药物，积极纠正贫血。

（5）避免刺激：胎盘低的孕妈妈应避免子宫受刺激，因此是禁止同房的，而且建议避免负重劳累，多饮水并摄入新鲜蔬菜以预防便秘。

（6）保持愉快的心情：胎盘低的孕妈妈们常常有很强的恐惧心理，焦虑紧张，影响睡眠，从而引起子宫收缩，增加大出血的风险，造成恶性循环。因此，孕妈妈们应尽量调整心态，保持愉快的心情。

◈ 前置胎盘的病因有哪些?

前置胎盘的病因尚不清楚，可能与子宫内膜损伤或病变、胎盘异常、受精卵滋养层发育迟缓、辅助生殖技术等有关。

（1）子宫内膜损伤或病变：子宫手术史、多次流产、刮宫史等可引起子宫内膜炎或萎缩性病变。受精卵植入受损的子宫内膜后，由于子宫内膜血管形成不良，胎盘供血不足。为摄取足够的营养，胎盘面积会增大，伸展到子宫下段，形成前置胎盘。

另外，子宫下段切口瘢痕会妨碍胎盘向上“迁移”，增加前置胎盘的发生率。

（2）胎盘异常：胎盘形态和大小异常均可发生前置胎盘，如胎盘位置正常而副胎盘位于子宫下段接近子宫颈内口、胎盘面积过大而延伸至子宫下段或膜状胎盘大而薄延伸至子宫下段等。

（3）受精卵滋养层发育迟缓：滋养层尚未发育到能着床的阶段，受精卵到达子宫腔后会继续下移，着床于子宫下段等，都会引起前置胎盘。

（4）辅助生殖技术：辅助生殖技术受孕者，受精卵可能与子宫内膜发育不同步，且人工植入时可诱发宫缩，导致其着床于子宫下段，增加前置胎盘的风险。

◈ 前置胎盘的风险有哪些?

（1）出血风险：前置胎盘最怕突然大量出血，可能会造成胎儿快速失血而发生危险。中央型前置胎盘出血早、出血量大，危险性高。

有时候一次阴道出血不多，但是反复持续的出血会造成孕妇贫血、感染，同样对孕妇和胎儿产生不良影响。

（2）合并胎盘植入：一部分前置胎盘合并有胎盘植入，这是一种非常麻烦的情况，分娩时发生大出血的危险性很高。

（3）基本无法自然分娩：前置胎盘基本无法自然分娩，只能选择剖宫产，即使剖宫产，前置胎盘发生术中、术后出血的概率也大大增加。

◈ **前置胎盘的预防**

前置胎盘的预防，首先应积极采取有效的避孕措施，避免反复人工流产以降低损伤子宫内膜的风险，避免多次刮宫、多胎妊娠或引产及剖宫产，防止感染引起子宫内膜炎。

目前，胎盘形态异常、子宫内膜病变或损伤、受精卵滋养层生长延迟和子宫下段着床等，都能导致前置胎盘。孕妇应加强孕期管理，按时体检，反复出现无痛性阴道出血时及时就医。

14. 妊娠期糖尿病患者的饮食管理

妊娠糖尿病包含两个方面，一个是妊娠后的糖尿病，还有一个是本身糖尿病患者怀孕。妊娠糖尿病对母婴危害很大，会导致一系列的包括母婴两方面的妊娠并发症和合并症，如巨大儿、难产、早产、胎儿畸形、妊娠高血压、羊水过多等。孕妇不能置之不理，但是也不必太担心，通过妊娠期糖尿病的饮食管理是可以调整血糖的。

（1）要明确热量的需求量。在妊娠早期，孕妇需要的热量并不多，所以保持孕前摄入量即可。在妊娠中晚期因胎儿生长需要，每天需增加20千卡的摄入量。妊娠期糖尿病可能会让孕妇的食欲大增，但是一定要控制食物的摄入量，按照医嘱或者是营养师的建议来定，不要随意多吃或少吃，还要养成定时、定量、定餐的饮食习惯，合理配餐，也不能挑食。高糖食物是妊娠期糖尿病孕妇饮食禁忌，否则易导致血糖水平迅速升高，直接加重病情。糖和糖类制品都不能吃。忌食富含淀粉的食物，淀粉进入人体后主要分解为碳水化合物，可以直接转化成糖，也可能导致血糖升高，因此，淀粉含量高的食物必须限量食用，如大米、白面、土豆等。

（2）少量多餐，一次摄入食物过多会使血糖骤然升高。妊娠期糖尿病患者忌食多脂类和高胆固醇类食品，因为糖尿病本身就是由于胰岛素分泌的绝对或相对不足引起的糖、脂肪和蛋白质代谢的紊乱，摄入高脂肪食物会加重脂质代谢紊乱。

（3）多吃粗粮，人体消化粗粮的速度较慢，不会很快被人体吸收，可防止血糖骤然升高。

（4）多吃蔬菜，少吃油腻食物。饮食尽量清淡，多吃含糖指数低、膳食纤维含量高的食物，控制植物油及动物脂肪的用量，多吃粗粮、糙米或全谷类制成的食物，增加蔬菜的摄入量。

（5）可以吃水果，但糖分高的水果尽量不要吃，像西瓜、葡萄、橙子，果糖含量高，尽量不要吃。少吃甜食，尽量吃新鲜水果，不要喝果汁，吃水果的时间也要注意，应在饭后 2 小时或睡前吃，以免血糖升高，加重病情。可以多吃一点醋，因为酸性物质有助于降低饮食中的糖生成指数，所以可以用醋或柠檬汁调味，能有效控制血糖生成指数。

患有妊娠期糖尿病的孕妇必须注意饮食，但是其实也没有固定的食谱，而是需要严格地控制摄取的食物量和种类，尽量不吃会让血糖升高、加重病情的食物。控制饮食是妊娠期糖尿病患者饮食主要的原则。

15. 孕晚期运动方式的选择

孕晚期可以进行散步、瑜伽、孕妇体操等运动。由于增大的子宫带来负担，孕妇可能会出现腰背部酸痛。适当运动可以活动筋骨，每次 20 分钟即可，可以练一下帮助顺产的瑜伽，不要采取剧烈的运动、爬楼梯等。

孕妇可以根据自己的实际情况量力而行，坚持每天饭后多走动对身体大有益处。建议每天散步半个小时，也就是 5000 步左右。走路的时候一定要控制速度，不建议走得太快，如果感觉身体劳累，可以停下休息一会儿。由于孕晚期的时候身体负担越来越重，因此很容易感觉身体疲惫，走路尽量控制在5000步左右就可以了，可以分次走完，也可以一次性走完，具体的情况还要因人而异。

准妈妈孕期进行合理运动有助于促进自然分娩，也可降低女性自然分娩过程中的痛苦。所以想要顺产的准妈妈快快练起来吧！

（1）产前坐球，利于顺产：坐球是非常常见的孕期运动，可以让孕妈妈的肌肉得到锻炼，身体的平衡能力也会更强，而且可以帮助孕妇打开骨盆，这样在分娩的时候胎儿更容易生出来，需要的时间也会更短。

（2）瑜伽：是孕妈妈常见的运动方式。孕妈妈怀孕时，可以做瑜伽，让四肢更加灵活，身体不那么笨重。这样既利于生产，又可以调节自身的形体。孕妈妈在做瑜伽时，身体的关节压力会变小，而且肌肉张力也可以得到保持。但需要注意的是，孕妈妈做瑜伽尽量请专业的瑜伽老师，有一些高难度的瑜伽姿势，并不适合做。

（3）散步：孕妇适当散步可帮助胎儿下降入盆，松弛韧带，为分娩做准备。孕妇可选择在早、晚饭后1小时散步，每次30分钟左右。散步时需穿平底鞋，尽量在家附近的公园散步，避免去人群密集地。

◈ 孕期散步的好处多

（1）孕期散步可以控制体重：很多年轻一代的孕妈妈，害怕怀孕后所有的营养变成脂肪来缠上自己，让原本纤细的身材走样，就会选择散步，甚至快走的方式来控制多余热量的摄入。孕前就比较胖的孕妈妈就更应该多散步来控制体重的过快增长，不仅有利于产后身材的恢复，还可以避免让肚子里的胎儿吸收过多而变成“巨大儿”。

（2）孕期散步可以减少并发症：很多孕妈妈孕期会有孕吐、食欲减退、手脚肿胀、易疲劳等问题，孕期散步可以缓解怀孕这段时间产生的各种不适症状，如疲劳体虚、下肢肿胀、静脉曲张等。另外，孕期散步还能够降低孕期并发症的发生率，如妊娠期糖尿病、子痫前期等。

（3）孕期散步可以帮助分娩：孕期散步有利于自然分娩的进行。经历过生产的孕妈妈一定知道，到了预产期，如果感觉胎儿还没有“发动”的迹象，医生就会要求孕妈妈在家人的陪伴下出去走一走，动一动，来促进子宫口的打开。所以在孕晚期,或者生产前,平地散步、近距离的缓慢散步都能帮助孕妈妈顺利分娩。

（4）爬楼梯：孕妇爬楼梯可锻炼大腿和臀部肌群，帮助胎儿入盆，加速第一产程。但是，孕妇爬楼梯时注意不可过度劳累，一定要扶着扶手，感到疲劳时及时休息，下楼梯时需留心脚下。

（5）深蹲：孕妇适当深蹲也可帮助顺产，但是需要注意力度和时间，如果感觉深蹲较为困难，不要勉强。

（6）盘腿对脚坐：孕妇盘腿对脚坐可以锻炼大腿及髋部肌肉，有利于顺产。孕妇完成这个姿势可能较困难，可靠墙支撑后背，或在大腿下放置垫子，背部需要挺直。

◈ **孕晚期的运动禁忌事项介绍**

（1）运动不宜过急：孕晚期应该选择舒缓轻柔的运动，包括散步、孕妇瑜伽等。这些运动都能够帮助增强体质，还可以有效舒展全身肌肉，但是运动的时候一定要控制时间，不宜长时间运动，避免身体劳累。

（2）不宜剧烈运动：要尽可能避免各种剧烈运动，比如跑步。虽然跑步可以强身健体，但是对于孕晚期的女性而言，跑步很容易对身体造成冲击，一旦运动不当就有可能影响胎儿健康，甚至还有可能引发早产。

女性怀孕期间可以适当进行体育锻炼，不仅能够增强自身免疫力，还可以让全身肌肉得到锻炼，从而缓解身体不适的症状。但是在运动的过程中，一定要量力而行，根据自身实际情况，不要出现运动过度的现象。运动过程中如果有出现身体不适的症状，也应该立刻停下来休息，一定不要继续运动，以免对自身健康造成进一步损伤。

16. 孕晚期体重增长的管理

一般情况下，孕妇从孕 12 周的第一次产检就开始测体重了，接着在每一次产检时都需要孕妇进行体重测量，从而及时了解孕妇体重变化，了解和掌握胎儿的发育情况，并及早发现妊娠并发症。营养均衡的标志是孕期体重正常增加，也是妊娠过程正常的表现。因此，孕妇产检的必要检查项目是测量体重。

同时孕妇可以利用智能母婴安全秤在家自己检测体重，体重动态随时掌握，如有问题可及时提醒就医处理。

预估未来孕期体重的基准值为初次产检测得的体重，孕妇身体条件将决定怀孕后体重增长的范围，一般来说，正常体重增长范围为 10 ~ 13 千克。

如果体重不增加或增加小于正常范围，可能是由于胎儿宫内发育迟缓或孕妇营养不良。如果体重每周增加超过 0.5 千克，应注意有无异常情况发生，建议去医院检查，以明确原因。孕妇营养过剩引起肥胖、羊水过多、妊娠水肿或多胎妊娠是孕妇体重增长异常最常见的表现。

孕妇可以自己在家里利用母婴安全秤进行体重测量。由于怀孕中后期的孕妇体形和身体灵活度会发生变化，在选择秤时一定要选择大秤面、大秤脚的母婴安全智能秤。

（1）做好每天的饮食记录：要记录每天早、中、晚餐的饮食内容，帮助自己了解一天中所吃的东西，反省自己是否吃进不该吃的东西。达到体重控制、保健的双重目的。

（2）了解食物热量：从图书、杂志中了解营养学相关知识，了解食物所含的热量，通过营养食物的合理搭配来控制热量的摄取。

（3）每天称体重：体重增长过快，是许多孕妇担心的问题，而且也是妇产科医生所不愿意看到的情形。所以控制体重增加的速度非常重要。重要原则之一是食不过量，而每天称体重，则可不断地提醒孕妇应该注意饮食内容，以免过量进食，让体重直线上升。

（4）多运动：运动不仅有助于孕妈妈保持体态，更有利于保证体内糖、脂肪、蛋白质的正常代谢，加强肌肉力量，避免脂肪过度堆积，对于预防妊娠期增重过多、过快是非常有好处的。

（5）多吃绿色蔬菜：蔬菜本身不但有助于体内钙、铁、纤维素的吸收，而且还含有丰富的维生素。

（6）在怀孕的整个过程中，孕妇增加体重应控制在 12 千克左右。如果整个孕期体重增加大于 20 千克或体重超过 80 千克，都是危险的信号。肥胖的妇女最好减肥后再怀孕，在怀孕期间不宜减重，但仍应注意每日总热量的摄取。

如果孕期体重过重，就不要吃花生酱、坚果等高热量的食物。同时为了确保有足够的营养输送给胎儿，应听取医生和营养师的指导意见，进行体重管理。此外，千万不能绝食，以免对自身健康和胎儿的生长发育造成不良影响。

三、分娩知识

1. 临产的征兆

分娩可以说是每个准妈妈怀孕最期待的事，但真到预产期快到的那段时间，不少人反而变得很谨慎，甚至不敢随便出门，生怕宝宝突然就要生了。其实，准妈妈们完全不必如此担心，正式发动前往往都会有一些征兆。

预产期到了，预示着快要临产了，但预产期只是宝宝出生的大概时间，实际临产日期也许提前或推后 1 ～ 2 周，所以要根据临产前的征兆来确定是否要马上去医院待产。

所谓的临产，也就是孕妇已经进入了等待生产的流程，已经具备了即将生宝宝的条件了。一般来说，临产的主要标志包括：出现有规律及逐渐增强的子宫收缩，一般持续 30 秒或以上，通常间歇 5 ～ 6 分钟，与此同时，一般伴随着出现一些诸如进行性子宫颈管消失、子宫口发生扩张，以及胎儿先露部出现下降，这个时候就算是使用镇静药物也是没有办法进行抑制的。

在孕晚期孕妇出现规律宫缩、见红、胎儿下降感，以及部分孕妇可能会有破水等征兆。孕妇出现以上征兆提示可能要生了，建议做好分娩前的准备，及时就医。

对于首次分娩的准妈妈来说，预产期临近时心情会越来越紧张，不知道什么时候会分娩。出现临产征兆还不自知，手忙脚乱可能会导致严重后果。准妈妈可以通过以下这些分娩的征兆大致预测自己的分娩时间，并学会如何正确应对。

◈ 子宫底下降

准妈妈出现子宫底下降的情况，此时的胎动会比之前减少，还会出现下腹坠胀、腰酸腿痛及阴道分泌物增加等症状，表示胎儿头部已下降进入骨盆。一般来说，初产妇的胎头衔接发生在分娩前 2 ～ 4 周，而经产妇则相对晚，多发生在分娩即将开始时。

◈ **盆腔压力增大**

怀孕后期，胎儿的头部被固定于骨盆，对子宫附近的膀胱和直肠产生压迫。可能会引发一些问题，比如激发便意和尿意增加等。

◈ **阴道排出物增多**

随着子宫颈软化，很多准妈妈的阴道排出物也会增多。通常阴道排出物呈蛋清状，也可呈淡粉红色。若发现排出物颜色发黄且伴随大量气泡，一定要立刻去医院检查，这很可能是出现了感染。

◈ **腹痛、腹胀**

到了妊娠晚期，孕妇一天之内会发生数次肚子发硬及发胀。因为子宫在不规则地收缩，要与临产后的宫缩区别开，叫作假临产，是临产先兆之一。

◈ **入盆**

在分娩之前，胎儿被迫要做的第一件事，就是使其头部通过母体的骨盆入口进入骨盆腔，从而使其身体的位置得到巩固。这就是医学上所说的“入盆”，可以说，入盆是分娩的前奏。

◈ **胎儿下降感**

孕妇感觉腹部有下坠感，主要是胎儿逐渐进入骨盆导致，也是要临产的征兆。

◈ **规律宫缩**

宫缩是临产前最有力的证据。临产前，宫缩逐渐由不规律转为规律并且逐步增强，表现为宫缩的时间间隔大约一致，初产妇 10 ~ 15 分钟宫缩一次，经产妇为 15 ~ 20 分钟宫缩一次，并且宫缩力度一次比一次强烈，随着时间的进展还会出现间隔时间逐渐缩短的情况。

宫缩分为假性宫缩和真性宫缩，真正临产前的宫缩发生很规律，并且逐渐增强，也更加频繁。如果只是偶尔发生几次宫缩，那就是假性宫缩。

◈ **破水**

阴道流出羊水，俗称“破水”，这时离分娩已经不远了。破水表现为突然间阴道流出液体，并且液体量较大，呈无色透明状，此时应保持卧位，尽量用软垫抬高臀部，当准妈妈发现自己破水时，应即刻打电话给医院，到医院准备住院。

◈ 见红

见红即阴道出现少量流血，是要分娩的征兆，主要是因为在孕晚期由于子宫收缩和子宫颈的活动，使胎膜与子宫壁发生剥离，引起毛细血管破裂出血，表现为少量血液从阴道排出。见红后一般在 24 ~ 48 小时会进行分娩，部分孕妇也会在见红后 1 周左右分娩。

见红可能出现的颜色有茶褐色、粉红色、红色，出血量明显比生理期的出血量少，以混合黏液流出，质地黏稠，但具体情况也会因人而异。如果只是少量的血丝，准妈妈可以在家休息观察，等出现有规律的阵痛时再去医院。如果流出鲜血或出血量大于平时月经量，就应当考虑是否有胎盘早剥等异常情况，需要立即到医院就诊。

当临产或出现临产先兆时，很多孕妈妈和准爸爸都会感到紧张，特别是第一次做父母的，常常会表现得手足无措。因此，非常有必要提前进行产前的各项准备工作。

◈ 临产前禁忌

有的准妈妈过于紧张，在生产之前就开始恐慌得食不下咽，有的准妈妈为了能够在生产的时候有充足体力，产前一通乱补……其实这样都是不对的。

（1）临产前禁忌食物之大鱼大肉：饮食应以高热量的流食和半流食为主，不建议在临产前吃大鱼大肉，比如有的会给孕妇吃很多鸡蛋，鸡蛋不容易消化，反而对孕妇无益。

（2）临产前禁忌食物之巧克力：很多准妈妈觉得巧克力能量高，饱腹感强，能增加体力，所以在临产前有事没事就吃点巧克力。但其实巧克力所含的大量脂肪对孕妇没有帮助，因为孕妇本身脂肪就很多，随时可以分解利用，无须从外界补充。

（3）临产前禁忌食物中粗纤维过多的蔬菜与水果：粗纤维太多的蔬菜与水果不宜多吃，因为粗纤维会产生较多的粪便，等正式开始生产时，用力屏气的时候可能会排出大便。

临产前很多准妈妈都有比较大的情绪变化，要知道准妈妈的情绪变化会影响到宝宝的生长发育，所以要调整好心态，拒绝产前苦闷、产前焦虑、产前恐惧等情绪，要重视临产前的禁忌，避免影响胎儿健康或早产。

2. 分娩前的准备工作

（1）精神准备：孕妇应该有信心，在精神上和身体上做好准备，用愉快的心情来迎接宝宝的诞生，丈夫应该给予孕妇充分的关怀和爱护，周围的亲戚朋友及医务人员也必须给予孕妇一定的支持和帮助。实践证明，思想准备越充分的孕妇，难产的发生率越低。

（2）身体准备：

1）睡眠休息：分娩时体力消耗较大，因此分娩前必须保持充分的睡眠时间，分娩前午睡对分娩也有利。

2）生活安排：接近预产期的孕妇应尽量不外出和旅行，但也不要整天卧床休息，轻微的、力所能及的运动还是有好处的。

3）性生活：临产前绝对禁忌性生活，以免引起胎膜早破和产时感染。

4）洗澡：孕妇必须注意身体的清洁，由于产后不能马上洗澡，因此，住院之前应洗澡，以保持身体的清洁，如果是到浴室去洗澡必须有人陪伴，以防止湿热的蒸汽引起孕妇的昏厥。

5）家属照顾：双职工的小家庭在孕妇临产期间，丈夫尽量不要外出。实在不行，夜间需有其他人陪住，以免发生意外。

（3）物品准备：分娩时所需要的物品，怀孕期间都要陆续准备好，怀孕第10个月时要把这些东西归纳在一起，放在家属都知道的地方。女性分娩前要准备产妇纯棉睡衣两套，新生儿的襁褓、换洗衣物，以及一双绵软的拖鞋、一次性内裤、足够的卫生纸、卫生棉、水杯、牙刷等生活用品。

（4）孕妇自身准备：因为分娩是一个消耗体力的过程，所以在分娩前的两周，应该保证充足的睡眠，从而保证分娩过程中有充足的体力。在预产期的前两周，孕妇应该尽量避免外出，而且要有人陪伴，避免独自在家。

孕妇及其家属应掌握一些突发情况的应急措施，比如出现胎膜早破，此时应立即平卧，用枕头或其他物品垫高臀部，避免羊水过多流出、脐带脱垂等情况危及胎儿生命；如果出现了见红而没有规律宫缩，需要就诊医院明确是否需要住院待产；如果出现规律宫缩，而且比较频繁，一般预示临产，需要住院待产。要观察子宫收缩情况，是否有阴道流液或阴道流血现象。在孕晚期，很多孕妇都会出现不规律宫缩，称为生理性宫缩或假性宫缩，假性宫缩现象通常无规律，有时出现，有时会消失，持续时间较短，也没有明显的腹痛症状。如果孕妇出现假性宫缩，可以对宫缩间隔时间做计时，用表来记录每次宫缩的间隔时间，如果间隔时间没有规律性则不需要处理，如果间隔时间越来越短，而每次宫缩持续时间逐渐延长，同时有可能由于子宫收缩出现下腹疼痛症状，或伴有阴道出血，即见红或阴道流液，需要及时到医院就诊。对于初产妇，通常疼痛的间隔达到 5 ~ 10 分钟时再到医院就诊即可；如果是经产妇，需尽早住院。

3. 入院待产所需物品

（1）产妇用品：常见的如棉质睡衣、产褥垫、哺乳胸罩、防溢乳垫、吸奶器、卫生纸、洗漱用品等。此外，建议准备收腹带，在术后 24 小时下地活动的时候，佩戴收腹带能够在一定程度上缓解疼痛。

（2）新生儿用品：需要准备内衣、包被、湿巾、纸尿裤、小毛巾及新生儿沐浴用品等。尤其出院抱婴儿的用品必须事先包好，做好记号。

（3）入院所需证件和物品：主要包括产妇的证件，如身份证、准生证、医保卡、银行卡、产检病历等物品。产妇入院时的用品，如面盆、脚盆、牙膏、牙刷、毛巾、卫生纸、内衣、内裤等。

4. 何时去医院

当出现以下临产症状时，准妈妈就要去医院待产了。

（1）宫缩：宫缩一开始往往不规律，当宫缩越来越规律时，就离分娩不远了。对于初产妇来说，或强或弱的宫缩一般要持续 8 ~ 10 小时。一旦出现宫缩频繁、剧烈、有规律，大约每 5 分钟发作一次，且子宫底发硬，并感到疼痛或腰酸，就意味着分娩马上就要开始了，应立即到医院待产。

（2）见红：对于妊娠后期的出血均需要马上到医院进行检查，尤其是出血量较多时。

（3）破水：阴道突然流出像尿一样多的液体，带有腥味，不能自己控制，这就是破水。此时无论是否有宫缩都要及时去医院。在前往医院的路上，孕妇应平卧，因羊水流出时可能会导致脐带随之脱出，如果羊水流出不多，有的孕妇会误以为是白带增多。如果这种情况在孕晚期出现，应到医院检查一下是否已破水。

◈ 没有妊娠并发症的准妈妈

对于没有妊娠并发症的准妈妈，在接近预产期时，虽还没有临产的征兆，我们建议她最好还是在预产期过后一周到医院住院。入院待产过早，在医院中吃住不习惯，特别是睡眠不充足，反而会给待产的准妈妈带来负面影响。另外，如果准妈妈迟迟没有产兆出现而不入院，则可能会导致过期妊娠的发生（妊娠超过预产期两周）。

◈ 有妊娠并发症的准妈妈

经产前系统检查，发现孕妇有下列情况，应按医生建议提前入院待产，以防发生意外。

（1）孕妇如患有心脏病、肺结核、高血压、重度贫血等内科疾病，应提前住院，由医生密切监护，及时掌握病情，进行及时处理。

（2）经医生检查确定骨盆及产道有明显异常不能经阴道分娩者，应适时入院进行剖宫产。

（3）中、重度妊娠高血压综合征，或突然出现头痛、眼花、恶心、呕吐、胸闷或者抽搐者，应立即住院，以控制病情的恶化，待病情稳定后适时分娩。

（4）胎位不正如臀位、横位，以及多胎妊娠者，需随时做好剖宫产准备。

（5）对经产妇有急产史者，应提前入院待产，以防再次出现急产。

（6）有前置胎盘、过期妊娠者，应提前入院待产，加强监护。

部分女性出现以下症状可能预示着临产：胎儿下降感、黏液栓排出、宫缩、羊膜囊破裂、子宫颈展平并扩张等。

临产前，胎儿进入骨盆或下降的过程称为胎儿下降感。临产前数周或数小时，可能会出现胎儿下降感。因为胎儿下降后，子宫更靠近膀胱，孕妇可能感觉需更频繁地排尿。

5. 孕妇居住环境要求

（1）居室应整齐清洁：舒适安静、宽敞明亮、通风良好是最理想的居家环境。居室中温度最好保持在 20 ~ 22 ℃。温度过高，使人头昏脑涨，昏昏欲睡，精神不振，或烦躁不安。温度过低，会使人身体发冷，易患感冒。夏天可通风降温，也可使用电扇，但电扇不宜直对准妈妈，更不能长时间直吹。冬天可使用暖气升温，也可使用电热风。但用电热风取暖一定要注意，以防烫伤。

（2）准妈妈日常起居要安全：经常使用的物品要放在准妈妈方便取用的地方。在准备怀孕之前，居室最好不要装修。如果装修了，最好在装修 3 ~ 6 个月后再入住，否则易导致流产或胎儿发育畸形。

（3）解决阳光照射和室内保温的问题：没有阳光的房间，准妈妈及将来出生的宝宝得不到阳光的照射，对钙的吸收就会受影响，从而影响孕产妇及孩子的骨骼发育。由于室内阴暗潮湿，还会增加产妇的产后病，如关节疾病等。如果在阴暗湿冷的条件下换尿布，还会使婴儿容易患感冒等疾病。所以保持室内阳光充足是十分必要的。如果住房条件不好，应尽可能解决室外高大树木对室内阳光照射的影响，同时将玻璃窗擦洗干净，增加照明度。冬季的住房更要解决保温问题，具体做法是增设取暖设备，维修好房屋等。

（4）居室中的色彩搭配：色彩会对人的心理产生明显的暗示作用。在不同妊娠期准妈妈对不同的色彩有不同的感觉，准妈妈可以选择自己喜爱的颜色来装饰居室，以保持心情舒畅。如果觉得房间的布置比较单调，不妨用点艺术品来加以装点。如果居室小、东西多，使人感到拥挤和紧张，不妨用优美宜人的风景图、油画来开阔人的视野，帮助准妈妈缓解紧张和疲劳，解除忧虑和烦恼。另外，活泼可爱的布娃娃有助于连接起准妈妈与胎儿之间的情感纽带，还可以用小生命给准妈妈的居室生活带来生机，比如阳台上种植花草、饲养鱼虫，使居室充满活力。

（5）居室中的湿度也很重要：准妈妈和胎儿最适合的空气湿度是 50%。湿度太低，会使人口干舌燥，鼻干流血，免疫力下降。湿度太高，会使被褥发潮，人体关节酸痛。所以，要保持适宜的湿度。室内太干，可把湿毛巾搭在暖气上，也可以在炉上放水壶或洒水。室内太潮湿，也可以放置祛湿之物或开门、开窗通风换气。

（6）居室中要有适宜的听觉刺激：噪声不利于准妈妈的健康和胎儿的发育，它会使准妈妈心烦意乱、听力下降，会使胎儿不安、早产，甚至脑功能发育受挫。但是，太安静也不利于优生。过于安静可使准妈妈感到孤独、寂寞，使胎儿失去听觉刺激。所以，两者均不可取。

6. 自然分娩的好处

自然分娩是指在有安全保障的前提下，通常不加以人工干预的手段，让胎儿经阴道娩出的全过程。孕妇在决定自然分娩时，应先了解待产及生产的全过程。

◈ 自然分娩对宝宝的好处

自然分娩能降低新生儿肺炎的发生率。在自然分娩过程中，子宫有规律地收缩，能使胎儿肺脏得到锻炼，肺泡表面活性物质增加，肺泡易于扩张，出生后发生呼吸系统疾病的概率降低，阵阵宫缩会使胎儿受到挤压，但这种挤压是胎儿必要的触觉和本体感觉的学习过程。有研究认为，这种触感直接影响到孩子长大后的动作灵敏及协调、注意力集中、情绪稳定等。在经过产道时，胎儿的胸廓在宫缩时受到相应的有节律性的压缩和扩张，将呼吸道和肺内的黏液与羊水排挤出来，新生儿湿肺、吸入性肺炎等并发症的发生率大大降低。研究发现，自然分娩的新生儿较剖宫产的新生儿患湿肺和吸入性肺炎的概率降低 1/3，胸廓的挤压还会使胎儿肺内产生的肺泡表面活性物质增多，使胎儿出生后肺泡富有弹性、容易扩张，自主呼吸可及时建立。

自然分娩可以刺激新生儿神经发育。产道对胎儿大脑造成挤压，胎儿脑部受压后血液循环加强，刺激脑细胞，使之增强了在出生后对缺氧的应激能力，有利于大脑的发育。经此锻炼，胎儿呼吸中枢也会受到刺激，有利于新生儿出生后迅速建立正常的呼吸反射。

自然分娩还可以帮助新生儿建立免疫系统。产程的刺激使母亲和胎儿体内产生大量免疫抗体，免疫球蛋白可由孕妇传给胎儿。因此，自然分娩的新生儿具有更强的抵抗力，而剖宫产儿却缺乏这一抗体的获得过程。

◈ **自然分娩对母亲的好处**

促进催产素的分泌。在自然分娩过程中，产程中宫缩的阵痛会给孕妇带来精神和肉体上的紧张和痛苦，但这些都是短暂的，绝大部分孕妇都可以承受。孕妇垂体产生的催产素使子宫的肌纤维逐步缩复，胎儿娩出后，这种自身产生的催产素引起的子宫收缩依然很强，有利于产后恶露的排出、子宫复原，有助于减少产后出血，促进产后恢复。而选择性剖宫产却因体内催产素分泌相对缺乏，易造成术中、术后子宫收缩不良，使产妇不得不依靠外源性药物来促进子宫收缩。

催产素不仅可以加速产程的进展，而且可以促进孕妇产后乳汁的分泌。自然分娩与身体内泌乳素水平同步协调变化，是产后迅速泌乳的重要条件；而剖宫产的产妇却因此激素水平的不同步和手术后疼痛的刺激，泌乳时间相对会晚近 10 小时，且催乳素水平较低。在这段时间里，可能新生儿已经习惯了人工喂养，而不愿意再吸母亲的乳头。产妇在自然分娩后身体恢复较快，也有利于哺乳，有助于产后恢复，增进母婴感情。

7. 自然分娩的注意事项

自然分娩的前提是有安全的保障，不加以人工干预手段，使胎儿经阴道娩出。在此期间，要多注意一些事项，以保证分娩顺利进行。

孕妇在自然分娩前，要注意适当运动，利用宫缩间隙休息、节省体力，切忌精力消耗，烦躁不安。如果胎膜未破，可以下床活动，适当的活动能使宫缩加强，有利于胎头的下降，对自然分娩有很大的帮助。

孕妇要学会做深慢、均匀的腹式呼吸法来缓解紧张的情绪，可以减少宫缩的痛苦。紧张情绪不仅会直接影响子宫收缩，而且会使孕妇食欲减退，引起疲劳、乏力、烦躁，影响产程进展。

生产就像来例假一样自然，孕妇应以接纳的态度去接受生产带来的疼痛和不适感。在生产的过程中尝试挑战疼痛的极限，尝试穿越疼痛的界限。如在胎儿出来的过程中想象你的产道就像一朵美丽的花在一点一点地绽放。当宝宝的头出来时，想象你的手在触碰宝宝的头。你正在和助产士共同完成分娩，暂时忘记疼痛，把注意力放在参与分娩中。

每一个宝宝都是上天派来的天使，宝宝因为你的努力而来到这个世界，你每用力一次，他就离这个世界、离你们温暖的怀抱更近了一步。

在胎儿娩出时，孕妇用力要配合宫缩，有规律地用力，而不是盲目用力，以节约体能。

力量的控制，对于产后康复非常重要。一是可以降低撕裂的概率，二是可以预防产后大出血，三是可以预防产后内脏脱垂。所以一定记住尽量做到在控制用力的基础上娩出宝宝。生产前多放松，多睡觉，补充足够的精力，身体与心理越放松，越能帮助自然宫缩。生完宝宝，要适当下床走动，帮助恶露排出。

自然分娩时体力会大量消耗，要及时给孕妇补充营养和水分，尽量吃高热量、易消化的食物，如粥、牛奶、鸡蛋等，多饮水以保证有足够的精力来承担分娩重任。

除非是医生认为有必要，否则自然分娩不需要采取特定的体位。只要能使产妇的阵痛感觉减轻，就是最佳体位。

自然分娩要勤排小便。膨胀的膀胱会妨碍胎头下降和子宫收缩。产妇应在保证充足的水分摄入的条件下，每 2 ~ 4 小时主动排尿 1 次。

8. 如何增加自然分娩的概率

影响选择分娩方式的因素有孕妇的身体状况、胎儿的胎位等，那如何做才能增加孕妇自然分娩的概率呢？增加自然分娩概率的方式主要包括适龄分娩、产前检查、合理营养、孕期运动等方面。

（1）适龄分娩：医学界大多数专家认为，女性最佳生育的年龄是 25 ~ 30 岁，处于这一年龄段的女性顺产的可能较大。

（2）产前检查：孕妇定期规律做产前检查，是为了查看胎儿发育和孕妇健康情况，以便于早期发现问题，及早纠正和治疗。产前检查能够使孕妇和胎儿顺利地度过妊娠期和分娩。孕晚期孕妇必要时可在“助产士门诊”进行咨询。

（3）合理营养，控制理想的怀孕体重：如果在整个孕期体重增加过多，就有可能使胎儿长得过大，不利于自然分娩。所以，怀孕期间建议合理营养，怀孕体重得到理想的控制，专业人员在怀孕期间给予合理的指导，去产科的“营养管理门诊”进行专业咨询，切忌盲目增加体重，引起糖尿病等一系列并发症。

（4）孕期运动：孕期运动不但有利于孕期体重的控制，还有利于自然分娩，这是因为适当锻炼可以使腹肌、腰背肌和骨盆底肌肉的张力和弹性增加，使关节、韧带柔软松弛，有助于在分娩时放松肌肉，使产道的阻力减少，胎儿能较快地从产道通过，而且可使孕妇的疲劳和压力得到缓解，增强自然分娩的信心。

（5）产前准备：在预产期前两周，孕妇需要保持正常的生活和睡眠方式，吃一些营养丰富、容易消化的食物，为分娩储备充足的体力。临产前，孕妇的情绪要保持稳定，一旦开始宫缩，应坚定信心，相信自己能在医生和助产士的帮助下安全、顺利地度过分娩期。

（6）生产方式的选择：两方面的因素需综合考虑，母体及胎儿，顺产对产妇及胎儿的好处都明显优于剖宫产。但是为何现在无指征的剖宫产率居高不下？主要原因是很多人缺乏正确的认识，认为剖宫产中有麻醉，可以减轻分娩过程中的宫缩痛。其实不然！产妇应根据自己的情况听从专业人员的建议，合理选择分娩方式。当有剖宫产指征时，产妇也不要盲目坚持自然分娩。母婴平安，才是医护人员、孕妇及其家属，以及社会最大的需求。

9. 影响阴道分娩的主要因素有哪些

目前来说，决定分娩的因素一共可以分为四大类，分别为产力、产道、胎儿及心理因素。其中任何一方面发生问题均可导致经阴道分娩失败。

（1）产力：包括子宫收缩力（最为重要）、腹壁肌及膈肌收缩力、肛提肌收缩力。正是由于这些肌肉的协同作用，才能帮助胎儿娩出。

（2）产道：一般来说包括骨产道和软产道两部分，任何一部分发生畸形均不能经阴道分娩。

（3）胎儿在子宫腔中的姿势和胎儿的大小也决定胎儿娩出过程顺利与否，所以孕妇应适当控制体重，避免胎儿过大。

（4）母亲的精神状态也起到一定的作用。在分娩前，孕妇应了解整个分娩过程，避免分娩过程中过度紧张和恐惧，掌握分娩过程中正确的呼吸方法。

10. 浅谈无痛分娩

在自然分娩（顺产）过程中运用各种方法来减轻产妇疼痛的方法统称为无痛分娩，也称分娩镇痛。无痛分娩主要有针刺电刺激、肌内注射镇痛药、吸入笑气、椎管内麻醉镇痛等几种方法。其中椎管内麻醉镇痛效果最确切、运用最广泛、满意度最高。在硬膜外留置管道，持续输入低浓度局麻药，达到整个产程持续镇痛的效果，称为椎管内麻醉镇痛。

◈ 无痛分娩的好处

在分娩过程中为减轻产妇宫缩带来的疼痛，可以利用医疗手段镇痛的方法，降低因疼痛导致的剖宫产术的概率。无痛分娩可以减少产妇因疼痛导致的高血压、心率增快等并发症，保证产妇的安全，特别是合并心血管疾病的产妇；降低产后出血的概率；缓解或消除产妇的焦虑情绪，降低产后抑郁症的发生概率；降低胎儿宫内缺氧和娩出后窒息的概率。无痛分娩是一项很成熟的技术，有 100 余年的运用时间，在有经验的麻醉医生操作下，是非常安全的。

无痛分娩因为需要保证产妇能顺产，自主活动不受影响，使用的局麻药是低浓度的，所以是以减轻疼痛为主，在第一产程初期可以使疼痛减轻 70% ~ 100%，产妇在这期间可以得到充分的休息，将体力保存到第二产程。随着产程的进展，疼痛会逐渐增加，但基本上都能接受。无痛分娩使用的是低浓度的局麻药，药物用量很小，对胎儿基本不会造成影响。

有些孕妇担心无痛会导致产后腰痛。其实不会的，椎管内穿刺针直径很小，对脊柱不会造成严重的伤害，1 ~ 2 周后一般穿刺点就可以完全恢复。有文献报道产妇无论是否进行椎管内穿刺，产后腰痛概率都是相等的。

产后腰痛的原因很多，主要是在怀孕期间腰部受力过大，产后恢复不好所致。

无痛分娩的原则是保护母亲与胎儿的安全，将药物直接注入椎管内，而不是通过静脉，进入母亲血液的麻醉药物随乳汁分泌的药物剂量微乎其微，不会对宝宝有什么影响。

无痛分娩不仅可以使产妇生产的痛苦减轻，更重要的是自然分娩率能够提高，进一步提高产妇和新生儿的健康水平。

◈ 分娩镇痛禁忌证

（1）产妇拒绝。

（2）椎管内阻滞禁忌。如颅内高压，可能会导致脑疝而致命。凝血功能不全，这是最常见的禁忌证。穿刺部位有感染情况的皮肤炎症，麻醉药物过敏，严重脊柱畸形等，产妇在穿刺时不能配合而影响穿刺操作的情况。严重低血容量、神经系统疾病、产科异常情况。

◈ 分娩镇痛方法

（1）非药物镇痛：包括精神安慰法、拉玛泽呼吸法、水中分娩法等。

（2）药物镇痛：包括吸入笑气法、镇痛药物肌注法、椎管内分娩镇痛法（硬膜外镇痛或腰麻），其中效果最好的是椎管内镇痛，尤其适用于产痛比较严重的产妇。药物镇痛具有优点如下：产妇清醒，可参与产程的全过程，可满足产前和剖宫产麻醉的灵活需要，为产程尽早结束争取时间，几乎对母婴和产程无任何影响。椎管内分娩镇痛在需要顺产转剖宫产时可直接进行椎管内麻醉，使麻醉操作时间缩短，危急情况下相当于保留了一条生命线，对母婴抢救至关重要。椎管内分娩镇痛可有效降低危重患者全麻插管率及相关风险。经证实，目前效果最好、可全程镇痛、保障母婴安全的分娩镇痛方法是椎管内分娩镇痛。

11. 何时进产房待产

产妇宫缩规律，同时要伴有子宫口的扩张、子宫颈管的消失，胎儿先露下降，子宫口开大 3 厘米以后到产房待产。一般来说开始是 5 分钟左右一次的阵痛，同时伴有子宫口扩张、子宫颈管消失，这种情况建议子宫口开大 3 厘米后到产房待产。因为前期从临产到子宫口开大到 3 厘米这个时间会较长，在这么长的时间中，产妇希望有家人的陪伴，产妇可采取自由体位，可以去走一走活动一下，到子宫口开大 3 厘米以后，产程的进展就相对较快了，这时风险也相应增加，所以，建议子宫口开大 3 厘米以后进产房，由专业的医务人员来陪伴分娩。

12. 产程的分期

妊娠分娩分为四个阶段，第一次分娩（初产妇）平均持续 12 ~ 24 小时。下次分娩（经产妇）的时间通常会短一些。

◈ **第一产程**

第一产程在整个分娩过程中持续时间最长，可能持续近 20 小时。第一产程从子宫规律收缩开始到子宫颈完全扩张到 10 厘米，又称子宫颈扩张期。随着子宫颈从 0 厘米扩张到 3 厘米或 4 厘米，宫缩会越来越强烈。每间隔 15 ~ 20 分钟一次宫缩，每次持续 30 ~ 60 秒。宫缩会逐渐更有规律性，直至宫缩间隔小于 5 分钟。产程的这一阶段（称为潜伏期），孕妇待在家中会比较舒适。

当子宫颈从 4 厘米扩张到 8 厘米（称为活跃期）时，宫缩会更加强烈，间隔约 3 分钟，每次持续 45 秒左右。在这个阶段，孕妇可能会感到腰痛，阴道出血增多（称为“见红”）。在孕妇忍受痛苦的宫缩时，情绪可能会很差。家属的陪护对孕妇很有意义。

此时，孕妇可尝试改变姿势来缓解腹部阵痛的不适。胎膜破裂后宫缩可能会变得更加强烈。当子宫颈从 8 厘米扩张到 10 厘米（称为过渡期）时，孕妇可能会感到直肠受到压迫，腰痛也更加严重。练习呼吸和放松技巧，如按摩或听舒缓的音乐，可能会有所帮助。注意每次的宫缩。记住每次宫缩都会让孕妈妈离宝宝更近。

◈ **第二产程(分娩)**

当子宫颈完全扩张到 10 厘米时，进入分娩的第二阶段。这个阶段一直持续到胎儿通过产道、阴道和出生，又称胎儿娩出期。这个阶段可能持续 2 小时或更长时间。宫缩的感觉可能与第一产程不同。在宫缩时，孕妇会感到强烈的推压力。

在宫缩的间隙尽量休息，在每次宫缩前后都要深呼吸。

◈ **第三产程**

第三产程是从胎儿娩出到胎盘、胎膜剥离娩出的全过程，又称胎盘娩出期。是分娩持续时间最短的阶段。可能会持续几分钟到30分钟。孕妇会感到宫缩，但疼痛减轻。

◈ **第四产程**

第四产程是指胎盘娩出至产后2小时。这段时间主要是预防产后出血和预防产后尿潴留的发生。观察内容有：产后出血的颜色及量、膀胱的充盈情况、生命体征及子宫底的高度、宫缩情况、流出的血液是否有凝血块等。这2小时内也要密切观察产妇身体状况，如果产妇的出血量、血压、血糖等各项指标都正常就可以回到普通病房了，到这个时候整个产程才算是完全结束。通常，这个阶段还会让宝宝吮吸产妇的乳头，虽然产妇经过分娩已经很辛苦了，但是看到宝宝还是很开心的。

13. 进入产房后的配合

孕妇临产后进入产房，要经历两个阶段，作为待产妈妈，提前预习做好准备，能够使孕妇待产的时候更加从容。

◈ **第一阶段——待产室**

（1）宫缩的阵痛：这个是必须经历的，且贯穿于整个产程。

（2）胎膜破裂：俗称“破水”，分为自然破膜和人工破膜，不用惊慌，一旦出现，及时告知医护人员，平卧位，等待医生检查。

（3）阴道流血：只要出血量不超过月经量，继续观察即可。

（4）定时接受医生检查：主要评估产程进展情况，如有异常，医生会及时采取措施。

（5）生命体征的监护及胎心监护：评估孕妇及胎儿状况，如有问题，及时处理。

（6）心情放松：第一产程宫缩不强烈，应全身放松，尽量下地活动，或同别人聊聊天，分散一下注意力。

（7）适当进食，保持体力：吃一些易消化、营养丰富、热量高的食物，多饮水，要按时排尿、排便，以免膀胱过度膨胀和充盈的直肠影响胎头的下降。在宫缩间隙，全身肌肉尽量放松，充分休息，以保存体力。为第二产程做准备。

◈ **第二阶段——产床**

（1）明显的便意感：您可以想象便秘的感觉，配合医生和助产士的指导或平时的练习在宫缩时屏气用力。正确动作是双腿蹬在产床上，双手握住床把，或取抱膝位，或取蹲位。宫缩时，先深吸气，然后像排便一样屏住气向下用力，屏气时间尽可能长一点，紧接着吐气后再深吸一口气，再屏气用力，每次宫缩时这样用力 2 ~ 3 次。宫缩间隙，全身放松，安静休息，准备迎接下一次宫缩。在胎儿即将娩出时，应按医生的要求张口哈气，以减轻腹压，防止产道裂伤。

（2）胎盘娩出：如果顺利，30 分钟内，一般 5 ~ 10 分钟胎盘自然剥离。

（3）“三早”：指新生儿的早吸吮、早接触、早开奶，一定要保证产妇与新生儿的第一次亲密接触。

（4）第四产程观察：产后 2 小时，观察生命体征、宫缩、阴道出血情况。

14. 拉玛泽呼吸法的使用

拉玛泽呼吸法是一种通过调节呼吸、做助产体操来放松心情、减轻阵痛，使产妇将注意力转移到呼吸控制上的经典助产法。

拉玛泽呼吸法是指不借助任何仪器和药物，通过对神经肌肉的控制、产前体操及呼吸技巧训练的学习过程，有效地使产妇在分娩时将注意力集中在对自己的呼吸控制上，是孕妈妈可以自己实施的分娩镇痛方法。该方法可以使产妇舒缓全身，从而转移疼痛，适度放松肌肉，能够让产妇充满信心，在产痛和分娩过程中保持镇定，达到加快产程并使胎儿顺利娩出的目的。

拉玛泽呼吸法的目的，是通过训练孕妈妈在宫缩的同时有意识地控制呼吸，将注意力从宫缩的疼痛转移到调整呼吸上，增加身体的氧气供应，使整个分娩过程进展得更加顺利，减少药物使用。

拉玛泽呼吸法在心理学上也称为预防式分娩准备法。一般建议准妈妈们从怀孕7个月开始练习，最好能做到每天训练，每次训练10分钟左右。建议孕妈妈在孕期经常练习，使神经对肌肉的控制得到充分锻炼，呼吸频率的控制在分娩时可以达到转移疼痛、放松肌肉的效果。如果没有提前练习，到快分娩的时候会因不熟练而使效果大打折扣，因此要提前准备。熟练掌握控制呼吸的方法才能在分娩时应用自如，使产妇可以安全分娩。

（1）第一阶段是胸部呼吸法，当孕妇感觉到有节律的收缩且每次收缩持续半分钟到一分钟时，孕妇可以深吸气再随收缩节律吐气，如此循环直至不痛为止。

（2）第二阶段是深浅呼吸法，当子宫颈开到3厘米之后用此呼吸法，当宫缩强烈时，采用浅呼吸，疼痛随之慢慢减轻，当疼痛减轻时进行深呼吸。

（3）第三阶段是喘息呼吸法，子宫口从7厘米开大到10厘米时，马上就要生产，产妇首先做一次深吸气，然后做5～6次短呼气，接着做浅呼吸。

（4）第四阶段是哈气运动，这时候是孕妇用力产出胎儿的时候，阵痛开始后孕妇深吸一口气后短而有力地呼气，快速连续喘息直至不想用力。

（5）第五阶段是用力推，此时子宫颈口开全，可以看见胎儿头部，产妇深吸一口气，然后屏气用力。

◈ 拉玛泽呼吸法的好处

这种呼吸法简单易做，而且还有诸多益处，通过不断练习，产妇可以缓解分娩时的痛苦，在练习的过程中还能增进夫妻间的感情，帮助产妇顺利娩出胎儿。拉玛泽呼吸法的好处主要有以下几点。

（1）避免使用药物：针对分娩带来的疼痛，有些产妇可能需要药物助产，而拉玛泽呼吸法则可以将分娩的疼痛降到人体可承受的最低限度，避免了药物的使用，这无论是对产妇还是对宝宝来说都是一种保护。

（2）增强产妇信心：在多次练习后，产妇会逐渐增强信心，不再过分惧怕分娩，能够自信从容地迎接宝宝的来临。

（3）增进夫妻感情：拉玛泽呼吸法最好是由准爸爸陪同一起练习，这样不仅可以督促准妈妈多加练习，还能增进夫妻的感情。在练习呼吸的过程中，夫妻双方携手度过孕期，提高了默契度，变得愈发亲密，感情也越来越好。

（4）保障母子健康：拉玛泽呼吸法是一种健康、绿色的助产法，无论是对胎儿还是对产妇来说，都非常有益，可以全面保障母子健康。

（5）有效控制产痛：在持续练习中，产妇会逐渐掌握分娩时的呼吸技巧，以此控制产痛，让自己更加镇定，保存体力，顺利生出宝宝。

（6）提高医疗效率：倘若产妇过度紧张害怕，那么就会给分娩加大难度，甚至会造成难产。而拉玛泽呼吸法则可以帮助产妇顺利分娩，节省了医疗成本，也提高了分娩效率。

◈ **拉玛泽呼吸法的禁忌**

拉玛泽呼吸法对分娩时的紧张情绪和疼痛会有一定的缓解，但是并不适合每个人，有下列情况的人群就要避免使用拉玛泽呼吸法。

（1）医生认为不适合进行运动的产妇要避免使用拉玛泽呼吸法。

（2）有高危妊娠状态者，有妊娠合并症、并发症者，如前置胎盘、妊娠高血压综合征等；有自然流产史、习惯性流产史，有早产征兆、胆淤症等患者要避免使用拉玛泽呼吸法。

（3）有内科合并症，如心脏病，肝、肾疾病，甲亢，以及糖尿病等要避免使用拉玛泽呼吸法。

（4）有外科合并症，如扭伤、摔伤等要避免使用拉玛泽呼吸法。

（5）有不适症状，如头痛、腹痛、出血或窦性心动过速、心律不齐等的产妇也要避免使用拉玛泽呼吸法。

15. 分娩球的应用

◈ **分娩球的好处**

（1）具有弹性的分娩球可以使准妈妈全身肌肉放松，促进子宫口扩张。

（2）分娩球可以使准妈妈的注意力分散，增加舒适度，减少对宫缩疼痛的关注。

（3）分娩球在使用过程中，左右摇摆、上下起伏，对准妈妈的腰骶部、臀部、外阴部起到间接的按摩作用，从而使宫缩痛带来的不适得到缓解，减少使用镇痛药物。

（4）准妈妈的身体、腰部、骨盆随着分娩球的运动，可以协助胎儿胎头入盆、下降、旋转，帮助准妈妈们顺利分娩。

（5）分娩球能够使准妈妈的身体保持上身直立位，加上球的上下起伏，以及地心引力等作用，可以促使胎头下降，加速产程进展。

◈ **分娩球的选择与使用**

（1）分娩球的质量是安全的第一保障。

（2）分娩球的大小应适合自己的身材。

（3）分娩球充气不要太满，充气 70% ~ 80%，坐上去应有一定的弹性空间。

（4）准妈妈坐在分娩球上时，应双腿屈曲，大腿与身体成 90° 左右为宜，坐球、起身感觉舒适自如。

（5）球体最好能有一定的前后左右移动空间。

◈ **坐球姿势的选择**

坐姿

这是用得最多的一种姿势，准妈妈们骑坐在分娩球上，两腿分开与肩同宽（或打开更大一些），双脚踩实地面，稳住重心，保持脊柱直立，两手臂放松，自然放在两侧膝盖或扶住床尾。活动时，慢慢旋转髋关节，左右前后摆动或上下颠球均可，活动幅度可适当增大，原则上以准妈妈舒适为宜，过程中一定要保持重心稳定。

跪姿

将分娩球放在软垫或瑜伽垫上面，准妈妈膝盖跪在垫子上，肩膀和前胸趴在分娩球上，手臂自然放松环抱分娩球，慢慢地左右前后摇晃。如果准爸爸在场，可以帮助准妈妈按摩腰部酸痛的部位。这个姿势好处很多，除了缓解腰痛，还能帮助胎位不正的胎儿旋转位置，加速产程进展。

背式

背式比较适合分娩过程中腰背部疼痛严重的准妈妈们。将分娩球固定在墙角，单纯倚靠在分娩球上，帮助按摩腰背部，减轻疼痛；也可将分娩球靠近墙面，背部贴紧分娩球，从站姿开始缓慢下蹲，膝盖弯曲到准妈妈可以承受的角度。

16. 待产过程中的饮食指导

临产前，阵阵发作的宫缩常使产妇感到疼痛和疲倦，进而会影响产妇的食欲。若准妈妈不补充营养就没有力气分娩，因此，准妈妈一定要抓住宫缩间歇期积极进食，为生产积蓄体力。

在分娩早期应正常饮食，鼓励准妈妈们早一点进食，不要吃太油腻的食物，建议补充一些容易消化的食物，如面食、谷类，为生产做准备。在饮食上，可以选择富含糖分、蛋白质、维生素或者软烂易消化的食物。准妈妈可以根据自己的爱好，来选择蛋糕、面汤、稀饭、面条、肉粥、藕粉、牛奶、果汁、苹果等食物，并少食多餐。

◈ **碳水化合物**

碳水化合物在胃中停留的时间比蛋白质和脂肪短，不容易引起准妈妈的不适感，而且这类食物容易消化吸收，在体内的供能速度快。常见的碳水化合物有蛋糕、面条、粥等。

◈ **果汁、牛奶类**

果汁、牛奶等流质食物，既能补充水分，又能及时供给准妈妈所需的能量。若准妈妈实在吃不下食物，还可以通过输入葡萄糖、维生素等来补充水分和能量。

待产时由于阵痛频发，准妈妈往往出汗多、体力消耗大，如果不好好进食，容易引起脱水。这时准妈妈可以吃一些水分多的含糖水果，如西瓜、葡萄等，一方面解渴，另一方面其中的糖分可直接供应能量。到了后期应少量多次进食，在产妇用力时，鼓励多吃些碳水化合物，这样在孕妇用力时可以提供一定的能量。若准妈妈快进产房了，不妨带些巧克力。它不仅携带方便、营养丰富，而且能在很短时间内被人体消化吸收，产生大量的热量。在生产过程中随时吃一些，还可放松心情，减缓疼痛。

17. 分娩时的配合

◈ 第一产程

通常第一产程是保存体力的时候，孕妈妈在这个时候是不需要动用体力的，保持稳定的情绪是她们所需要做到的，慢慢适应已经来临的宫缩痛，保持正常的呼吸就可以了。

这个时候的孕妈妈应进食一些高热量、易消化的食物，并且要少量多餐，多饮水，需要每隔 2 ~ 4 小时排尿 1 次，以防膀胱过分充盈妨碍胎先露下降。如果没有胎膜早破出现，或者胎膜虽然已经破裂但胎先露已经衔接，孕妈妈子宫口开大小于 4 厘米时，在宫缩间歇期可以离床活动，胎儿的重力作用使胎头对子宫颈的压力增加，子宫颈扩张加快，可以加速产程进展。如果没有禁忌证，孕妈妈可以采取各种姿势，只要感觉舒适放松就好。疲劳时利用宫缩间歇上床休息，以保证分娩时有充分的体力和精力。

◈ 第二产程

此时胎先露部已经下降进入骨盆腔，胎先露部压迫直肠及膀胱可以反射性引起孕妈妈的便意，此时孕妈妈需要配合医生的指导，宫缩时深吸气并屏住气像排大便一样向下用力，促进胎儿一点点下降。

在宫缩间歇期呼气，全身肌肉充分放松，抓紧时间休息，进食一些高热量的流质食物。外露阴道口的胎头在宫缩间歇期不再回缩即胎头着冠后，宫缩再次来临时，孕妈妈应张口哈气，待宫缩后屏气用力，达到充分扩张会阴的目的，防止会阴裂伤。

◈ 第三产程

对孕妈妈来说，第三产程是喜悦的时刻，因为这个时候胎儿已顺利娩出，此时医生会清理新生儿的口鼻黏液，处理新生儿的脐带，常规查体后把新生儿抱送到妈妈的怀里，虽然这时候新妈妈已经筋疲力尽，但是这个新生儿对于她来说是莫大的安慰，对于稳定新妈妈情绪也是很有用的，也是临床常说的早接触。

此期时间比较短，在孕妈妈的配合下，医生需要把胎盘完整娩出，给予静脉推注缩宫素促进子宫收缩，减少产后出血，同时仔细检查软产道有无裂伤。

◈ 第四产程

所谓第四产程，是临床提出的观点，它是指胎盘娩出后的2小时，这段时间助产师会定时检测产妇的血压、脉搏、呼吸等生命体征变化，以及子宫收缩、阴道出血量、膀胱充盈情况，并且给予适当补液治疗。产妇应彻底放松，进食易消化食物，和宝宝进行早期目光交流、肢体接触，并在产后半小时给宝宝哺乳，及早开奶。

18. 早接触的重要性

分娩后母婴皮肤接触应在生后1小时内开始，接触时间不少于30分钟，即早接触。它的好处是可促进催产素的分泌，刺激母亲早泌乳，同时促进母亲子宫收缩，有助于胎盘娩出，减少产后出血。

新生儿与生俱来的觅食和吮吸反射，在出生后1小时内最强烈，这是新生儿吃奶本能得以强化的最佳时期。母婴早期皮肤接触不仅能使乳房早充盈，延长母乳喂养的持续时间，而且还能减少奶胀的发生，增进母子感情，有助于母乳喂养成功。

刚出生1～2小时内，也是母婴情感联系最强烈的时期，母亲的体温、心跳、味道和目光是新生儿安全感的重要来源，对新生儿心理的健康成长至关重要。

产妇初乳中富含免疫物质，给宝宝喂哺初乳，能使宝宝尽早获得第一次被动免疫，保护其少得疾病。医生和母亲应共同促进新生儿肠道微生态系统的形成，促进肠蠕动，使胎粪早排泄，促进黄疸消退，对新生儿提供非常重要的保护。

19. 产后出血量的监测

产后2小时内，是观察和处理产后出血的重要时期，若2小时内出血量达到400毫升，就会被判为产后出血，需要及时治疗。胎儿娩出后24小时内，阴道分娩者出血量≥500毫升，剖宫产者出血量≥1000毫升称为产后出血。另外，后期如果出血量较大，并出现失血性休克的症状，如心慌、脉搏快而细、头晕、面色苍白、皮肤湿冷等，要马上告知医护人员进行处理。产后出血是分娩期严重的并发症之一。导致我国孕产妇死亡的首位原因就是产后出血，早期诊断和正确处理非常重要。

子宫收缩乏力、软产道损伤、胎盘因素、凝血功能障碍是产后出血的主要原因。高龄产妇、孕产次增加、未规律产检等也是导致产后出血的高危因素，而高危因素越多，产后出血的风险就越高。

阴道出血、面色苍白、严重贫血及头晕烦躁等是产妇产后出血的典型症状，严重者会出现失血性休克甚至危及生命。

临床上估计的产后出血量比实际出血量低 30% ~ 50%，与产后出血密切相关的因素主要有出血的原因、失血量的多少、失血的速度等。产妇主要表现为胎儿娩出后的阴道流血或会阴部的疼痛。如果出现会阴部的疼痛，要注意软产道的裂伤。一旦出现头晕、面色苍白、烦躁不安、皮肤湿冷、脉搏稀疏、脉压降低等，这种情况是比较危险的，一定要引起重视。

针对出血的原因迅速止血是产后出血处理的主要原则。产后出血应及时补充血容量，纠正失血性休克，防止感染。

四、产褥期保健

1. 分娩后注意事项

自然分娩的产妇，如分娩顺利，在分娩后 2 ～ 4 小时可以下床自行排尿。少数产妇排尿困难，发生尿潴留，鼓励产妇尽量起床解小便，实在有困难仍不能排尿者，应进行导尿。

产后 24 小时可以随意活动，但要避免长时间站立、久蹲或做重活，以防子宫脱垂。

（1）预防便秘：产后由于腹压降低，饮食中缺少纤维素，产妇卧床，使肠蠕动减弱、排空时间延长，会阴切口的疼痛等因素使得产妇不愿意做排便的动作，加上产褥期出汗又多，容易引起产妇便秘。

（2）防止感染和血肿：产后 24 小时内若感到会阴部或肛门有下坠不适感、疼痛感，应及时请医生诊治，以防感染和血肿发生。

（3）观察恶露情况：恶露有新鲜的血腥味，如果发出恶臭，则表示可能感染，应立即告知医生，产妇应在恶露排出期间使用卫生棉或产妇卫生巾。

（4）及早进行母乳喂养：分娩后半小时内让婴儿吮吸乳头，尽早建立催乳和排乳反射，促进乳汁分泌，有利于子宫收缩。第一次哺乳时间以 5 ～ 10 分钟为宜。

产后第一天，选用侧卧位学习哺乳。多数产妇分娩后头两天都还没开始分泌初乳，不用担心，只要身体健康，每个妈妈都有足够的乳汁。即使还没通乳，也要坚持让宝宝多吮吸，因为吮吸有利于乳汁分泌。

（5）产后妈妈情绪的调整：产妇产后要有效地解决心理上的疑难问题和产后身体上的不适和痛楚，如大小便困难、伤口剧痛等。家人要更加关心产妇的情绪波动。

（6）其他注意事项：除了家人，亲戚朋友不要过早探望产妇和新生儿。刚分娩后的产妇需要静养以恢复体力，亲友最好不要在此时来探望，要给产妇尽量多的时间休息。有慢性病或感冒的亲友最好不要来探视产妇及新生儿，以免引起交叉感染。

2. 会阴侧切伤口护理

十月怀胎，一朝分娩。有些准妈妈在自然分娩的过程中，根据自身或胎儿的情况，关键时刻要经历会阴侧切术，这是产科常见的小手术，伤口一般会在 3 ~ 5 天愈合。然而由于伤口部位较为特殊，局部皮肤常会被尿液、分泌物浸润，极其容易感染，如果产后护理不当，则容易导致侧切伤口感染或愈合不良，就会出现红肿、发炎、开裂、撕裂等情况，所以，会阴侧切伤口的清洁和护理就显得尤为重要。那么，侧切伤口的正确护理方法和注意事项有哪些呢？

（1）注意清洁：术后 3 天内，医院会有完善的清洁措施，多用有消毒作用的洗液冲洗外阴。出院后则需要产妇自己每天清洁外阴，防止伤口感染。一般建议淋浴，不要坐浴。清洁外阴的主要方法是，每天用温开水冲洗 1 ~ 2 次，每次小便时，如果感觉到伤口区域有疼痛和刺激，则说明伤口处可能有细菌感染。为了减轻不适感，排尿后需要用清水冲洗一下。每次大小便后应由前向后擦，切忌由后向前擦；注意选用正规品牌的卫生用品，并及时更换，保持外阴干燥，避免伤口浸湿。如果长时间不更换的话，伤口长时间浸泡在恶露中，无法保持干燥清洁，不仅不利于伤口愈合，还可能滋生细菌，引发炎症。

（2）注意避免撕裂：产妇如厕的时候，如果是坐式马桶，最好使用专用的马桶垫，以免交叉感染。拆线后 2 ~ 3 天，避免做下蹲、用力动作；发生便秘时，不可屏气用力扩张会阴部，可用开塞露或液状石蜡润滑，可有效地避免会阴伤口裂开。日常生活中要保证摄入充足的水分，多吃纤维素丰富的食物，如玉米、大豆、山楂干等，每天进行 15 ~ 30 分钟适量的运动，保证排便畅通。

（3）注意防止血肿：产后最初几天，新妈妈睡觉或休息时最好采取侧切伤口的对侧卧的姿势，即左侧切则右卧睡，右侧切则左卧睡，促使伤口内的积血流出，防止形成血肿，影响愈合；同时也可避免恶露的流入而引发感染。

（4）注意观察伤口：新妈妈如果会阴伤口处有红肿、疼痛、渗出、破溃、身体发热等异常情况，可能是伤口受到细菌感染而发炎，应尽快就诊治疗。

除此之外，还应注意日常饮食，避免食用辛辣、刺激性食物，同时保持良好的心态等。

（5）注意消毒：使用医用烤灯，通过红外线加速伤口愈合。注意要在遵医嘱的情况下使用。如果产妇因为伤口干而产生疼痛，可以用碘伏对外阴进行消毒，每天 1 ~ 2 次，刚擦拭完不要立刻换上卫生巾，可以先等伤口稍微干燥之后再换上卫生巾，这样也可以预防伤口感染。

3. 产褥期母体的变化

（1）生殖器官的变化：胎盘娩出后，子宫底在脐下 1 ~ 2 横指处，产后子宫体收缩逐渐变小。子宫底每日下降约 1.5 厘米，产后 4 ~ 5 天达脐耻间中点，产后 1 周子宫缩小至约妊娠 12 周大小，在耻骨联合上方可触及。产后 10 ~ 14 天降入盆腔，在腹部已不易触及，6 ~ 8 周后恢复到未孕时的大小。子宫复旧的速度与产妇的身体及精神状况、胎产次、产程的长短及分娩情况、是否授乳、子宫有无感染及有无胎盘组织残留等有关。

蜕膜变性脱落，从阴道随恶露排出，子宫内膜自基底层再生，胎盘附着处的创面亦逐渐由子宫内膜修复，直至产后 6 ~ 8 周痊愈。

“恶露”是产后由阴道排出血液、坏死蜕膜、上皮及黏液等的统称。最初 3 ~ 4 天内含血较多，色鲜红，称为“血性恶露”。以后出血逐渐减少，呈褐色，为“浆液性恶露”。10 天左右时，因含大量白细胞及黏液而呈黄白色，称“白色恶露”，可持续数周。正常恶露有血腥味，但不臭。如有臭味，应考虑有感染的可能。如血性恶露持续 2 周以上，应考虑子宫复旧不全或子宫内有胎盘组织或胎膜残留。

胎盘刚娩出时，子宫颈与阴道极度松弛，随后子宫口迅速复旧缩小。产后 1 周左右，子宫颈恢复原形，内口缩小。产后 3 周，子宫颈外口仅能容纳指尖。阴道亦缩窄，张力渐恢复，但不能完全达非孕期水平。黏膜皱襞约在产后 3 周开始出现。

产后6周内多无排卵，6周后约半数的产妇排卵，18周后80%以上的产妇排卵。月经多在产后6周以后恢复，哺乳可使月经恢复延迟。

（2）乳房的变化：乳房在妊娠晚期可挤出少量黄色清水样乳汁，称为“初乳”。产后2～3天仍分泌初乳，此后在垂体前叶催乳素的作用下，乳腺肿胀充血，产妇可感到乳房胀痛，局部灼热，1～2天后即开始分泌乳汁，开始量较少，以后逐渐增多。乳腺导管疏通后，局部胀痛即消失。哺乳在产后1小时内开始，定期吸吮有促进乳腺分泌作用，并有助于子宫复旧。

（3）全身其他变化：产妇产后体温多正常，如产程延长、过度疲劳者，可出现低热，但多不超过38 ℃，大多在24小时后恢复正常。产后3～4天，由于乳房胀痛亦可引起低热，乳汁分泌畅通后即恢复正常。如体温持续24小时以上不下降者，应做全面检查，寻找发热原因。

脉搏在产后大多较慢，每分钟60～70次，可能与卧床休息及胎盘循环停止有关。如脉搏过速，应检查心脏，并注意是否因失血过多引起。血压一般都正常。

孕妇因血液稀释，在产后2周内恢复正常。分娩时白细胞增高，如产程长，多在1周内恢复正常，否则应寻找原因。血沉在产褥初期仍较高，产后6～12周恢复正常。

孕时体内增加的水分于产后排出，尤其在1周内的前几日，排出量最多。由于出汗较多，应注意预防感冒。产后尿量增加，可达每天3000毫升，并可出现微量蛋白，多在产后1～2天内消失。第1周偶可出现糖尿，是乳腺分泌的部分乳糖被吸收排出所致。

产后大小便可能出现困难。因腹壁与盆底肌肉松弛，以及肠蠕动减弱，易便秘。膀胱可因产时受压而感觉迟钝，或因膀胱三角区仍有水肿、充血，或因会阴伤口疼痛，反射性地引起尿道括约肌痉挛，致排尿困难，严重者可有尿潴留。尿潴留将影响子宫复旧并易引起尿路感染，应及时处理。

4. 产后康复的选择

产后康复主要是盆底康复，还有形体恢复。女性朋友在生产后可以不通过器械来做产后康复，因为产后恢复需要一个过程，时间长短也是因人而异。产后在身体条件允许的情况下，可以适当做仰卧起坐、四肢伸展运动、提肛运动等，也可以通过产妇瑜伽等来做形体恢复。

（1）产后 42 天内不要提重物：产后 42 天内子宫还没有恢复正常大小。子宫韧带和盆底肌都处于松弛状态。像这种情况下，如果提重物会导致腹压上升，会增加子宫脱垂、阴道脱垂、膀胱脱垂的发生概率。

（2）产后 42 天内不要同房：产后 42 天内因为恶露还没有排干净，所以在这段时间同房，有可能会造成子宫腔感染，也会影响产后康复。

（3）在产后尽量选择母乳喂养：因为母乳喂养可以促进子宫收缩，促进自身的身体恢复，对产后的康复也有很大的帮助。

（4）产后注意防寒保暖：产后尽量不要洗冷水澡，也不要吹冷风，因为感冒也会影响产后康复。部分地区有些习俗，产后会捂被子发汗，这些习俗会使产妇出汗太多、体温太高，导致身体虚脱甚至威胁生命，这些都是不可取的，都会影响产后康复。因此，保暖的同时也不要太过于闷热。

（5）产后 42 天做盆底康复治疗：盆底康复治疗可以修复盆底肌，对于预防产后子宫脱垂、尿失禁、阴道松弛等都有很大帮助。

5. 促进子宫复旧的方法

怀胎十月，子宫的变化是最大的，而产后恢复，子宫恢复也是最慢的，稍有不慎就会落下子宫病，对女性健康产生极大的危害。所以，产后子宫恢复应该引起产妇及其家人的注意。妊娠过程中增大的子宫在分娩后不能顺利收缩的情况称为子宫复旧不全。一般情况下，在产后 10 天左右子宫就恢复到原来的状态，4 ~ 6 周后子宫得到完全恢复。但是如果分娩后感觉子宫很大、不停地排出混有血液的恶露，并伴有腹痛时，就应怀疑自己是否患上了子宫复旧不全。

（1）产后应及时排尿：产后，由于伤口疼痛，盆底肌损伤，可能会让产妇不愿意排尿。但憋尿对子宫恢复是很不利的，充盈的膀胱会阻碍子宫收缩，还可能会导致产后出血、膀胱炎等疾病。所以，一旦有尿意，最好立刻去排尿。

（2）产褥期应避免长期卧位：产后 6 ～ 8 小时，产妇在疲劳消除后可以坐起来，尽早下床活动，以利于身体生理机能和体力的恢复，帮助子宫复原和恶露排出。只要身体情况允许，都应该尽量下床走动，这样有助于子宫的恢复和恶露排出。

（3）坚持母乳喂养：让宝宝吸吮乳头，通过宝宝吮吸乳汁刺激，会反射性地引起子宫收缩，从而促进产后子宫的恢复。产后母乳喂养可以促进催产素的分泌，释放到血液循环中能够促进子宫肌肉的收缩，加速子宫的恢复。此外，哺乳妈妈还需要保持快乐的心情，才能更好地进行母乳喂养，促进产后子宫的恢复。

（4）产后按摩：产后按摩也是可以帮助子宫复旧的好方法。在生完宝宝后新妈妈们可以自己在小腹上按顺时针的方向按摩，这种按摩，能增强子宫肌肉的兴奋性，促进子宫收缩；按摩要有一定力度，这样才能有利于子宫中的淤血排出，促进子宫的恢复。

（5）物理治疗：物理治疗的效果也是很不错的，条件允许的情况下，产妇可以通过低频脉冲电疗刺激子宫，促进子宫的恢复。这种方法比按摩或运动更有效，还可以带动子宫的运动，加速子宫腔内淤血的排出，有利于子宫的恢复。

（6）中药疗法：可以用一些中药足浴熏洗，新妈妈可以到医院找中医医生开一些中药泡脚，利用温热的水刺激足部的穴位经络来促使全身的血管扩张，促进全身的血液循环，有利于脏器的恢复。

（7）保持心情愉悦：产后的女性，由于生理上的变化，精神比较脆弱，加之压力增大，有可能发生产后抑郁症。因此，家里一定要保持欢乐的氛围，尤其是丈夫应该多体谅妻子，在精神和生活上都给予支持。

◈ 判断子宫是否恢复正常最常见的方法

（1）观察恶露排出情况：恶露的排出情况是反映子宫恢复状况最直观的表现。产后恶露的颜色会从深红色逐渐变为浅红色，最后变为无色。正常的恶露一般带有血腥味，没有臭味，量不超过平时的月经量，持续时间不超过 42 天。

（2）直接用手触摸子宫位置：刚生产后，在肚脐处可以摸到子宫。一般来说，如果子宫恢复情况正常，生产 2 周以后，在肚脐处就摸不到子宫了。

6. 产褥期注意事项

产褥期是女性生育后比较特殊的一段时间，这一时期对于女性是非常重要的，是产后恢复的关键时期。因而女性朋友一定要格外注意。女性在产褥期一定要做好护理，对身体的任何异样都要引起足够的重视，从各个方面促进身体的快速恢复。

（1）产妇应在医生的指导下，观察阴道出血和排恶露的情况。在胎儿及胎盘娩出后，随着时间的变化，阴道出血的量会逐渐减少。在产后 2 周左右，血性分泌物会逐渐转换为少量的淡红色分泌物，即恶露。如果阴道出血的量突然增加，则提示出现异常情况。

（2）在整个产褥期间，由于产妇产后身体比较虚弱，还是需要多进行休息，保持良好的心情和充足的睡眠，避免情绪过度激动，以利于身体的恢复，也利于乳汁的分泌。

（3）女性产后会出现营养流失、贫血等现象，要注意饮食的调节，尤其在前期一定要注意多吃流食及易消化的食物等，注意饮食中营养的合理搭配，要适当增加营养，从而有利于泌乳。此外，还应多摄入富含蛋白质、钙质的食物。不要进食太过于油腻的食物，以免导致消化不良的情况发生，建议荤素搭配、多喝水，也可以多吃一些有催乳功效的食物，并注意多摄入补血的食物，多吃水果、蔬菜，及时补充维生素和微量元素等，确保多种维生素的均衡补充，才能有助于产后的体能恢复等。

（4）卫生对于产褥期的恢复是非常关键的，一定要注意个人卫生的护理，一方面卫生巾尽可能地选择纯棉的，且要养成勤换的习惯，尤其会阴部需要经常冲洗；另一方面产褥期的衣物等也需要经常清洁，保持室内环境等各方面的清洁卫生，才有助于快速恢复。

（5）产褥期一般需要卧床休息，因缺乏运动非常容易导致便秘的产生，要注意养成每日排便的习惯。可通过调整饮食，促进肠道蠕动，顺时针按摩腹部，养成每日排便的习惯，避免便秘的产生。

（6）产褥期非常容易发生情绪的波动，要注意及时调整心态。产褥期是产后抑郁症的高发期，在这个过程中需要注意及时调整心态，要保持愉悦的心情，从而有利于泌乳。家人与朋友要多陪伴产妇，及时进行疏导。树立积极乐观的心态才能更好地促进产褥期的快速恢复。

（7）要注意保暖，保暖也是产褥期恢复必不可少的。因此要注意室内温度的调控，及时添加衣物等，避免受凉。

产褥期的恢复直接关系到女性的健康，对于以后的体能、精神，以及孩子的教育都有非常关键的作用，家人、朋友要多给予产妇关怀与爱护，从饮食、生活等各方面促进产妇恢复健康。

7. 产后宫缩痛持续时间

在产褥期早期，因为宫缩引起下腹部阵发性剧烈疼痛，称为产后宫缩痛。这种情况主要是预防产后出血的发生，多见于经产妇。产后短期内往往会有宫缩痛，是因子宫收缩时局部缺血而造成疼痛。宫缩痛的严重程度和持续时间因人而异，有些人几乎没有明显的宫缩痛，有些人则疼痛剧烈，因为产后子宫需要恢复到产前水平，所以子宫会不断收缩来促进子宫恢复。产后子宫收缩痛多于产后 1 ~ 2 天出现，一般在产后 3 ~ 5 天比较明显，5 天后开始逐渐减轻，多数情况下，产后宫缩会持续 1 周左右，属于正常的生理现象。产后宫缩有助于促进子宫恢复及恶露排出，并且可以减少产后出血。

另外，经产妇的子宫相对比较敏感，其宫缩痛比初产妇更加明显，属于正常现象，产妇不必过于担心，注意保持平和心态即可。

宫缩痛在哺乳后会加重，因为哺乳促进自体缩宫素的产生，导致子宫收缩的疼痛加重、疼痛时间延长。随着时间的变化，疼痛的症状可逐渐减轻、消失。一般产后宫缩痛不需要特殊处理。

在产后宫缩痛时，可以通过适当按摩子宫或者转移注意力，如听音乐、散步、聊天的方式缓解。如果产后疼痛的感觉比较强烈，或者持续有疼痛的症状不能够缓解，应及时到医院进行检查，可以在医生指导下应用止疼药，如布洛芬、对乙酰氨基酚等，缓解疼痛。若存在子宫腔内有部分胎盘、胎膜残留的情况，需要及时给予清宫处理，从而解除症状。

产后短时间内产妇应多休息，避免剧烈运动和重体力劳动，以免影响到身体恢复。产妇还可以多吃些高蛋白、高维生素的食物，这样能加快身体恢复的速度。

8. 恶露的观察

产后出现恶露是很正常的现象，但是新妈妈们要学会观察恶露情况。恶露的观察主要可以从量、持续时间、颜色、气味方面来进行。

在产后通常随着子宫蜕膜的脱落，含有血液、坏死蜕膜等组织，会通过阴道一起排出，就是所谓的恶露。一般恶露平均要持续 4 ~ 6 周，每个阶段恶露的性质也有所不同。

正常的恶露有些血腥味，但是不臭，总量为 500 ~ 1000 毫升。一般情况下，恶露在产后 3 周左右就排干净了。剖宫产后恶露持续的时间要比顺产后恶露持续的时间长一些。

◈ **需要就医的情况**

（1）产妇在月子期间自己观察恶露时，一旦发现恶露有量多、持续时间长、颜色发暗或有臭味时，应及时寻找导致恶露异常的原因。如果在产后 2 周，恶露仍然为血性，量多，并伴有恶臭味，有时甚至有烂肉样或胎膜样物，子宫复旧很差，这时应考虑子宫内可能残留有胎盘或胎膜，随时有可能出现大出血，应立即去医院诊治。

（2）若恶露量多或慢慢减少后又突然增多，红色恶露持续时间较长，有的产妇恶露不断，产后 1 个月时还有较多的血性分泌物且有臭味，产妇自己觉得下腹部痛、腰酸；产后 42 天检查时，子宫还没有恢复到正常大小，质地软，有压痛感等，这些都是子宫复旧不良的表现。

（3）产后发生产褥感染且子宫有压痛时，会引起子宫内膜炎或子宫肌炎。说明子宫合并感染，这时产妇有发热、下腹疼痛、恶露增多并有臭味等症状。这时的恶露，不仅有臭味，而且也不是颜色正常的血性或浆液性，而呈混浊、污秽的土褐色。应及时请医生检查，用抗菌药物控制感染。

9. 产后母体的变化

（1）内分泌的变化：怀孕期间，垂体、卵巢和胎盘分泌的各种激素相互配合，维持正常的妊娠。尤其是雌、孕激素，对于调节母体与胎儿的正常代谢起到了极其重要的作用。一旦分娩后，皮质激素、性激素的分泌迅速减少，逐渐恢复到妊娠前的水平，而催乳素的分泌量此时则急剧增加，这些变化必然影响到神经系统功能的稳定性。

（2）乳房的变化：产后女性会发生严重的胸部下垂。因为怀孕期间女性体内分泌有许多雌性激素，这些激素可以促使乳房分泌更多的乳汁，同时使胸部显得更大。产妇生产完毕之后，乳房开始充盈、变硬，触之有硬结，如不留意锻炼胸大肌，当母亲哺乳期结束时，体内的激素会减少，乳房也会松弛。

（3）腹部的变化：怀孕期间为了满足宝宝的成长，孕妇常常需要大量摄入营养品，导致过多的脂肪囤积在腹部，产后坐月子缺少运动和营养过剩，容易造成腹部肥胖。而且怀孕期间随着胎儿的快速成长，孕妇腹肌群和皮肤过度扩张，真皮层被拉伤或断裂，使得腹部松弛，就形成了女性的公敌“妊娠纹”。

（4）排尿的变化：生完宝宝后，女性常常会遭遇排尿不畅、尿失禁等问题。尤其是顺产妈妈的外阴因分娩压迫、撕裂而产生水肿、疼痛，尿液容易刺激伤口，导致产后妈妈产生排尿阴影，造成巨大的心理压力，容易阻碍身体的正常排毒。

（5）腰腿疼：新妈妈在怀孕期间，随着孕周的增加，腹部也会变大，腰椎负荷也会增加，骨盆前倾，以及腰椎前凸，导致骨骼结构轻微改变。而在生完孩子之后激素的改变会使骨盆、腰椎等处的韧带松弛，导致盆腔血管、神经受到压迫，出现腰痛的情况。分娩时产妇消耗了大量的体力，产后在床上躺卧时间较长，且不能自由活动，还需要照顾新生儿，也导致了腰部与腿部酸痛加剧。

（6）骨盆：怀孕 4 周之后，身体开始分泌可以使韧带松弛的荷尔蒙，使得关节部分变得柔软，分娩时因为这些物质的作用，骨盆会变得松弛，使分娩变得容易。虽然产后身体会有一定的修复功能，但是如果不加注意，不采取正确、科学的手段，则可能会导致小便失禁、步行困难、子宫下垂，甚至是产后大出血等严重的情况。

（7）腹部隆起：有些宝妈很苦恼，生完孩子后肚子还是圆鼓鼓的。所以，在怀孕的时候，孕妈妈要控制自己的饮食，不要大吃大喝。生完孩子后，还要控制自己的饮食，足量就可以了，这样有利于产后的恢复，能起到收腹作用，减少脂肪堆积，恢复良好身材。

（8）臀部增宽：怀孕后孕妇身体会分泌一些激素，导致骨盆、臀部增宽。

10. 产褥期保健的重要性

从分娩结束到产妇身体恢复至未孕状态的一段时间称为产褥期。在正常的妊娠过程中，胎儿及胎盘娩出后，子宫的收缩就会使恶露排出，促使子宫有所恢复，胎盘剥离的创面完全愈合大约需要 6 周的时间，因此我们就把产后的 6 周定为产褥期，也就是说从胎儿娩出以后到产后的 6 周这个时间叫作产褥期，民间俗称“月子”。

坐月子的过程，是产妇整个生殖系统恢复的一个过程。如果恢复得不好，产妇的身体健康会受到影响。

母体在产前供给胎儿生长发育所需要的营养，母体的各个系统都会发生一系列适应性的变化。子宫肌细胞肥大、增殖、拉长，心脏负担也会增大，肺脏负担也随之加重，肾脏负担也略有增大，输尿管会增粗，肌张力降低，肠道蠕动减慢。其他如内分泌、皮肤、骨骼、关节、韧带等都会发生相应的变化。

产后母体器官要恢复到产前未孕时的状态，会阴、阴道的创口会逐渐愈合，子宫收缩缩小，膈肌下降，心脏复原，松弛的皮肤、关节、韧带会恢复正常。这些结构的形态、位置和功能能否复原，取决于产妇在坐月子时的保健调养。若养护得当，则恢复较快，且无后患。若稍有不慎，调养失宜，则恢复较慢，会给健康留下很大隐患。

产褥期是母体恢复的重要时期。在此期间，营养和保健可以有效缩短恢复时间，降低产褥期并发症的发生率，改善母亲和新生儿的健康状况。提高产褥期女性保健知识水平，可以提高其生活质量，同时保证母婴健康。

（1）产褥期休养环境：产褥期新妈妈和宝宝需要清洁、舒适、安静、方便的休养环境。坐月子期间应尽量减少探视和陪护人员。此时新妈妈还在恢复和适应，需要充足的休息，新生儿也极易被携带细菌的成年人传染引起感染性疾病，因此应尽量减少人员探视，并注意卫生，不要随意抱、亲、抚摸宝宝。新妈妈晚上要照顾宝宝，要多利用白天宝宝睡觉的时间去休息。受分娩后激素影响，很多新妈妈会出现情绪波动，严重者会出现产后抑郁，丈夫此时要多陪伴妻子，必要时应寻求心理指导。

（2）产褥期活动：顺产分娩结束后 6 小时内起床走动；剖宫产分娩结束后 24 小时内起床走动。无论是顺产还是剖宫产，第一次起床都应格外小心，起身要慢，并有人搀扶，防止跌倒、晕倒或休克。长时间卧床可能会导致栓塞，严重者可能致命。

（3）个人卫生：分娩后妈妈应穿着宽松舒适的棉质衣服；禁“捂”，勤换，勤擦身；做好会阴清洁。坐月子期间可以且应坚持刷牙。民间“坐月子刷牙会导致牙齿松动”的说法没有科学依据。刷牙时注意选择小头、软毛的牙刷，刷牙前可用温水将刷毛泡软，用温开水漱口。坐月子期间可以洗澡。民间“坐月子不能洗澡”是因为当时生活条件艰苦，洗澡大多为盆浴，下身浸泡在污水中极易造成感染，且洗澡后不能及时将头发吹干，因此在当时不洗澡是正确却无奈的选择。产褥期可以淋浴，建议剖宫产待伤口愈合后再洗澡。洗澡时间不要过长，一旦出现胸闷、头晕等症状应立即停止并告知家人。产褥期亦可洗头，洗完后可以用电吹风开暖风将头发吹干。

◈ 产褥期护理做好五个要点

分娩对于一个女人而言，相当于一场重要的“战役”，但并不是打完这场“战役”就等于胜利了，“战后”还需要注意科学休养，做好产褥期的护理与保健。

（1）注意产后外阴清洁：外阴的清洁是产后清洁中不可忽视的一点。外阴并不需要每天清洗，1 周清洗两次就可以了，可以选择植物中药配方的洗液，这种洗液适合弱酸性的外阴环境，对防止产后阴道感染有重要作用。

（2）室内温度需把控：分娩后产妇的毛孔和骨缝张开，极易遭风寒，因此产褥期的妈妈最好不要对着空调直吹，同时也要注意产后洗澡水温控制在 37 ℃左右为宜，不宜过热，不宜泡澡，洗澡时间不宜过长，洗澡后要注意及时擦干，冬天更需要注意保暖。

（3）母乳喂养更有利：无论是在产前还是产后，妈妈都要注意乳头、乳房的保养，有些妈妈乳头凹陷，在孕期注意往外拉，有助于哺乳。此外，产后进行母乳喂养不仅有利于宝宝的健康，更有助于产后子宫的恢复。

（4）产褥期进补要适当：产褥期的妈妈身体比较虚弱，为了哺乳和体能恢复需要适当进补，一些早产的妈妈可以适当补钙，这样可以补充产后身体内轻微的钙流失，但需注意进补要适当、科学、合理，最好在医生的建议下进补。

（5）高龄产妇产褥期更需谨慎：25 ~ 30 岁是女性的最佳生育年龄，但很多女性由于工作、身体等原因推迟了生育，成为高龄产妇。一般情况下，高龄产妇比适龄产妇在产褥期患病的概率大，容易出现妊娠期高血压等疾病，高龄产妇在产褥期要进行检查，并积极治疗，防止出现终身患病的风险。

分娩后产妇的子宫、产道等各个部位的创伤面积都比较大，需要时间来慢慢调养，因此，需要做好产褥期的护理工作，才能帮助产妇尽快恢复体能。此外不建议过早同房，否则对身体的伤害难以估量。

11. 产褥期居家环境的要求

产褥期应选择合适的房间居住。潮湿的房间不宜居住，因为此时产妇的身体比较虚弱，需要舒适的居室进行休养。居室要有一定的阳光照射，夏天要避免过热，冬天要确保得到最大限度的阳光照射，采光要明暗适宜，最好有多重窗帘等遮挡物使光线可以随时调节。此外，居室要通风效果良好，要远离厨房等油烟多的房间。

在月子里产妇和宝宝几乎整天都在居室内度过，防病保健的重要方法是做好房间的清洁。一定要在产妇回家之前的两三天把室内卫生整理好，将坐月子的房间打扫得干干净净。具体方法是：家里的地板、家具最好用 3% 的苏打水湿擦或喷洒，并每日通风 1 小时。保持卫生间的清洁，便池的污垢要随时清除，排除臭气，以免污染室内空气。家人不要在居室内吸烟。

当产妇回到家中后，一定要保持房间温度、湿度适宜。冬天温度要保持在

18 ~ 25 ℃，湿度要保持在 30% ~ 80%。夏天温度要保持在 23 ~ 28 ℃，湿度要保持在 30% ~ 60%。建议在产妇房中放置一个测试温度和湿度的仪器。

下面有些方面是需要新妈妈注意的：

要注意通风，要根据产妇的体质和四季气候的变化而定，即使是冬季，房间也要定时开窗通风。开窗换气时，产妇和宝宝可以先去其他房间休息，避免直接吹风感冒。

如果使用空调，温度不宜过低；如果使用电风扇，不宜对着产妇直吹。除此之外，室内要保持安静，减少噪声，不要大声喧哗。要避免过多亲友入室探望或过多的人来回走动，以免造成空气污染和影响产妇的休息。为了产妇身体健康恢复，以及宝宝健康成长，建议产后新妈妈的房间一定要安静、整洁、舒适，这样才能使产妇心情愉悦舒畅。

12. 产褥期保健方面的选择

（1）活动与休息：产妇由于分娩时用力使得产后疲惫嗜睡，因此产后 24 小时内要卧床休息，缓解一下分娩时的疲劳，之后宜在室内活动。早期活动可促进恶露排出，有利于子宫复原和大小便畅通，可以防止盆腔或下腔静脉血栓形成。产妇可做健身体操、抬腿运动、提肛运动以锻炼盆底肌肉，保证充分的休息和睡眠，不能进行体力劳动，避免子宫脱垂的发生。

（2）饮食：产后可以让产妇进流质或半流质清淡饮食且饮食要营养丰富，保证足够的热量和水分，若要哺乳，更应多摄入蛋白质，多吃汤汁类食物，维生素和铁剂要适当补充。

（3）大小便：产后尿量略增多，应鼓励产妇尽早自解小便，以免膀胱充盈妨碍子宫收缩。产后因卧床休息，肠蠕动减弱和会阴部伤口疼痛，故常有便秘发生，应多吃新鲜蔬菜，尽早起床活动。便秘者可适当服用缓泻剂等。

（4）会阴护理：可用 1 ∶ 5000 高锰酸钾溶液或 0.2% 新洁尔灭溶液冲洗会阴部，每日 2 次，平时应尽量保持会阴部清洁和干燥。

（5）观察子宫复原及恶露情况：每日同一时间测量子宫底高度，观察子宫复原情况，恶露量、颜色及气味。若恶露有腥臭味，子宫底有压痛，应予抗生素治疗。

（6）乳房的护理：婴儿最理想的食品为母乳，故应尽早母乳喂养。母乳喂养的原则是按需哺喂，提早开奶。妊娠晚期应用肥皂和温水擦洗乳头，产后即可让婴儿吮吸，有利于乳汁分泌。以后每次哺乳前用温水擦洗乳头和乳房，并洗手。哺乳时，母亲与婴儿均应选择最舒适的姿势，两侧乳房都要喂哺。如乳汁过多，应将余乳挤出，避免乳汁淤积，否则易诱发乳腺炎。

（7）性生活与计划生育：产褥期内禁止性交，产褥期后应立即采取避孕措施。哺乳者以工具避孕为宜，产后 3 个月或月经恢复后亦可采用节育器避孕。

13. 产后缓解情绪低落和压力的方法

生产给身体带来的巨大变化，再加上角色突然的转变，可能让产妇一时无法接受，特别是在月子里，身体的不适再加上宝宝的哭闹让产妇情绪低落。生产完黄体酮和雌激素断崖式下降，妈妈们应该认识到产后情绪低落是很正常的，这不是矫情而是生理所致。那该如何有效避免呢?

很多新妈妈在准备不足的情况下，容易出现各种问题，产后抑郁的情绪就会出现。比如，宝宝刚出生的时候，不知道该怎样照顾好孩子，变得心力交瘁、爱哭，和婆婆有不同的育儿观念会产生矛盾，每一个问题都足以影响新妈妈的情绪，导致产后抑郁。产后不好的情绪会影响身体的恢复，当情况严重时，也可能转为产后抑郁症。

产后初期，新妈妈情绪低落是正常的现象，因此无论是新妈妈还是家人与朋友，都不应该给新妈妈贴上产后抑郁症的标签。宝宝的到来让每一位新妈妈都由衷地高兴，虽然会因为宝宝的哭闹和生病而让新妈妈心烦意乱和沮丧，但大多数新妈妈可以迅速调整情绪，把精力投入照顾宝宝上。然而，也有一些新妈妈越来越陷入这种坏心情不能自拔，直到产后抑郁的情绪发展为产后抑郁症，自己和家人却并没有意识到。

◈ 缓解情绪低落的方法

（1）寻求家人的帮助：产妇有可能没有办法出去运动，也没有办法和好朋友聊天或寻求朋友的帮助，这个时候就一定要学会寻求家人的理解与支持，当自己遇到了压力比较大的事情，比如经济压力或抚养孩子的压力，都要及时寻求自己的伴侣或父母的理解与帮助，这样这些压力导致的心情压抑问题才能有效地得到缓解。

（2）转移注意力：适当宣泄，比如当自己心情不好的时候，看看电影、听听音乐、读一读书，从而让心情平静下来，及时从心情压抑当中脱离出来，不能总是沉浸于压抑的情绪体验中不能自拔，否则就会越来越严重。

（3）寻求心理咨询师的帮助：产妇心情压抑很容易出现抑郁症的问题，产妇常表现为心情郁闷、悲观、消极，甚至有一些不想活的念头，这个时候一定要及时寻求心理咨询师的帮助，让心理咨询师帮助产妇疏导心情，有效克服产后抑郁问题。

14. 产后应得到哪些关爱

（1）身体保护：生产完之后，新妈妈首先要面对的就是虚弱、疼痛和恶露排出的问题。

这个时候，一定要进行充分的休息，在休息的同时，可以做一些轻柔的运动，这样能大大促进身体的恢复。与此同时，在护理身体的时候，避免接触到凉水，避免各种各样的体力劳动，避免出现吹风受凉的问题。只有这样，才能够让产妇有一个更好的恢复环境，避免产后后遗症的发生。

（2）心理保护：有很多人都忽略了这个问题，但实际上，产后护理也包括心理护理。有可能产妇生完孩子之后会担心照顾不好孩子，或者由于自己被家人忽略，出现各种各样的心理问题。这个时候，产妇首先要学会保持心情的愉悦，有一个良好的心态。家属们也要注意起来，尤其是产妇的丈夫，要多多理解和体贴妻子，倾听妻子的想法，尽量分担带孩子的责任，疏导产妇的心理，让产妇保持一个轻松愉悦的心情。

（3）饮食保护：合理安排产妇的饮食，不仅有利于产妇身体的恢复，也可以使乳汁变得更加充足，也有利于乳汁质量的提高，让孩子“吃得好，长得壮”。产妇生完孩子元气大伤，往往第一个想法就是赶紧喝“各种汤”大补，让自己的乳汁多起来，这样宝宝可以吃得多。但一定要注意不要大补过剩，生完孩子之后，要避免食用各种油腻的食物，避免辛辣和寒性的食物，避免各种各样的垃圾零食，因为这样的食物不仅对乳汁的质量没有保证，还容易导致产妇的身材走形。

15. 产后避孕方法的选择

（1）避孕药：大多数产妇也许听说过，一些避孕药会抑制母乳分泌，从而影响哺乳。的确一些激素有这样的作用，但并不全是。

目前有两种类型的避孕药：一种是复方药物，含有雌激素和孕激素；另一种只含有孕激素，一些人称之为“迷你避孕丸”。

雌激素会导致母乳减少。因此，如果告诉医生您正处于哺乳期，那么医生很可能会给您开具“迷你避孕丸”。这种避孕药完全不会影响母乳分泌。不能立即使用复方避孕药的另外一个原因是在分娩后的几周内，复方避孕药更容易引起血栓。因此，所有女性，即使是使用乳粉喂养婴儿的女性，在分娩后的第 1 个月都应避免使用复方避孕药。

（2）宫内节育器：如果想长期避孕但又不是永久性绝育的话，可以考虑使用宫内节育器。医生可以在产妇分娩后直接将宫内节育器植入其子宫内，或在分娩 6 周后通过门诊手术植入。不用每天记着服药，也不需要在性交前做任何特殊准备工作。

目前有两种类型的宫内节育器：一种是含铜的宫内节育器，另一种是含有孕激素的宫内节育器。这两种都适合哺乳期女性。含铜的宫内节育器不会影响母乳分泌；另一种含有少量的孕激素，但这种激素不会影响母乳分泌。

可以在产后 6 周复查后再植入宫内节育器。如果在分娩后立即植入，身体可能会将宫内节育器随恶露排出体外。

（3）皮下埋植剂：这种火柴大小的特制塑料棒可以避孕长达 3 年。医生会将其植入上臂皮下。这种皮下埋植剂只含有孕激素，因此不影响母乳分泌。

（4）避孕针：医生每 3 个月注射一次。避孕针剂含有的孕激素要比皮下埋植剂多。

（5）避孕贴：可以将避孕贴贴到背部、手臂、腹部或臀部，一周一次。避孕贴与复方避孕药一样，都含有两种激素，即雌激素和孕激素。如果您处于哺乳期，医生可能不会推荐这种方法。如果医生开具了避孕贴，也应等产后 6 周母乳分泌稳定后再使用。

皮下埋植剂、避孕针和避孕贴这些避孕方法都含有激素，效力比每天服药要持久，而且其中一些方法也不会影响母乳分泌。

（6）阴道避孕环：可以将避孕环置入阴道内，每次可留置 3 周。这种避孕措施含有雌激素和孕激素。如果您处于哺乳期，医生可能不建议在产后 6 周内使用这种方法。

（7）屏障避孕法：这类材料不含激素，主要为避孕套。这种方法易于使用，只要每次都能正确使用，就可以有效避孕。如果同时使用杀精剂（可以杀死精子的泡沫或膏状产品），会进一步降低怀孕概率。

16. 产后到医院复查的时间及检查项目

产后复查的时间是在产后 42 天。产褥期是从胎儿娩出后到产后 42 天，通过这一段时间的恢复，除了乳腺组织外，女性身体的其他部位都要恢复到孕前的状态。所以在产后 42 天做复查的项目主要是盆腔的 B 超检查，了解子宫复旧的情况。妇科检查以了解宫口是否已经闭合，以及会阴伤口愈合的情况。孕妇孕期有妊娠期糖尿病，在产后 42 天还需要再次做糖尿病的筛查，评估是不是有慢性糖尿病。如果之前有高血压，在产后 42 天需要复查尿常规和血压。对于在分娩时有胎盘残留的孕妇，建议在产后 1 周左右再次复查 B 超，必要时可能需要清宫。

产后检查是对产后妇女进行的健康检查，能及时发现产妇的多种疾病，避免患病产妇对婴儿的健康造成不良影响，还能同时帮助产妇及时采取合适的避孕措施。产后检查的项目分为妇产科检查和盆底功能检查，其中妇产科检查包括测量产妇的血压、体重、体温、伤口的愈合情况、子宫大小及复旧情况等。因为产后盆底功能松弛，是障碍发生的高峰时期，所以需要检查有无漏尿、子宫脱垂、疼痛等相关问题。因此建议产妇产后一定要及时到医院做相关检查。

五、新生儿护理

1. 新生儿哭闹原因分析

（1）生理性哭闹：孩子冷了、热了、饿了，或者是孩子大便不正常，有腹泻、腹胀、便秘的情况，孩子居住环境过热等，都可能造成孩子不舒服，引起孩子哭闹。要及时更换纸尿裤、改善孩子的睡眠环境，孩子的哭闹可能会得到缓解。如果孩子喂养得过饱，其胃肠道功能会出现紊乱，也可能出现不舒服的情况，孩子就会有哭闹的表现，这时候要及时调整喂养量。

（2）病理性哭闹：病理性哭闹常见的原因有很多，如孩子存在先天性异常、有轻微的脑损伤、出生后有缺氧或缺血性脑病。这时候我们要考虑孩子有没有产前、产时或产后的明显缺氧史，尤其是有没有胎儿宫内缺氧史和出生后窒息，如果存在这两种情况，必要时需到儿科进行一些检查、诊断、处理。

2. 新生儿的生理现象

（1）新生儿生理性的体重下降：在出生后的 10 天之内，新生儿的体重下降量为出生时体重的 8% ~ 10%，之后会逐渐回升。为什么第 1 周宝宝体重反而下降了？新妈妈和宝宝出院后，发现宝宝的体重不增反降了。宝宝不会生病了吧？别着急，这种现象称为“新生儿暂时性体重下降”，也叫作“生理性体重下降”。

体重下降主要是因为宝宝出生后大小便，通过呼吸及出汗排出了一些水分，但是如果宝宝体重下降的范围超出正常标准，或体重恢复时间比正常的宝宝要晚，就要找出原因。母乳不足，人工喂养的宝宝可能是奶量不够、奶粉冲调过稀等原因，都可能造成宝宝出生后体重略微下降，因此需及时调整。如果宝宝体重长时间没有增长，家长们一定要及时找出原因，以免影响宝宝的正常发育。

一般来说，当宝宝出生后，新妈妈就可以尝试给宝宝哺乳了。但是，有些新妈妈因为乳房没有胀奶感，错认为自己没有乳汁而没有及时给宝宝喂奶，错过了最佳开奶时机。

新妈妈应在产后半小时开奶，尽早让宝宝吃到初乳，能使宝宝感受到更多的母爱和温暖，减少出生后的陌生感。一般情况下，若分娩时新妈妈、宝宝一切正常，产后 30 分钟就可以开奶，而且此时宝宝的吮吸反射强烈，如果错过了这个黄金时间，宝宝的吮吸反射会有所减弱。因此，建议产后半小时开始哺乳。尽早开奶有利于母乳分泌，不仅能增加泌乳量，而且可以促进乳腺畅通，防止乳胀及乳腺炎的发生。新生儿也可通过吮吸和吞咽促进肠蠕动及胎便的排出。另外，早喂奶还有助于尽早建立亲子感情。

（2）生理性黄疸：约 80% 的新生儿出生后都会出现生理性的黄疸，这主要和新生儿的红细胞的寿命相对较短、红细胞数量相对较多有关系。

新生儿生理性黄疸出现的时间应依据胎儿是否足月判断，具体如下：生理性黄疸足月儿于出生后 2 ~ 3 天出现，4 ~ 5 天达高峰，5 ~ 7 天消退，最晚不超过 2 周。早产儿黄疸于出生后 3 ~ 5 天出现，5 ~ 7 天达到高峰，7 ~ 9 天消退，最晚不超过 4 周。

新生儿生理性黄疸与新生儿期间特殊病理、生理因素有关，具体如下：胆红素来源较多，血红蛋白含量高，加之红细胞破坏较多，生成胆红素高；新生儿早期白蛋白水平较低，尤其是早产儿，胆红素结合能力较弱，肝脏转运能力较差；新生儿期间因肝脏功能不成熟，胆红素处理及排泄能力较弱，导致胆红素明显增高；新生儿期间肠肝循环较强，间接胆红素吸收增高，引起黄疸的概率高于大龄儿童。

（3）其他新生儿的生理现象有：新生儿的青记，可以看到一些特殊的色素细胞沉着，主要是在新生儿的背部和臀部，随着年龄的增长而消退；板牙或马牙，可能会较长时间存在，但是千万不要去挑破以免引起感染；新生女婴出现假月经，一些女婴在出生后 5 ~ 7 天可以看到从阴道流出灰白色黏液，或者是血性的分泌物，这叫假月经，主要是由于分娩后，母体的雌激素中断对胎儿的影响所致；有些男婴还可以出现鞘膜积液，可以是一侧或者是双侧，常常在生后两个月之内逐渐吸收。

3. 新生儿脐部护理

新生儿娇小柔弱，需要宝爸宝妈精心照顾和护理。但是对于新手爸妈来说，新生儿的护理是一件具有挑战性的事情。

正常情况下宝宝脐带结扎后逐渐萎缩，变成褐色坚硬的痂，结痂逐渐脱落，变为肚脐，自然脱落过程大概在 7 ~ 15 天，不要人为去抠，等待自然脱落。如果有脐带超过 20 天未脱落或长出脐肉芽肿，建议尽快去医院检查。

◈ **脐部护理方法**

（1）脐部消毒：操作者消毒前要清洗双手，使用 75% 酒精进行消毒，用手撑开婴儿脐部，使脐带根部完全暴露（可以用手轻轻牵拉脐带或者用食指和中指撑开脐部周围的皮肤），用消毒棉签从脐窝内部由内向外螺旋式消毒。把分泌物、血痂等擦拭干净，并保持脐部清洁干燥。

（2）脐部日常护理：在洗澡或游泳时，避免脐部进水，可以选择护脐贴贴住，日常要保持脐部干燥，不要随意频繁用手抚摸脐部，换尿布时尿布不要覆盖于脐部。尿布可以穿得低一点，并把前面的尿布折起来，让整个脐部露出来，这样可以避免脐部被尿液浸湿污染。新生儿衣服要尽量柔软，避免与脐部发生摩擦造成损伤。

◈ **脐部护理的 3 个原则**

（1）保持干燥：如果在洗澡时不慎弄湿，应用干净的小棉签擦拭干净，再进行脐部护理。

（2）避免摩擦：穿纸尿裤时可以将纸尿裤向下折一下，不要摩擦到脐带部位。

（3）避免闷热：不能用霜、乳液及油类涂抹脐带部位，否则容易发生感染。注意做抚触操的时候也要避开脐带处。

新生儿脐部的护理注意事项如下：①新生儿的脐部一定要保持清洁、干燥，在穿纸尿裤的时候，一定要注意不要过长，不要让纸尿裤盖住宝宝的脐部，因为如果盖住宝宝脐部，有时候宝宝小便之后，尿液有可能会经纸尿裤或者尿布而污染宝宝的脐部，导致脐部感染。②宝宝穿的衣物也要注意，尽量选取宽松的，不要穿得过紧，如果过紧也有可能导致宝宝的衣物摩擦脐部引起脐部感染。如果发现宝宝的脐部有红肿渗液或者脓性分泌物，一定要及时就医。如果宝宝脐部的分泌物一直存在，要注意是否存在异常的通道。因为有的宝宝脐部发育不好，中间可能有一个异常通道连接宝宝的脐部和肠管或者输尿管，这中间的异常通道就可能造成宝宝的脐部潮湿，可以通过B超来发现是否有这样一些畸形，如果有问题，要找外科医生早期干预。

每次护理时都要观察脐部的变化，如果脐部有红肿、潮湿、渗血、分泌物增多等现象时，应加强消毒。如果出现以下情况，应及时去医院就诊：脐部有黏液或脓性分泌物，并伴有异味时；脐部潮湿、脐周皮肤红肿；脐孔出血，或脐孔深处出现浅红色小圆点，触之易出血；愈合时间延长，超过半个月。

4. 新生儿疾病筛查项目

新生儿疾病筛查是通过血液检查、听力检查等，发现小儿有无先天性疾病，避免因脑、肝、肾等损害导致婴儿生长、智力发育障碍甚至死亡。因为这几种问题对新生儿影响比较大，而且均可以通过早期处理避免，所以新生儿只要在正规医院出生均会做这种筛查。如果新生儿出生时没有进行这种筛查，建议到正规医院做新生儿疾病筛查，且越早越好。做筛查的前提是宝宝要满足开奶以后2～3天。通过早期发现、早期处理，可以避免较多问题，比如甲状腺功能减低，我们可以通过药物控制这些情况；比如早期发生苯丙酮尿症，可以通过特殊的食物去预防和控制。如果21-羟化酶异常，则提示内分泌代谢有问题，这可能影响到孩子的生长发育，所以早期发现可以通过药物预防这些疾病的发生。

（1）遗传代谢筛查：

1）苯丙酮尿症：患儿体内缺乏苯丙氨酸羟化酶，使苯丙氨酸不能被正常代谢，蓄积于体内而损害脑的发育，导致患儿智力低下。

2）先天性甲状腺功能减低症：甲状腺先天性的发育异常，导致甲状腺激素合成不足，引起生长迟缓、智力落后的疾病。

3）先天性肾上腺皮质增生症：这是一组常染色体隐性遗传性疾病，是由皮质激素合成过程中所需酶的先天缺陷所致。

4）耳聋基因筛查。

（2）听力筛查：

1）筛查时间：

A. 初步筛查过程（初筛）：新生儿生后 3 ~ 5 天住院期间的听力筛查。

B. 第 2 次筛查过程（复筛）：出生 42 天内的婴儿初筛没“通过”，或初筛“可疑”，甚至初筛已经“通过”，但属于听力损失高危儿，如重症监护病房患儿，需要进行听力复筛。

2）筛查方法：清洁宝宝外耳道；在筛查时需要宝宝处于安静状态进行操作；医护人员采用筛查型耳声发射仪或自动听性脑干反应仪分别对小儿两侧耳朵进行测试。

（3）先天性心脏病筛查：

1）筛查时间：正常宝宝从出生后 6 ~ 72 小时，至出院之前完成。如果是因疾病在新生儿重症监护室（NICU）的宝宝，由 NICU 的医生们在出生后 72 小时内完成。

2）筛查方法：医生使用听诊器，进行心脏听诊，同时使用血氧饱和度检测仪对宝宝进行监测。检查均为无创，对宝宝没有任何伤害，几分钟便可完成。

如果筛查结果为阳性的孩子，家长应当及时至新生儿先天性心脏病诊断机构或治疗机构接受超声心动图检查，若超声心动图明确诊断为先天性心脏病，则患儿应及时到治疗机构做进一步的处理。如果筛查结果为阴性的孩子，暂时不考虑先天性心脏病。但由于疾病的复杂性和筛查技术的限制，少部分孩子可能出现假阴性的情况（即患有先天性心脏病但筛查阴性），因此，建议所有筛查结果阴性者，平时父母要注意孩子是否存在呼吸急促、发绀、多汗、反复肺炎、体重不增加等情况，如果有这些情况，应及时将情况反馈给医生，接受进一步检查。

5. 新生儿疫苗接种

（1）乙肝疫苗：我国属于乙型病毒性肝炎（乙肝）的高发地区，乙肝病毒感染者约占世界的1/3。在这个严峻的形势下，预防乙肝病毒感染最有效的方法是接种乙肝疫苗。我国乙肝的发病率很高，造成肝癌、肝硬化的主要原因是慢性活动性乙型肝炎。如果怀孕时母亲患有高传染性乙型肝炎，那么宝宝出生后的患病可能性达到90%，所以让宝宝接种乙肝疫苗是非常必要的。我国一般要求新生儿在出生24小时内就注射乙肝疫苗，注射部位在右上臂外侧三角肌中下部。接种剂量是10微克，和其他疫苗不同，乙肝疫苗可能需要进行多次接种，因为首次接种后可能只有30%的人群产生抗体，而且效果还很不稳定。在第2次接种后，产生抗体的人群比例会大幅度上升，达到90%。而抗体效果想要维持在较高的水平，需要进行第3次疫苗接种，此时抗体的阳性率可高达96%以上。

新生儿和没有接种过乙肝疫苗的婴幼儿是乙肝疫苗接种的主要对象。这是因为我国的乙肝传染途径主要是母婴传播，新生儿和婴幼儿的机体免疫系统尚未发育完善，不能识别和清除侵入体内的乙肝病毒，反而容易和它们“和平共处”，这样不仅容易被乙肝病毒感染，而且还容易慢性化。

乙肝病毒具有抗原性，可使得它刺激机体免疫系统从而被发现，并使得机体产生抗体来消灭入侵的病毒。另外，由于只依靠人体在乙肝病毒感染后产生抗体来清除病毒十分不可靠。因此，人们采用体外化学方法把血液中分离到的乙肝病毒杀死，仅保留其抗原性，由此制成乙肝疫苗，注射到人体内来帮助免疫系统产生相应抗体。这些被刺激产生的抗体可长期存在于血液中，一旦有乙肝病毒入侵，这些抗体就会在病毒进入肝细胞前把它们消灭，从而达到预防乙肝的目的。这就是乙肝疫苗的工作原理。因此说，预防乙肝病毒感染最有效的方法是接种乙肝疫苗。

新生儿出生后乙肝疫苗和乙肝免疫球蛋白联合免疫是目前常用的阻断乙肝母婴传播的措施。

如果母亲是乙肝患者，同时又是“大三阳”且HBV-DNA阳性，在孕期第7、8、9个月，分别注射1支乙肝免疫球蛋白，阻止病毒宫内传播；新生儿出生后12小时内注射乙肝免疫球蛋白，再按照新生儿出生1周后第0、1、6个月原则注射乙肝疫苗，一般是在不同部位接种乙肝疫苗和乙肝免疫球蛋白，采用右上臂外侧三角肌中下部或大腿前部外侧肌内注射，接种时间越早越好。接种前一定彻底清除婴儿体表的血液。

如果是乙肝“小三阳”的母亲,或者男方是乙肝,那么就需要在宝宝出生第0、1、6个月分别注射乙肝疫苗，如果想知道宝宝是否产生了抗体，可以在出生后满2、7个月的时候，抽血查乙肝五项和HBV-DNA，检测宝宝是否免疫成功。

如果宝宝是先天畸形及严重内脏功能障碍者，出现窒息、呼吸困难、严重黄疸、昏迷等严重病情时，不可接种。早产儿在出生1个月后方可注射。接种后局部可发生肿块、疼痛。少数伴有轻度发热、不安、食欲减退等症状，这些症状大都在两三天内消失。

（2）卡介苗：新生儿疫苗接种还有卡介苗，卡介苗是预防感染结核的，是一种减毒活疫苗。接种卡介苗，可以使人体对结核病的抵抗力增强，预防肺结核和结核性脑膜炎的发生。当开放性肺结核的患者咳嗽和打喷嚏时，容易将结核杆菌散布到空气中，如果被抵抗力较低的宝宝吸入体内就会造成感染，并可能发展为肺结核。目前，我国采用减毒活疫苗为新生儿接种。宝宝接种后对初期症状的预防效果达80% ~ 85%，可以维持10年左右的免疫力。

卡介苗是在左上臂、三角肌下缘皮内注射，每次0.1毫升。接种以前要给孩子进行详细的查体，当宝宝患有高热、严重急性症状及免疫不全、出生时伴有严重先天性疾病、低体重、严重湿疹、器官畸形、黄疸、窒息、局部皮肤破溃、可疑的结核病时，都不能进行接种。

卡介苗初次接种时间通常安排在出生后24小时内，如果因为各种原因导致未能在出生后24小时内接种，要在3个月以内尽快接种。如果超过3个月，在接种之前要做结核菌素试验检查，结核菌素试验阴性，才可以接种卡介苗。

接种卡介苗后0 ~ 14天在接种部位会出现红色小结节，小结节会逐渐变大，伴有痛痒感；2 ~ 3周可能会出现局部红肿，形成一个脓疱，中间逐渐软化，形成白色的小脓疱；4 ~ 6周形成脓包或溃烂，会有少量脓性分泌物溢出，此时爸爸妈妈不要挤压和包扎。溃疡一般不超过1厘米，2个月左右结痂脱落，形成小小的瘢痕，这就是卡疤。卡疤是判断儿童是否接种过卡介苗的重要标志，保护注射部位的清洁，同时需要避免沾水，让其自然地脱落。如果出现局部淋巴结肿大或同侧腋窝淋巴结肿大等严重感染，应及时请医生检查和处理。

但有少部分幼儿会出现接种过卡介苗没有卡疤的情况。根据国家免疫规划，免疫疫苗接种程序要求，对于接种卡介苗的儿童，即使上臂卡疤没有形成，也不需要再接种。

接种疫苗前需带好儿童预防接种证，这是宝宝接种疫苗的身份证明。如果宝宝有什么禁忌要告知医生，让医生准确地知道，以便保护好宝宝的安全。准备接种前一天要给宝宝洗澡，当天最好穿清洁宽松的衣服，便于接种疫苗。如果宝宝患有结核病、急性传染病、高热惊厥、肾炎、心脏病、湿疹、免疫缺陷病及皮肤敏感者等需要暂缓接种。

接种疫苗后用棉签按住针眼几分钟，不出血时方可拿开棉签，接种部位不可揉搓。要在接种场所观察 30 分钟左右，如果有不良反应出现，可以及时请医生诊治。宝宝接种后要适当休息，多喝水，注意保暖，以防诱发其他疾病。疫苗接种后如果出现轻微发热、食欲减退、烦躁、哭闹的现象，不必担心，一般在几天内这些反应会自然消失，但如果反应强烈且持续时间长，应立刻去医院就诊。

6. 预防新生儿佝偻病

孕妇在怀孕 28 周之后，推荐每天补充维生素 D 600 ~ 1000 国际单位，以降低孕妇和胎儿体内出现维生素 D 水平低的可能。如有条件，可以保持监测血中活性维生素 D 的浓度，对胎儿健康有利。

孕妇不要酗酒、吸烟，不吸二手烟，生活作息要规律，睡眠休息要充足。

新生儿容易出现佝偻病的情况，佝偻病是由于婴幼儿体内维生素 D 不足，引起钙、磷代谢紊乱，产生的一种以骨骼病变为特征的疾病。1 岁以内的婴儿，不论是母乳喂养还是配方乳喂养，都推荐每天补充维生素 D 至少 400 国际单位，以预防小儿佝偻病，促进钙吸收。

1 岁以上的幼儿需要通过饮食合理搭配或者额外补充的方式，达到每天至少摄入维生素 D 600 国际单位。具体剂量应根据医嘱进行个性化安排。

7. 新生儿睡眠的特点和规律

新生儿最大的特点就是能吃能睡。特别是睡觉，一天需要 20 ~ 22 小时的睡眠。这都是宝宝生长发育所决定的。新生儿由于大脑发育尚不完善，大脑皮层和神经细胞兴奋性低，耐劳力差，容易疲劳，所以决定了新生儿总的睡眠时间较长，而睡眠时间和次数又与宝宝的年龄成正比，年龄越小睡眠的时间和次数就越多。

出生第一周的宝宝一天里有 90% 的时间是在睡眠中度过的。睡眠能保护宝宝脆弱的大脑细胞不受外界过度的刺激，免受外界的干扰，身体得到充分发育。所以，这就是为什么有一部分宝宝为了满足自己睡眠的要求，连吃奶时也会偷着睡一会儿。吃奶对吮吸力比较弱的宝宝来说是项劳动，再加上喂奶时宝宝都依偎在妈妈的怀中，既温暖又舒适还安全，宝宝确实会享受良好的睡眠环境，这样宝宝处于一种不完全的安静睡眠状态。

◈ 新生儿睡眠特点

新生儿按照觉醒和睡眠的不同程度分为六种意识状态：两种睡眠状态，即安静睡眠（深睡）和活动睡眠（浅睡）；三种觉醒状态，即安静觉醒、活动觉醒和哭；另一种是介于睡眠和醒之间的过渡形式，即瞌睡状态。

（1）安静睡眠状态：婴儿的面部肌肉放松，眼睛闭着。除了全身偶尔惊跳和极轻微的嘴动外，没有其他的活动。呼吸很均匀，小婴儿处于完全休息状态。

（2）活动睡眠状态：眼睛通常是闭合的，仅偶尔短暂地睁一下，眼睑有时颤动，可见到眼球在眼睑下经常快速转动。呼吸不规则，比安静睡眠时稍快。手臂、腿和整个身体偶尔有些活动。脸上常显露出如作怪相、微笑和皱眉等表情，有时会出现吮吸动作或咀嚼动作。在觉醒前，通常处于这种活动睡眠状态。

以上两种睡眠时间约各占一半。

（3）瞌睡状态：通常于刚醒后或入睡前发生。眼睛半睁半闭，眼睑出现闪动，眼球在眼闭合前可能向上滚动。目光变呆滞，反应迟钝。有时微笑、皱眉或噘起嘴唇，常伴有轻度惊跳。处于这种睡眠状态的小婴儿，要保证其尽量安静地睡觉，千万不要因为他的一些小动作、小表情而误以为“婴儿醒了”“需要喂奶了”而去打扰他（她）。

◈ **新生儿睡眠时间**

正常生活中每个人不可缺少的一部分就是睡眠，良好的睡眠能调整体况、消除疲劳，有利于机体的新陈代谢，促进生长发育。但是在每一年龄阶段，对睡眠的时间要求是不一样的：新生儿的睡眠时间约为每天 20 小时；2 个月的婴儿每天约睡 18 小时；4 个月时每天约睡 16 小时；9 个月时每天约睡 15 小时；1 周岁左右，有 13 ~ 14 小时就可以了。

8. 新生儿优质睡眠“三要”“三不要”

睡眠对宝宝的生长发育有着特别重要的作用，因为生长激素在睡眠周期中是以脉冲式分泌出来的。有句老话也说，宝宝“睡一觉长一点”，这是有道理的。

在日常生活中大家发现，睡不好的宝宝吃不好、玩不好，特别难带，所以睡眠质量特别差和睡眠特别不规律的宝宝，身高和体重都受到非常大的影响。

睡眠另外一个重要的作用，是能够促进大脑的发育，对婴儿有明显的益智作用。同时，睡眠还能储存能量，充足的睡眠可以保证白天更好地活动、更好地发展智力，所以睡眠相当重要。

◈ **新生儿优质睡眠“三要”**

（1）要在宝宝犯困时将其放到床上，培养其独自入睡的能力：很多新生儿刚吃过奶后，就会开始产生困意，如果发现孩子面容疲倦，就要尽快将其抱到床上。宝宝已经困乏，放到床上自然就会安然入睡。很多父母习惯一直抱着孩子哄睡，等孩子睡着了再放到床上，甚至也有的宝妈表示孩子只要一放下就哭，重新抱起来后才会睡觉，这也就慢慢形成了孩子被抱着才能入睡的坏习惯。这种情况，就是妈妈让宝宝逐渐产生了依赖性的缘故。但实际情况是，宝宝习惯被放下单独入睡时，不但睡眠的持续时间更长，夜醒的次数也会变得更少。

（2）要让宝宝与父母同屋不同床，有助于夜晚连续睡眠：根据研究发现，与父母同床睡觉的宝宝更容易闻到妈妈身上的气味，刺激起夜吃奶的欲望！这样不利于宝宝整晚的睡眠。从科学的角度出发，家长应该尽量和宝宝分床睡觉，就算同床也不要同盖一床被子！成人的被子较婴儿来说太过沉重，容易造成宝宝缺氧甚至产生窒息情况，家长太过粗心大意可能会酿成意外。有条件的父母，还是要给宝宝单独准备一张小床，给孩子喂过奶后，就可以将其放在床上了。有了独立空间的宝宝，也不再轻易受到外界的干扰，可以提高睡眠质量。

（3）用纸尿裤等养育行为方式来提高宝宝夜晚睡眠效率：宝宝睡得不踏实有可能是穿得不舒服导致，父母要给宝宝穿舒适、宽松、柔软的衣物，这样不仅能让宝宝放松，同时也能让宝宝安然入睡。选择纸尿裤时，要选择透气性强、舒适的纸尿裤。为了让孩子睡觉安稳，妈妈可以选择带有尿显条的纸尿裤，这样就能及时更换，避免尿液刺激到皮肤，影响孩子睡眠质量。

◈ 新生儿优质睡眠“三不要”

（1）不要依赖拍抱或摇晃等安抚方式让宝宝入睡：如果长期依赖抱睡，不但宝宝会养成坏习惯，家长也会感觉很疲惫。尽量不要把宝宝抱到睡熟再放下，在宝宝犯困或稍微迷糊时尝试放下，锻炼其自主入睡能力。

（2）不要让宝宝只有在喂奶后才能入睡：无论是母乳喂养还是配方乳喂养，都不能为了让宝宝睡觉而喂奶。尤其是母乳喂养，宝宝如果习惯叼着妈妈的乳头睡觉，那么对母婴两个人的睡眠质量都有影响。待到宝宝长牙以后，如果仍然存在睡前喂奶或奶睡的习惯，就有患龋齿的风险。

（3）不要过度干扰宝宝夜晚的睡眠：有时候宝宝在睡眠过程中翻身、哼两声都是很正常的，实际上他并没有完全醒来，只是处于浅睡眠中，这个时候家长不要马上回应宝宝，应先观察一阵，以免回应的语言或动作反而将宝宝彻底唤醒。

9. 睡眠障碍对新生儿健康的影响

（1）对宝宝生长发育不利：宝宝夜间睡眠时会分泌大量生长激素，有利于宝宝的发育，如果昼夜颠倒，白天分泌激素水平低，会对孩子的生长发育不利，甚至会影响到以后的身高。

（2）影响智力：宝宝睡得比较少，精神比较差，每天精力不够充足，总是昏昏欲睡，呼喊时宝宝反应差一些，吃奶时注意力不集中。但是，很难根据睡眠时间来定义少睡几个小时就是缺乏睡眠。新生儿睡眠不足对全身各器官都会造成影响，如果新生儿睡眠质量特别差，就有可能出现体重增加缓慢、智力发育落后等情况，如果新生儿睡眠质量特别差，应该去医院进行检查，明确病因。缺乏睡眠对大脑发育有一定的影响，最好能找出睡眠不好的原因，及时改正。有些孩子在吃母乳或奶粉的时候，对乳糖消化不良，也就是乳糖不耐受，吃了之后总会拉肚子，而且肚子总是产生大量气体，容易导致肠痉挛、疼痛等，会影响到睡眠质量，长时间不治疗会影响智力发育。

（3）生物节律失调：如果宝宝昼夜颠倒，最好慢慢纠正。白天，尽可能地让宝宝多活动，父母多逗宝宝玩耍，直到晚上再睡觉。昼夜颠倒对大人和孩子都是不好的。

10. 处理婴儿哭闹的各种状况

哭闹是婴儿出自本能的特殊运动方式，也是身心发育的需要。

从生理角度看，哭闹可以使婴儿肺活量增大，呼出更多代谢废气，并且使四肢肌肉得到运动，有利于血液循环，提高机体素质，从而促进生长发育。

从心理发育的过程来看，哭是婴儿语言发育的最初模型，通过生理性啼哭，可促进神经系统发育及后天性条件反射逐步形成，使婴儿智力尽快发展起来，同时也是日后语言发育的一种启蒙。

但一些情况下，婴儿会长时间哭闹不止，使得父母头疼，所以若能了解婴儿哭闹的原因，并做出正确的回应，婴儿哭闹就能减弱或停止。

◈ 宝宝哭闹是沟通需要

啼哭是宝宝和父母沟通的方式，它意味着宝宝有需求，只要他还在哭，就表明他的需求尚未被满足。这好比一个警报系统，一旦发生异常警报就响，直至您去处理它为止。研究资料显示，婴儿在啼哭的时候，如果立刻有人理会，在他们稍大时反而会哭闹得较少。回应孩子的啼哭并不会使他们养成坏习惯，相反地，父母是在教导他们，使他们知道自己能够成功地与父母沟通，就算父母对他的哭声不明白，抱着他也于事无补，但父母的回应至少令他知道自己没有被人忽视。

因此，回应孩子的哭声并不会宠坏他们，将他们置之不理也不可能使他们学会独立。

孩子每天哭也不会超过 1 小时。回应孩子的哭声并不会使他们哭得更多，恰恰相反，如果母亲能够察觉孩子在吵闹之前所发出的“信号”，并对此做出适当的回应，很多哭闹是可以避免的。回应孩子在啼哭前传达的信息可以使他学会如何有效地沟通，让孩子了解到并不需要哭也能使需求得到满足，就哭得少了。

11. 新生儿洗澡

◈ 物品准备

浴盆（每次使用前冲洗一遍）、水温计（水温为 37 ～ 40 ℃）、纱布浴巾（洗完澡擦身用）、两条小手帕（1 条盖肚子、1 条洗澡）、洗护用品（婴儿专用洗发沐浴露）、抚触油（洗完澡抚触按摩使用）、护臀膏（防止臀部红肿）、婴儿棉签（清理耳郭，鼻孔）、润肤乳（抹脸，抹身体，护肤保湿）、纸尿裤（干净的尿不湿）、换洗衣物（干净的衣服）。

◈ 注意事项

婴儿洗澡要选择合适的时间，吃完奶至少半小时以后才能洗澡，最好在两餐之间，也就是在吃奶后 1 ～ 2 小时进行，防止孩子刚刚吃完奶，洗澡的时候发生溢乳，也避免宝宝闹觉和吐奶。洗澡的时间不建议过长，10 分钟左右就可以。做好充分的准备工作，家里备一个室温计，室温最好选择在 26 ～ 28 ℃，冬天提前开空调，夏天温度适宜只要关好门窗即可，浴霸不要直射宝宝眼睛，洗澡时关掉。水温最好为 37 ～ 40 ℃，每次放水时把水温计放在浴盆里，灵活调节水温，先放冷水再放热水，调节好水温，水量大概是入盆的 1/2 量就可以。夏天每天洗澡，冬天两天洗一次，洗发沐浴用品一周用 2 ～ 3 次，其他时间清水清洗。

◈ 洗澡步骤

用单独小盆里的水给宝宝洗脸，蘸水擦拭，再给宝宝洗头，洗头发的时候一定要保护好孩子的耳朵、眼睛和鼻孔。洗澡时用手把宝宝耳朵盖住，防止进水。抱住宝宝，先把脚放入浴盆划划水，适应一下，再慢慢放进浴盆，用一条手帕盖住小肚子，然后慢慢往身上浇水，从上往下清洗。首先洗颈部，然后再开始洗躯干，躯干部一定要保护好脐部，然后再洗四肢。洗屁股从前往后洗。脖子、腋下、大腿两侧和屁股重点清洗，手指和脚趾缝隙也不要忘记。给孩子洗完澡之后，要及时用干毛巾擦干，以免宝宝受凉感冒。用婴儿棉签轻轻地清理宝宝耳郭和鼻孔，脸上先抹润肤乳，再用抚触油给宝宝全身抚触，脖子、腋下、大腿两侧扒开涂抹，多按摩帮助血液循环，宝宝长得更好、更快。抹上护臀膏，穿好纸尿裤，每次换纸尿裤后都要涂抹护臀膏，避免臀部红肿。换好干净衣服，躺在床上做个排气操。最后用棉柔巾给宝宝擦干净手上的抚触油和残留物，避免口欲期吃到嘴巴里。

12. 新生儿抚触

婴儿与妈妈之间建立最早的行为关系是肢体方面的接触，虽然只是简单的抚摸动作，却能带给婴儿无法言语的安全感和满足感。并且抚触能让新生儿生长得更快一些，智力也会发展得更好一些。很多人也许不相信，但是我们要知道，婴儿受到外界的刺激较少，身体本身比较敏感，并且皮肤是人体接受外界刺激最大的感官，是神经系统的外在感受器。

（1）给宝宝抚触的好处：给宝宝带来安全感；可以刺激宝宝的听觉与视觉神经；促进消化与吸收，缓解肠胀气；让宝宝睡得更好；很好地稳定宝宝情绪；增加亲子时间。

需要注意的是：抚触操最好在给宝宝洗完澡后进行。每次 15 分钟左右，做操之前先给宝宝抹上抚触油，如果在宝宝情绪不好、刚吃饱或饥饿状态下，就不要做操了。

（2）抚触前的准备工作：抚触前准备好纸尿裤和替换衣物，可在宝宝沐浴前后或睡觉前做按摩，房间温度要保持在 28 ℃以上，抚触时间 15 ~ 20 分钟。播放一些欢快、轻松的儿歌，并尽量控制周围环境的噪声。倒一些婴儿抚触油于掌心，并揉搓至发热，使双手温暖。

（3）抚触顺序：头→额头→下巴→胸→肚子→手臂→手掌→腿部→脚掌→背部→臀部。

1）脸部抚触：将适量抚触油倒在手掌中，将双手搓热，从婴儿前额中心处开始，用双手拇指轻轻向上和向外推压。然后在下颌部用双手拇指推压到耳朵旁，画出一个微笑状。做6个节拍。

2）胸部抚触：双手放在宝宝的两侧肋缘，左手向上滑向宝宝右肩，复原。右手以同样方法进行。这个动作可以促进宝宝的呼吸循环。做6个节拍。

3）手臂抚触：用一只手捏住宝宝的胳膊，从上臂到手腕轻轻挤捏，再用拇指从手掌心按摩至指腹。换手，用同样方法进行。

4）腹部抚触：在宝宝腹部以顺时针方向按摩。这个动作可以增强婴儿排泄功能，有助于排气、缓解便秘。做6个节拍。

5）腿部抚触：从宝宝的大腿开始，轻轻挤捏至膝部、小腿，然后按摩脚踝、脚趾。做6个节拍。

6）背部抚触：让宝宝趴在床上（注意宝宝的脸部，使其呼吸顺畅），双手轮流从宝宝颈部开始，沿脊柱向下按摩至骶骨尾部，再用双手指尖轻轻从脊柱向两侧按摩。这个动作可以放松背部肌肉。做6个节拍。

注意：按摩的时候要避开眼周，宝宝趴着按摩背部的同时，还可以练习抬头。

13. 新生儿黄疸监测

黄疸的诊断主要靠血清总胆红素浓度（TSB）的测定，一般采取静脉血或末梢血的方法。无创的经皮胆红素（TcB）检测由于受皮肤薄厚、肤色影响，仅用作筛查和紧急评估。

新生儿黄疸表现为机体的胆红素水平升高，巩膜和皮肤出现黄染现象。这是新生儿期最为常见的表现，特别是出生后第1周内。50%～60%的足月儿和30%的早产儿会出现生理性黄疸。由于胆红素代谢特点所致，正常新生儿有超过80%可出现皮肤黄染，大多数为生理性黄疸、母乳性黄疸，可自行恢复。疾病及某些致病因素使得黄疸长时间不好转甚至加重，需警惕病理性黄疸。

新生儿出生后的胆红素水平是一个动态变化的过程，对于胎龄≥35周的新生儿，当胆红素水平超过95百分位时定义为高胆红素血症，诊断需考虑其出生胎龄、日龄和是否存在高危因素。黄疸既可以是正常发育过程中的常见现象，也可能是某些疾病的表现之一，甚至是首要表现。严重的黄疸还可能与婴儿的神经系统损伤有关。因此，正确认识新生儿黄疸，既不过度恐慌，也不随意忽视，配合医生规范地进行监测、诊断和处理，对于降低新生儿黄疸的风险非常重要。与此同时，继续母乳喂养。黄疸的治疗期间也应持续母乳喂养，除非极少见的医学情况。

新生儿生理性黄疸：足月宝宝出生后 2 ~ 3 天（早产宝宝出生后 3 ~ 5 天）开始出现黄疸，此时黄疸指数不超过 256.5 μmol/L（15.0 mg/dL）即属于可接受范围。

新生儿病理性黄疸：宝宝出生后 24 小时内出现。持续时间长（超过 2 ~ 4 周）并进行性加重。

胆红素值较高或升高快（胆红素每日上升超过 5 mg/dL 或每小时大于 0.5 mg/dL）。黄疸程度重（累及面部、眼睛、躯干、四肢，尤其是手心及足心），一般情况差（精神萎靡、反射减弱、拒食）。症状较轻的黄疸退而复现。

◈ 胆红素的代谢途径

胆红素是血红蛋白和其他血红素的降解产物。血红素加氧酶将血红蛋白转化为胆绿素，胆绿素还原酶将胆绿素还原为胆红素，同时产生等量的一氧化碳。胆红素被转运至血浆并与白蛋白结合，将血胆红素转运至肝脏，通过 Y、Z 蛋白摄取进入肝细胞后，通过尿嘧啶二磷酸葡萄糖醛酸转移酶与葡萄糖醛酸结合，形成结合胆红素。结合胆红素在胆汁中输送至胆囊，并通过大便通道将胆红素排出体外。

◈ 新生儿发生黄疸的原因

新生儿胆红素的生成、代谢、排泌过程的特点，使新生儿容易发生高胆红素血症，这包括三类原因：一是肝细胞负荷增加，新生儿红细胞数量多、寿命短及一部分新生儿出生后溶血加速红细胞的代谢；二是肝脏和肠道胆红素清除能力不足，肝脏胆红素摄取和结合受限；三是胆汁排泄障碍。

（1）肝细胞负荷增加：正常新生儿红细胞的寿命为 70 ~ 90 天，加之红细胞的数量增加，生成肝细胞的胆红素负荷增高。红细胞代谢快是增加新生儿发生高胆红素血症风险的重要临床因素，其中溶血最为重要。新生儿期溶血的原因有许多，但可以概括为3个主要类别：一是红细胞内在的缺陷，包括红细胞膜异常、结构异常或血红蛋白异常；二是免疫介导的溶血性疾病，如常见的ABO血型不合，少见的Rh血型不合引起的同族免疫性溶血；三是溶血的后天获得性原因，包括有多种类别疾病，其可能的溶血机制不完全清楚，但可能如红细胞葡萄糖-6-磷酸脱氢酶（G-6-PD）缺乏症一样，作为诱发溶血的一种因素，如弥散性血管内凝血或血管瘤相关的微血管性溶血和感染。

（2）肝脏胆红素清除减少：肝脏胆红素的摄取不足，在宫内胎儿胆红素通过胎盘清除、代谢，并通过母体肝脏排泄。出生后肝脏血供的氧合降低，肝细胞摄取胆红素的能力还不足。另外，肝细胞膜上转运胆红素等物质的转运载体能够影响胆红素的代谢，也能够导致胆红素清除减慢，引起高胆红素血症。

在母乳喂养的健康婴儿当中，持续母乳喂养，一般在3个月左右，婴儿的黄疸也可以自然消退，这可能与酶活性的成熟有关。

肠肝循环不良、先天性肠道闭锁、肠旋转不良、巨结肠、饥饿和喂养延迟等均可能使胎粪排出延迟，使胆红素在肠道内的重吸收增加。母乳性黄疸也可能使肠肝循环增加。

其他影响肝脏摄取功能的原因还有许多，如胺类和水杨酸类药物、维生素K_3等可与胆红素竞争肝细胞摄取蛋白的结合位点，甲状腺功能低下时，肝脏UGTIAI活性下降，也可能影响肝细胞胆红素的摄取和转运。

（3）胆汁排泄障碍同时伴有肝功能异常：这类病因通常为肝细胞排泄结合胆红素障碍或胆道闭锁，引起高结合胆红素血症，有一些原因可能导致胆红素的排泄障碍，如多种病毒感染引起的新生儿肝炎、极少非溶血性结合胆红素增高症及胆道闭锁等。

14. 米汤营养有限

6个月以内的宝宝，要尽可能母乳喂养，如果采取了各种措施仍然无法实现纯母乳喂养，也应使用配方乳粉作为母乳的补充，而不是米汤，因为米汤的营养无法与母乳和配方乳相比。而且过早（在6个月前）添加辅食还会产生许多不利影响，影响母乳喂养质量，难以满足婴儿营养需求，增加患病危险，造成消化功能紊乱，增加哮喘和其他过敏性疾病的危险等。

母乳喂养是科学的喂养方法。母乳含有宝宝所需的所有营养成分，而且含有丰富的免疫类物质，可以让宝宝慢慢健壮起来，适应生活的环境。所以，除非不得已，新妈妈最好选择母乳喂养。

母乳喂养时宝宝通过触觉和比较模糊的视觉可以增进与妈妈之间的感情。母乳营养丰富，能够增强宝宝抵抗疾病的能力，让宝宝远离过敏和诸多疾病的侵袭，母乳中含有大量免疫物质，具有特殊作用。而且母乳温度适宜，出乳速度合适，能满足宝宝“口欲期”口腔的敏感需求，以缓解宝宝的不适。此外，母乳喂养有利于宝宝牙齿、骨骼的生长。

许多年轻的新妈妈在体验了初为人母的欣喜时，也深知母乳喂养对宝宝身心发育的重要性，非常渴望能成功地给自己的宝宝进行母乳喂养。但在母乳喂养的过程中，许多妈妈也常常担心母乳不足，怕宝宝吃不饱。以下 6 个标准可以帮你判断母乳是否充足：①乳房胀满。②宝宝吃奶时听到吞咽声。听到宝宝吃奶时发出“咕嘟、咕嘟”的吞咽声，说明新妈妈的乳汁充沛，能够满足宝宝的需要。③宝宝吃奶后能安静地入睡。④宝宝体重每个月增长 500 ~ 1000 克。⑤宝宝每日小便在 6 次以上。⑥宝宝大便每日两三次，色黄，质软。

15. 正确冲调配方乳粉，营养有保证

水太烫，营养会丢失。有的家长给宝宝冲调乳粉，习惯用沸水，以为这样溶化得快，其实，这样营养成分会遭到破坏。乳粉的主要成分是油脂、蛋白质、葡萄糖等，这些营养素很容易在高温作用下发生分解、变质。这样宝宝就难以从中获得较为全面的营养。实验证明，当乳粉加热到 60 ~ 80 ℃的时候，其中某些营养成分已经变质。

有些家长认为把乳粉冲得浓浓的，宝宝就能获得更多的营养。其实，“浓缩就是精华”在这儿可不适用。妈妈们如果希望宝宝能获得更多的营养，让宝宝长得更好，那么就需要按包装上标明的配比冲调乳粉。如果乳粉浓度过高，不但会

引起宝宝消化道吸收不良，容易导致脱水，而且长期下去不但会加重发育稚嫩的肾脏的负担，还会引起坏死性小肠炎。当然，冲得太稀也不行，这会导致蛋白质等营养素含量不足，引起营养不良。

矿泉水或纯净水不适合冲调乳粉。矿泉水含有不同的矿物质或者矿物质含量过高，而且这些矿物质不见得都是宝宝发育所需要的，用其冲调乳粉易引发婴儿消化不良或者便秘，增加肾脏负担。纯净水不含有任何矿物质，所以也不适合用来冲调乳粉。经过科学处理的自来水，质量符合标准，煮沸后，放凉至合适温度冲调乳粉是最好的。

六、母乳喂养

1. 乳汁分泌机制

乳汁由乳腺细胞产生。孕中期，乳腺上皮细胞增生速度加快，分化为有分泌能力的泌乳细胞，开始分泌初乳。此阶段，形成腺泡的乳腺上皮细胞之间存在间隙，母亲血液中的成分，尤其是免疫大分子和细胞很容易进入腺泡内，因此初乳中含大量的免疫物质。孕期母亲体内孕激素处于高水平，乳汁不会大量产生。分娩后，胎盘娩出，孕激素急剧下降，泌乳素水平急剧上升，甚至可达到非孕时的20倍，促使乳腺开始大量产生乳汁。

与泌乳相关的两种激素主要有泌乳素和催产素。泌乳素可以作用于乳腺腺泡的分泌细胞，促使乳汁分泌。乳腺腺泡的肌上皮细胞由于催产素的作用收缩，使乳汁分泌到乳腺导管内。乳汁的分泌是一个连续动态的过程，从开始到结束，根据不同的特点分为几个时期。

在孕期，多种激素作用于乳腺上皮细胞，分化为泌乳细胞。细胞之间存在间隙。在此期间，母亲血液中的免疫大分子进入细胞，同时泌乳细胞分泌的乳汁可以通过细胞间隙回到母体血浆当中，有研究通过测量母亲在孕期和产后血浆中α-乳白蛋白的量，来测定孕期乳汁分泌的开始时间，以及产后乳汁大量分泌的时间，研究发现孕16周时，α-乳白蛋白在血浆中的浓度显著增加，孕26周时还有一个小幅度上升，然后趋于平稳增加，一直到足月。产后第3天，无论是否哺乳，血浆中α-乳白蛋白都比孕期足月时增加了10倍以上，但是不哺乳的女性在产后42天血浆中α-乳白蛋白迅速回落。也有研究者通过测定从孕期到产后乳房挤出的乳汁中各种成分的变化来探讨泌乳过程的分期，如乳汁在孕期时，乳糖浓度低，总蛋白高，包括α-乳白蛋白、乳铁蛋白、IgA、IgG及IgM等。产后7天，乳糖浓度增加了3倍，总蛋白含量降低了80%。研究者以乳汁成分是否出现剧烈变化为界限把孕晚期到产后36小时划分为初乳阶段；产后3～5天为过渡阶段；5天后乳汁变成成熟乳汁，为成熟乳汁阶段，通常也认为在这个时期分泌乳汁进入一个稳定阶段。

从孕期到产后大量乳汁分泌这段时间，乳房已经有了一系列的变化，因此可以将泌乳期划分为两个阶段：一是孕晚期，少量乳汁分泌期；二是分娩后，大量乳汁分泌期。也称为泌乳Ⅰ期和泌乳Ⅱ期，泌乳Ⅱ期又被称为泌乳起始期。乳腺上皮细胞在孕期成为泌乳细胞，就具备了分泌乳汁成分的能力，并在孕中期就开始分泌初乳，到产后乳汁快速大量分泌，这是一个动态连续的过程。

泌乳Ⅰ期被称为“泌乳分化期”、泌乳Ⅱ期被称为“泌乳活跃期”。

泌乳准备期：怀孕期和哺乳期是女性乳房再次发育的重要时期。女性一旦怀孕，她的体内经历着复杂的内分泌变化，雌激素、孕激素、泌乳素等协同作用，使乳腺组织再度发育，包括乳腺腺泡和导管。乳头变得更加凸出，乳晕颜色由浅变深，乳房表面可以看到条索状青色静脉。很多女性在孕早期，就感到乳房胀满；但也有女性感觉不明显，甚至没有感觉。还有些女性发现，原先比较扁平的乳头，在怀孕后会较凸出。在孕期乳房的改变存在个体差异，一些女性孕期自我感觉和乳房外观变化不大，她们也能成功进行母乳喂养。因此，孕期对乳房变化的自我感受不能用于预测乳汁产量和母乳喂养结局。

泌乳Ⅰ期：从孕中期开始到产后2天。乳腺细胞在孕16周就已具备合成乳汁的能力。由于孕期维持妊娠的需要，孕激素的高水平状态抑制了泌乳素的作用，并不会有大量乳汁分泌。少数孕妇从孕16周开始发现乳头上有少量液体渗出，或者能够看到干燥后的分泌物结痂，有些孕妇在孕26周后有较多的分泌物出现。如果孕妇对乳头分泌物感到紧张，应告知其这是正常现象。

从孕中期开始，乳房就具备了泌乳的功能，初乳已经存在于乳房中，为分娩后立即哺乳做好了准备。乳腺细胞在此阶段存在间隙，初乳中含有从母亲血液中带来的大量免疫活性物质和细胞。因此，产后早期哺乳的免疫保护意义大于营养需求，这符合人类新生儿生理特点，对所有婴儿都非常重要，对早产儿更是生存的关键。

泌乳Ⅰ期持续到产后1～2天，产妇此时泌乳量不大，乳房没有十分充盈，有利于新生儿吮吸，是建立母乳喂养关系的最佳时间。

泌乳Ⅱ期：产后胎盘娩出，泌乳Ⅱ期开始发挥作用。乳腺细胞间隙关闭，乳汁大量分泌。泌乳Ⅱ期的开始和内分泌密切相关。此期血浆中孕激素水平大大下降，泌乳素维持高水平状态，乳腺细胞活跃分泌。自泌乳Ⅱ期开始，有两个明显的变化，首先是泌乳量，水分大量进入乳腺腺泡，使乳汁量增加。泌乳细胞间隙闭合，连接变得更加紧密，乳房进入大量产乳期，母亲会感到乳房温热胀满，乳汁溢出，通常经产妇乳房胀满感比初产妇的感觉要早。要知道，产后乳房并不会马上分泌大量乳汁，泌乳Ⅱ期的开始，到母亲感受到大量乳汁的分泌需要一定的时间。这是正常的泌乳生理，也符合新生儿出生后的需要，不能视为泌乳不足。

产后乳房开始分泌大量乳汁的时间和婴儿是否频繁吸吮有着密切的关系。在婴儿吸吮不佳时，母亲乳房表现出乳汁分泌不足。临床观察也发现，如果婴儿在出生后立即开始母乳喂养，并且能有效地频繁吸吮母亲乳房，母亲约在 48 小时之内能感觉到乳房充盈。

经充分母乳喂养后，婴儿未从乳房获得足够的乳汁，也没有乳汁大量分泌，应与专科医生配合，寻找原因。母亲主要为内分泌方面的原因，如胎盘残留导致产后高水平的孕激素，脑垂体损伤导致泌乳素水平低下，以及其他影响泌乳的因素，如糖尿病、多囊卵巢、高雄激素、肥胖等。

假如母亲存在乳腺组织不足，比如先天乳腺发育不良，或者缩乳术后乳腺腺体数量减少、乳房结构改变等，尽管泌乳Ⅱ期可以正常开始，但因本身乳腺的原因，也会表现出无法产生大量的乳汁。

一些没有明显内分泌和乳腺问题的母亲，可能在产后 3 天后仍无大量乳汁分泌的表现，婴儿表现出母乳摄入不足。也有可能是婴儿或母亲或双方共同原因导致的，如婴儿吮吸问题（先天性疾病、早产儿等）、哺乳次数和时间不足、母婴分离等。

产后胎盘娩出后，孕激素快速下降，乳房有大量乳汁的分泌，每个母亲所需的时间大不相同。

判定“泌乳Ⅱ期”推迟的指标包括：有无乳房肿胀、充盈及发紧的感觉，有无乳汁渗漏，以及乳汁颜色变化等。母亲对乳房变化的感觉是一种主观感受，而非客观临床指标。每个母亲的感觉并非相同，在正常的母乳喂养关系中，也并不是所有母亲都能感觉到乳房肿胀和充盈。如果婴儿吸吮良好，并且频繁吸吮，母亲的乳房肿胀感较轻。母亲乳汁渗漏的情况也可能在分娩2周以后才有感知。仅仅依靠母亲的主观感知而判定泌乳Ⅱ期是否推迟可能会有误判。

对于存在泌乳Ⅱ期推迟的母亲，需针对原因进行治疗，比如去除残留的胎盘。对一些慢性的内分泌疾病，需由专业医生进行诊断与治疗。若影响母亲乳汁分泌的内分泌疾病或者泌乳的因素能得到很好控制，比如糖尿病，母乳喂养也能得以持续。与此同时，应密切关注婴儿，确保足够乳汁的摄入，必须配合儿科医生制订喂养计划并坚持实施。

泌乳Ⅲ期：泌乳Ⅱ期之后，乳汁量从急剧上升变为缓慢增加达到平稳状态，这个时期为泌乳Ⅲ期。有研究者认为泌乳期开始于产后9天内，也有人认为开始于产后5天。泌乳Ⅲ期整个过程可持续到最后一次喂养。

从泌乳Ⅱ期开始到进入泌乳Ⅲ期，婴儿的摄入量也会明显增加。足月儿出生后第一个24小时摄入总量小于100毫升，出生后36小时迅速上升，到第4天每日平均摄入量大约500毫升，第5～6天增加到每日大约550毫升，第6～7天增加到（511±209.2）毫升。婴儿在出生后的摄入量与母亲乳房在产后经历的泌乳变化相匹配。

在泌乳Ⅲ期，乳汁的分泌从主要由内分泌控制转为自分泌调节，这称为乳汁的生成量由乳汁的移出量所决定。这个时期又被称为乳量的维持期。有很多研究者认为，这个时期乳汁合成的影响因素主要有以下两个。

第一个影响因素为泌乳反馈抑制因子。研究观察到乳汁的生成与移出量（比如婴儿的吸吮）密切相关。如一位母亲每6小时才哺乳一次，她的乳汁合成速度比每90分钟就哺乳一次的女性要低。泌乳反馈抑制因子是乳汁中的一种复合物，其作用是调节乳汁的产生。如果乳房中乳汁没有得到及时排空，乳房胀满，则乳腺细胞中的乳汁生成抑制素增加，乳汁量下降；如果乳房中的乳汁频繁地被移出，乳汁生成抑制素减少，加速乳房中乳汁合成。

第二个影响因素为泌乳素受体。泌乳素受体与泌乳素结合，使泌乳细胞分泌乳汁。如果乳汁移出不及时，细胞间的压力增加，使细胞变形，阻碍了泌乳素受体和泌乳素的结合，从而使乳汁分泌减少。有研究认为早期频繁吸吮可以刺激乳腺中泌乳素受体的增加，可结合更多泌乳素，使泌乳细胞产出更多乳汁。还有研究对比了初产妇和经产妇血清泌乳素水平和乳汁产量，认为经产妇曾有过哺乳经历，泌乳素受体形成更多，即使泌乳素水平较低，也会产出更多乳汁。

评估婴儿摄入量和母乳喂养关系须判断母亲泌乳情况。有研究使用哺乳前后婴儿的体重差来估计婴儿母乳量的摄入，这个方法考虑到婴儿的摄入。此外，还需观察婴儿的生理性体重下降与恢复、大小便、婴儿吸吮吞咽等情况。

泌乳Ⅲ期开始之后，乳汁量慢慢增加，足月时平均每天约 750 毫升，此后趋于稳定，产后 5 个月平均每天约 850 毫升。同一时期，不同母亲之间乳量的个体差异非常大，有研究发现，产后 1 ~ 6 个月母亲乳汁分泌范围为 453 ~ 1397 毫升。婴儿摄入奶量的增加并不是迅速的，从出生第 1 天到满月增加较快，满月到 6 个月时仅有缓慢增加，然后随着辅食添加，产乳量逐渐下降。具体到个体，也有非常大的差异。从母乳喂养的角度来看，母乳喂养婴儿无法知晓准确毫升数，因此与母亲进行交流时，应避免简单的数字化理论，这会使母亲焦虑。应告诉母亲可执行正常的母乳喂养行为，比如，按照婴儿的提示哺乳，母亲能频繁并舒适地母乳喂养，每次哺乳婴儿吮吸时间不限。同时让母亲观察婴儿吮吸时的表现，如观察婴儿吮吸和听吞咽声，以及生长发育及大小便等，来确保婴儿摄入足够的乳量。随着母乳喂养的进展，母亲会熟悉婴儿的表现，能很自信地感知婴儿的母乳喂养情况。

复旧期：指分泌乳汁的乳腺上皮细胞因为离乳而变得多余从而凋亡，然后被脂肪细胞取代的过程。

人们尚不清楚何时启动多余乳腺细胞的凋亡。在对离乳期乳汁成分的研究中发现，当泌乳量大于每天 400 毫升时，乳汁中的乳糖、蛋白质、氯离子、钠离子等浓度无明显变化，低于这个泌乳量后，乳腺细胞间隙重新打开，乳糖浓度逐渐下降，蛋白质、氯离子、钠离子明显增加。

有研究发现动物的乳腺在停止哺乳 7 天后会吸收多余乳汁并完全停止泌乳，而人类乳腺泌乳功能持续比较长，哺乳中断 42 天以后，还有分泌功能。在现实中，也确实有案例在停止哺乳几周，甚至几个月之后仍可以再次泌乳。

尽管有人把复旧期定义为最后一次哺乳之后40天，但乳腺细胞的凋亡可能在这之前就启动了。而母亲经历哺乳，即使乳房外观可恢复至孕前状态，其乳房内部也回不到未怀孕哺乳之前的状态。

一些女性在停止哺乳后1年以上仍发现有少量乳汁分泌。大多数情况下为正常现象，建议不要挤压乳房，否则会让乳房认为仍有“婴儿吮吸”而持续泌乳。必要时需找专业的乳腺或内分泌医生进行检查。

2. 初乳的秘密

准备哺育母乳的机制本身就是一个奇迹，从怀孕的初期到胚胎期，也就是最初的大概3个月时间，产奶的“工厂”就已经准备就绪了！胎盘在子宫内生长的时候会产生荷尔蒙，阻止乳房分泌乳汁，只有当婴儿出生，胎盘娩出，乳房才会接收到婴儿吮吸的刺激而迅速地开始分泌乳汁，怀孕期也许会出现几滴母乳，但是真正的泌乳工作是需要母子共同配合的。母乳的成分并不是从新生儿出生的那一刻起都是相同的，大自然顾忌到新生儿在产后4 ~ 5天之内的需要和往后的日子不同，因此供应不同的母乳给新生儿。刚开始几天的母乳称为初乳，这个特殊的食物是为刚出生的生命而准备的。

初乳对于新生儿来说不仅仅是食物，还有很多有益之处。首先，初乳中有大量的生长因子，对新生儿胃肠道上皮细胞生长有促进作用，使肝脏和其他组织的上皮细胞迅速发育，参与胃液酸碱度的调节。其次，初乳内有的蛋白质比正常组织多5倍，尤其是含有比乳汁更为丰富的免疫球蛋白、乳铁蛋白、生长因子，还有巨噬细胞、中性粒细胞、淋巴细胞等，这些物质都可以有效地防止感染和增强免疫功能。再次，初乳可以促进脂类的排泄，减少新生儿黄疸的发生，其中分泌型IgA可以像油漆一般，覆盖在宝宝未成熟的呼吸道和消化道的黏膜表面，防止细菌感染，增强宝宝的免疫力。最后，以母乳为食物的婴儿常常是不容易得病的。

初乳中脂肪含量较低，更容易消化，但是脂肪含量会逐渐增加，并且促进胆汁和胰液的分泌，协助肠内的消化和吸收。

初乳中的蛋白质含量非常丰富，是一般乳汁的7倍，附在蛋白质内的抗体能够帮助新生儿抵抗病原体的入侵。虽然新生儿已经在母亲怀孕的最后两个月从母体内获得了很多抗体，但是如果婴儿没有继续每天吸收足量的母乳，那么这些抗体无法保护新生儿太久。

初乳对孩子的健康有非常重大的意义，另外也要记住蛋白质结晶氨基酸只出现在母乳中，而结晶氨基酸对神经系统的发育具有特殊的重要性，所有的这些因素都反映了人类母乳在生命初期的重要性，遵循大自然的计划，我们会发现健康的秘密。

3. 与哺乳相关的主要激素

（1）孕激素：在整个孕期，孕激素都维持较高水平。孕期孕妇体内高水平的孕激素能够抑制泌乳素的分泌，阻碍乳腺细胞大量泌乳。产后胎盘娩出，孕激素快速下降，使得泌乳素水平上升，触发泌乳Ⅱ期的开始。孕激素在产后前 4 天会下降至原来的 1/10。

（2）泌乳素：泌乳素是由垂体前叶分泌的一种肽类激素，对启动和维持泌乳至关重要。孕期泌乳素水平有所上升，从非孕期的 10 ～ 20 ng/mL，到临近足月分娩时的 200 ～ 400 ng/mL。孕期乳腺腺泡和乳腺小叶分化和成熟，但其水平不足以让女性的乳房在孕期分泌大量的乳汁。直至产后，胎盘娩出，孕激素急速下降，解除了抑制泌乳素的分泌，泌乳素在 24 小时内脉冲式分泌 7 ～ 20 次，在产后血浆泌乳素水平会持续上升，它的脉冲式上升和下降与乳头受到刺激的强度、频率和持续时间有关。宝宝频繁的吮吸会使母亲血浆中的泌乳素水平成倍增长，大约在产后 45 分钟后达到最高。有研究者发现如果对乳头使用利多卡因麻痹，则母亲血浆中泌乳素浓度不会上升。在有乳房手术史的患者中，如果乳头感觉神经受损，就有可能使得母亲的泌乳受到影响。

当乳汁分泌进入稳定阶段，随着哺乳期的进展，泌乳素水平会逐渐下降。此时乳汁的移出量是乳汁生成量的关键因素，婴儿吮吸越多，乳汁移出越多，乳汁生成就会越多。但是如果母亲持续哺乳，泌乳素的水平仍高于不哺乳的女性。需要注意的是，在这个时期的哺乳期女性当中，泌乳素水平的高低并不能完全决定乳汁量的多少，增加移出量比提升泌乳素水平对乳汁量的增加更有效。泌乳素水平与乳房的胀满度无关，吸烟会使母亲体内泌乳素水平下降，动物实验研究表明，大量酒精可能导致泌乳素对吮吸的应答降低，催产素释放也减弱，从而影响乳汁量。母亲焦虑、情绪低落、缺乏自信，泌乳素水平会降低。

（3）催产素：又称缩宫素，在泌乳过程中"扮演"着重要的角色。婴儿的吸吮会激发催产素的分泌。催产素作用于乳腺腺泡的肌上皮细胞，肌上皮细胞收缩，引发喷乳反射。许多女性会在喷乳反射发生的同时，感到温暖、口渴、乳房酥麻感。经影像学 B 超检查发现，喷乳反射时，乳腺导管扩张，乳汁喷出。乳汁分泌进入稳定阶段后，每一次哺乳可能会有多个喷乳反射。研究发现 88% 的女性能感到第一次喷乳反射，随后的喷乳反射则无感觉。

催产素的分泌也呈脉冲式。在乳头受到刺激后的 1 分钟，催产素水平上升，在停止乳头刺激后的 6 分钟，催产素降到基线水平。这种脉冲式的分泌，在母亲的每次哺乳中均会出现。当吸吮次数减少，母亲体内的催产素水平也会下降。

催产素还能促进母亲子宫收缩，对母亲产后出血有预防作用。有些母亲在哺乳时，小腹会有轻微的疼痛感。母亲想到婴儿，或者听到婴儿的啼哭，体内催产素就可能升高，引发喷乳反射。剖宫产术后、经历分娩期压力等情况，催产素分泌会减少。帮助母亲增加自信，使其获得放松而自然的状态，与婴儿紧密接触，有助于催产素的分泌。母乳喂养能在一定程度上降低产妇发生产后抑郁症的风险，其机制或许与催产素的分泌带来的良好感觉有关。

（4）其他激素：在哺乳期，许多激素在泌乳方面共同发挥着作用，如生长激素、胰岛素在乳腺导管发育中发挥着作用，糖皮质激素和甲状腺激素对乳汁分泌也很重要。

乳房泌乳是一个连续的过程，从怀孕开始到哺乳结束，乳房经历了一系列的变化。泌乳的启动和持续，不仅取决于母亲内分泌的变化，也取决于外界条件，如宝宝的吮吸、乳汁的溢出、母乳喂养频次等。因此，不能单凭未怀孕或孕期女性乳房的外观、产后是否有乳汁、是否有乳房胀满感在某一个时间点出现，来判断该女性的泌乳能力及将来能否母乳喂养成功。

乳房在孕期和哺乳期的发育及泌乳，其最根本的目的是产生乳汁喂养婴儿。

而婴儿出生后摄取母乳的能力，以及母婴之间母乳喂养关系的建立，对母亲的泌乳非常重要。因此，在评判母亲泌乳功能的时候，不仅要考虑泌乳各个时期的特点，同时要观察婴儿摄入的表现，以及母亲和婴儿是否密切接触、是否频繁哺乳、母乳喂养关系是否正常。

人类对泌乳还有很多未知的问题，需要进一步研究。作为支持母乳喂养的专业人员，结合可观察到的人类泌乳特点，可对母亲进行适当的宣教，鼓励母亲产后尽早开始哺乳，并且按照婴儿的提示和需要进行哺乳，缓解母亲的疑虑，增强其母乳喂养的信心。

4. 乳汁分泌的原理

要想让乳汁分泌增加，我们首先得知道乳汁分泌的原理，了解分泌原理之后，针对自己的情况来改变，逐步实现纯母乳喂养。

宝宝在吃奶的过程中，衔乳不仅仅是含接乳头，而是深入地含接住乳晕的大部分，通过舌头裹住乳房来吸吮，在不断地吸吮过程中刺激奶阵，乳汁就会从宝宝口腔通过食管进入肠胃。所以得先由宝宝吸吮刺激，乳头感受到宝宝的刺激以后，才能反射性地引起乳腺组织中腺泡和细小导管周围的平滑肌收缩，腺泡被挤入乳腺导管，接着大导管和腺泡的平滑肌收缩，乳头括约肌放松，于是乳汁被排出体外。

（1）荷尔蒙效应：宝宝在吮吸乳头时，刺激传递到脑垂体，产生一种名为泌乳素和催产素的荷尔蒙。催产素促进乳汁分泌，而输乳管中的催产素发挥了促进母乳释放的功能。

宝宝吸吮乳头的时候，就会分泌母乳。宝宝和妈妈都是新手，所以刚开始哺乳的时候可能会比较麻烦。不过，经过反复哺乳，妈妈和宝宝就会逐渐熟练，互相配合。

（2）乳汁分泌机制：泌乳对于产妇来说是正常的生理反射，青春期在雌激素和孕激素的作用下，乳腺已经开始发育。怀孕以后，体内的雌激素水平进一步增高，再协同脑垂体激素，乳腺发育越发明显。到了孕晚期，乳腺的分泌细胞就已经具备分泌功能，所以有些孕妇在妊娠晚期就开始有少量乳汁分泌。胎儿娩出后，促进乳汁分泌的泌乳素、促肾上腺皮质激素、生长激素等作用于乳腺，就引起了乳汁分泌。但是充足的乳汁分泌还有赖于婴儿对乳头的刺激，并且乳房越是排空，乳汁分泌越多。因此产后要求早吸吮，并且每次哺乳都要求把两个乳房吸空，以促进更多的乳汁分泌。

泌乳素是脑垂体分泌的一种激素。正常情况是在怀孕后期泌乳素分泌量开始逐渐增加，特别是分娩后哺乳期内泌乳素分泌量最高，可以促使乳房变大，为分娩后给宝宝哺乳做准备。孕后期和产后妇女出现泌乳素增加，属于正常生理现象。

5. 人类乳汁的特异性

人类婴儿与其他哺乳动物的幼崽不同，其脑部发育较身体其他系统快速。人类婴儿的脑容量出生时大约是成人的 1/3；在出生后 90 天迅速增加，达到成人脑容量的一半；到两岁时，就能达到成人脑容量的 80% ~ 90%，大脑灰质、白质、侧脑室、小脑等结构在前两年的发育极为活跃。可见人类在婴儿时期的大脑发育是非常迅速且重要的。

人乳中已鉴定的成分超过千余种，不但能给婴儿提供必需的营养，同时具有很好的生物活性。大量数据表明，母乳中的营养素在数量、比例及生物活性等方面，与婴儿的生理发育及生长需要均相适应，它们在维持新生儿的健康方面极为重要。所以，人类的乳汁是一种十分独特、具有物种专一性、成分非常复杂的营养液体，许多成分具有多重角色，恰到好处的比例互相影响，以达到最有效率的消化与吸收、最佳的生物利用率。可以说，母乳是人类婴儿最完美的营养来源。

母乳喂养儿的基础代谢率、心率、直肠温度比较低，所需要的热量少，人类乳汁富含各类营养物质，它的平均热量是 65 kcal/dL，是婴儿营养来源的“金标准”。随着月龄的增长，母乳利用效率持续提高，如消化相同容量的乳汁，婴儿（每千克体重）所需能量持续降低，到第 8 个月时，母乳喂养婴儿比配方乳喂养的婴儿少消耗共计 30 000 千卡的热量。而配方乳喂养，因其没有母乳这样的高利用率，婴儿消耗的热量更多，也因此需要摄入更多的配方乳。

乳汁的平均胃半排空时间（48 分钟）要比配方乳的胃半排空时间（78 分钟）快得多，因此，人类婴儿的喂养方式具有“少食多餐”的特点，这与人类乳汁分泌的特点相适应，符合人类进食模式。

6. 母乳的营养成分

母乳喂养的新手妈妈都会或多或少经历初始阶段的各种困难。母乳喂养是一件需要恒心、耐心和信心的事情，只有了解了母乳喂养的好处，出于一切为了宝宝的健康成长的愿望，才能有动力让我们成功哺乳。

首先，来看看母乳中到底都含有哪些营养成分（表 6–1）？

表 6–1　母乳和牛奶营养成分对比表

营养成分	母乳	牛奶
钙	钙磷比例恰当，为 2 ∶ 1，钙含量比牛奶低	含量高于母乳，但吸收率低
磷	适合	磷含量过高，妨碍钙的吸收
铁	含量接近，母乳中铁的吸收率可高达 50%，远高于牛奶	含量接近，但牛奶中铁的吸收率低于母乳
铜	含有丰富的铜	
锌	母乳喂养可以增加锌的吸收率，达到 59.2%	吸收率仅为 42%

（1）蛋白质：虽然母乳中蛋白质的含量不及牛奶，但是母乳中蛋白质是以易于宝宝消化吸收的乳清蛋白为主。母乳在婴儿的胃里形成更软的凝乳，能很快被人体所吸收。牛奶中的蛋白质大约有一半被当作废物排出体外。同样，母乳喂养的婴儿对铁和锌也吸收得更好。

◈ 乳清蛋白与酪蛋白之间的比例

在乳清蛋白中，母乳中以 α – 乳清蛋白为主，易于消化吸收，且氨基酸组成平衡。而且人乳蛋白中含有特别丰富的免疫活性蛋白，这些免疫物质有抵抗肠道及呼吸道等疾病的作用，而且它们不受胃液及消化过程的破坏，可以直接进入人体。

（2）脂类：母乳中含有丰富的脂肪，不仅数量多，而且种类丰富。脂肪中的长链多为不饱和脂肪酸，以DHA和二十碳四烯酸（ARA）为代表，对宝宝的神经系统（包括大脑、眼睛等）和免疫系统发育非常有利。同时，母乳中还含有一种脂肪酶，可以帮助宝宝消化脂肪，使宝宝从脂肪中获得更多的能量，而不至于让脂肪随粪便排出。而配方乳中不含有这种脂肪酶，所以大量的脂肪无法被肠胃吸收，随粪便排出体外，这也是为什么人工喂养宝宝的便便气味比母乳喂养的宝宝的便便气味难闻许多的原因。

（3）胆固醇：母乳中含有的天然胆固醇，对宝宝大脑和神经系统的发育，以及维生素D的合成是必不可少的。

（4）乳糖：母乳中乳糖的含量远远高于配方乳。乳糖可促进宝宝体内双歧杆菌的生长，抑制大肠杆菌滋生，从而增强胃肠抵抗力。同时，乳糖分解是个逐渐的过程，这样可以保证宝宝在两餐之间能够基本均匀地获得能量。

（5）维生素和矿物质：虽然母乳和配方乳中维生素和矿物质的含量差别不大，甚至配方乳的营养成分表看起来好像还要更全面一些，但实际上，母乳中这些营养成分的吸收效果要比配方乳更好。母乳中钙、磷的比例为2∶1，易于吸收，对佝偻病的防治有一定作用。而牛奶中钙、磷的比例为1∶2，不易吸收。母乳中锌的吸收率可达59.2%，而牛奶的吸收率仅为42%。母乳中铁的吸收率为45%~75%，而牛奶中铁的吸收率为13%。此外，母乳中还含有丰富的铜，对婴儿娇嫩的心血管有很大的保护作用。

（6）氨基酸：母乳中牛磺酸含量较牛奶中多。牛磺酸与胆汁酸结合，在消化过程中起重要作用，它可以维持细胞的稳定性。

母乳的营养成分更适合宝宝。母乳中含有超过300种营养成分，而奶粉中只有60多种，并且母乳的成分随着时间的变化而变化。配方乳的一段、二段、三段正是模拟母乳而来。母乳中含有的蛋白、低聚糖、细胞因子、生长因子等活性物质及菌群，能够帮助孩子建立一个稳定且健康的肠道菌群环境。而健康的肠道菌群能够预防很多疾病，比如过敏、哮喘、消化不良、肥胖和营养不良等。母乳喂养使婴儿能够得到满足感和安全感，帮助建立亲密的亲子关系，有益于儿童的身体健康，还可能促进智力的发育。

如果能够母乳喂养宝宝，就尽量使用母乳喂养。母乳对宝宝有许多好处，它可以保护宝宝免受各种常见和罕见的儿童早期疾病的侵害。通常，医生建议宝宝母乳喂养直到1周岁以上，可能这并不是对每个母亲都合适，但如果它适合自己，那么母乳可能就是宝宝出生后前6个月所需的唯一食物。

母乳更好的四点原因是：

（1）母乳是一种“定制”混合物，每个物种的母乳都适合自己的下一代。母乳含有宝宝所需要的脂肪、糖、水、蛋白质和矿物质，这也是为什么它很容易被宝宝消化的原因。

（2）母乳对于早产儿更加重要。在消化系统完全发育之前出生的婴儿，更容易在出生以后出现健康问题。母乳喂养的婴儿发生湿疹、腹泻和呕吐、呼吸道感染、坏死性小肠结肠炎、2型糖尿病、过敏、哮喘等病症的概率较低。

（3）母乳是天然的“智能食品”。母乳中的激素和抗体会随着宝宝的需要而发生变化，以适应宝宝的成长所需。

（4）母乳还含有多种激素和免疫因子，如益生元低聚糖，可以促进肠道中益生菌的生长。母乳喂养的婴儿与配方乳喂养的婴儿相比较，出现腹泻的概率更小。

7. 宝宝是最好的开奶师

不少新妈妈刚生完宝宝，宝宝还没有出院的时候，就会收到很多关于开奶、催乳的小广告或者名片，这让很多新妈妈心动不已，跃跃欲试。其实，真正有效的专业催乳手法是无痛且舒适的，那种按摩后感觉特别疼的手法会对乳房造成伤害，如果新妈妈有必要请专业催乳师来催乳，最好直接找医院的医护人员或者有资质的催乳师来给自己开奶。

大部分新妈妈都可以靠宝宝的吮吸来开奶，虽然生产后最初几天，新妈妈的乳腺大部分不通畅，借助吸奶器的帮忙也很难下奶，但是通过宝宝频繁的吸吮就能将乳腺疏通。

很多新妈妈都反映开奶特别疼，甚至比顺产还疼。这有可能是因为她们是用吸奶器来开奶的，吸奶器是局部用力，操作不正确的话，也会让新妈妈感觉特别疼。如果新妈妈选择了开奶师来开奶，开奶师手法不正确的话，也会让新妈妈本来就肿痛的乳房感到更加剧烈的疼痛。

新妈妈可以在家用手给自己勤做按摩，每天进行一两次乳房按摩，这样有助于开奶。不过要注意方法及按揉力度，避免因为用力不当引起乳腺堵塞或因为按摩位置、力度不对，导致按摩无效。

8. 怎样开奶，新妈妈能远离疼痛

（1）要吃好，但不是大补。新妈妈应当多吃新鲜的蔬菜与水果，以保证营养，但切记不要在生完宝宝后马上进补那些下奶的汤汤水水，否则容易胀奶，还会堵塞乳腺导管。

（2）两侧乳房都要喂。有些宝宝食量较小，吃一侧乳房就饱了，新妈妈可用吸奶器将另一侧乳房中的乳汁吸出。

（3）用吸奶器帮助吸奶。产后新妈妈的乳汁会逐渐增多，如果是母婴分离的情况，就要用吸奶器吸奶，以免胀奶。

（4）让宝宝频繁吮吸。宝宝的吮吸动作可刺激新妈妈引起泌乳反射。

（5）吸空乳房。每次哺乳都要让宝宝充分吸空乳房，这有利于乳汁的再生。

（6）产后让宝宝衔乳头吮吸也是大有益的。也许，宝宝暂时吃不到乳汁，但是宝宝吮吸的次数越多，乳汁量就会越充足。

◈ 顺产新妈妈开奶前的饮食

顺产新妈妈应该吃一些清淡、易消化的食物；如果在分娩时会阴侧切的伤口不大，也不严重，同时身体恢复快，并能很快感觉到饥饿的话，建议先吃粥、鸡蛋来补充营养，然后慢慢恢复正常饮食，吃一些催乳的食物。

◈ 剖宫产新妈妈开奶前的饮食

剖宫产的新妈妈在分娩后可饮用一些排气类的汤来增加肠蠕动，促进排气，减少腹胀，同时还能给身体补充水分。宜吃一些软、烂、易消化的流质食物，半流质食物在排气后再食用。之后再逐步恢复正常饮食。

◈ **了解开奶，避免不适**

首先，开奶需要做有规律的一挤一放的动作，指腹向乳头方向滚动，同时将手指的压力从中指移动到食指，将乳汁推挤出来。不要挤压乳头，因为挤压或拉伸乳头并不会促使乳汁流出。

其次，将手指放在正确的位置上，并有节奏地重复按压、推挤，刚开始不会有乳汁流出，但挤压几次后，乳汁会慢慢滴出。当射乳反射开始，乳汁就会似泉水一样涌出。

◈ **刚开奶的新妈妈要注意避免乳头受伤**

刚刚开奶的新妈妈，乳量不是很多，乳头比较娇嫩。如果宝宝衔乳头的方式不对，就会引起乳头受伤。哺乳时应让宝宝含住乳头和大部分乳晕而不是仅仅含住乳头。

如果乳头有破损、皲裂或流血的症状，可以用手把乳汁挤出来或者用吸奶器吸出来喂宝宝，也可以戴上乳头保护器后再喂宝宝。

◈ **开奶后注意预防乳房胀痛**

乳房胀痛常见于产后 1 周。这时候乳汁的分泌超出初生宝宝的需求，新妈妈可能一夜之间乳房胀大了很多，还坚硬如铁，会感觉乳房沉重、发热、不舒服，甚至疼痛。持续的胀奶会影响泌乳，所以我们必须采取措施减轻乳房肿胀：白天、黑夜都坚持喂奶；放弃奶瓶、安抚奶嘴；确认宝宝以正确的方式衔乳；手动辅助宝宝吮吸乳房的乳汁；两次哺乳间用土豆片敷乳房。

◈ **只要坚持，就会开奶成功**

成功的母乳喂养不是一朝一夕的事，新妈妈需要耐心坚持。一般来说，新妈妈和宝宝不会在第 1 天就能够顺利地建立成功的母乳喂养关系。成功泌乳一般需要 3 ~ 7 天的时间来磨合，在这个最痛的泌乳阶段，新妈妈需要勇敢地克服困难，坚持就是胜利。需要提醒新妈妈的是，如果分娩过程不是很顺利，下奶的过程可能会比较缓慢。新妈妈一定不要着急，平稳的心境才能保证乳汁的质和量。

◈ **开奶不及时，容易引发乳腺炎**

如果新妈妈没有及早开奶，乳腺导管不通畅，就很可能引发乳腺炎，严重的还会发展成乳房感染。如果出现下列症状，新妈妈就要提高警惕了。

乳房出现红块，感觉乳房有硬块，一碰就疼；浑身酸疼且疲倦，发低热（低于 38.4 ℃）。这时候新妈妈可以按照下面的方法进行处理：继续进行母乳喂养，每天 8 ~ 12 次；将乳房剩余的乳汁用吸奶器吸出来或用手挤出来；注意休息，大量饮水，保持清淡饮食，增加维生素 C 的摄入；不哺乳的时候，用手按揉乳房的硬块部位，挤出肿块中的乳汁；在医生指导下服用消炎药。如果情况没有好转，或者忽然高热，就需要去看医生了。

9. 哺乳初体验

就像大多数妈妈说的那样，你无法预知宝宝何时出生。大多数宝宝并不是在预产期出生的，每一个宝宝出生时的情况也不尽相同。产妇的分娩情况差别也很大。一些产妇分娩过程会持续数小时，而另一些产妇很快就分娩。在分娩后大部分产妇最关注的事就是母乳喂养。早期的母乳喂养会为妈妈接下来的几个月，甚至几年的母乳喂养打好基础。

情况允许时，你可以在分娩后将宝宝放在你的肚子上，这样便可在宝宝出生后 1 小时内就开始哺乳，以充分利用宝宝的吮吸。在和妈妈进行亲密接触时，宝宝不需要特殊帮助就可以准确衔乳。

产后立即哺乳也会刺激子宫收缩，使其恢复到怀孕前的状态，从而减少发生产后出血的可能。

产后立即哺乳可以加快乳汁分泌，刺激宝宝吮吸的自然本能。如果分娩的过程比较正常、顺利，也就是说宝宝除了擦干身体和保暖之外，不需要其他特殊的医学处理，还是比较容易马上开始哺乳。这时让宝宝接触到乳房，可以帮助宝宝更好地激发他衔乳和吮吸的本能。

初次哺乳也很重要，因为它是建立母乳喂养关系的第一步。无论你提前做了多么充分的准备，第一次哺乳时还是会有一些手足无措。在宝宝的舌头接触到乳头时，或在宝宝衔乳时感觉或许与想象中的不太一样，也会对抱孩子的方法是否正确、宝宝的衔乳姿势是否正确等问题产生一系列疑问。没准还会觉得护士们的帮助妨碍哺乳，在满是陌生人的屋子里哺乳有点儿难为情……所有这些感觉对新手妈妈来说都是正常的，新手妈妈和刚出生的宝宝之间需要了解和适应，与其他一些技能类似，哺乳也是熟能生巧。如果宝宝早产、生病或身体状况很差，或剖宫产手术后麻醉药物仍在起作用，就应推迟哺乳时间。虽然不能哺乳，但妈妈可以在此期间熟悉宝宝。如果妈妈在分娩时难产，应在宝宝出生后尽快寻求医护人员的帮助，以便哺乳可以顺利进行。

为了避免之后可能出现的问题，妈妈和宝宝还要掌握一些基本技能：如何调整自己的姿势，如何抱宝宝，以及如何保证宝宝的衔乳姿势正确。最好在医院里练习正确的哺乳方法，这样妈妈能迅速得到专家的帮助和支持，妈妈和宝宝就有了最佳的开始。

10. 母乳喂养是给宝宝最好的礼物

母乳含有宝宝所需要的全部营养。母乳中的蛋白质与矿物质含量适合宝宝的生长需要，不仅能为宝宝补充营养，而且还可促进消化及排泄功能。

◈ **多多吮吸利于泌乳**

乳汁是吃出来的，不是攒出来或养出来的。促使母乳分泌增多的办法就是让宝宝频繁地吮吸。因为乳汁产生是通过泌乳反射来完成的，当宝宝吮吸乳头和乳晕时，能够刺激妈妈脑垂体分泌泌乳素和催产素，吮吸的次数越多，泌乳素分泌的就越多，乳汁产生也就越多。通俗地说，就是妈妈大脑能够把宝宝频繁吮吸形成的刺激转化为下达产乳的指令，只要刺激的强度足够大，也就是吮吸的次数足够多，乳房不断被吸空，乳汁就会源源不断地分泌出来。因此乳汁越少，就越要尽可能频繁地让宝宝吸吮。

宝宝吮吸越多，新妈妈产生的乳汁就越多。新妈妈乳汁不足时，可在一天之内坚持喂宝宝 12 次以上，千万不可轻易放弃母乳喂养，如果有条件，一有机会就喂奶，坚持 3 天，泌乳量就会明显增多。喂完一侧乳房后，如果宝宝哭闹不停，换另一侧继续喂。喂奶时可以让宝宝交替吮吸左右侧乳房数次。需要提醒新妈妈的是，宝宝 4 个月以后，夜间就可以适当减少哺喂次数。

◈ **吸空乳房利于泌乳**

宝宝对乳头的吮吸是母乳分泌的最佳刺激。每次哺乳后要让宝宝充分吸空乳房，有利于乳汁的再产生。

◈ **保持好心情利于泌乳**

母乳是否充足与新妈妈的心理及情绪关系极为密切。所以，产后妈妈在任何情况下都要不急不躁，以平和、愉快的心态面对生活中的一切。不要因为宝宝哭闹或家庭琐事而心情郁闷。

◈ **补充水分利于泌乳**

哺乳妈妈常会在喂奶时感到口渴，这是正常的现象。妈妈在喂奶时要注意补充水分，可多喝豆浆、果汁、蔬菜汤等。水分补充适度即可，这样乳汁才会既充足又富营养。

◈ **充分休息利于泌乳**

夜里因为要起夜喂奶，晚上睡不好觉是新妈妈的烦恼之一。睡眠不足会使泌乳量减少。哺乳妈妈要注意抓紧时间休息，白天可以在宝宝睡觉时也一起休息，或让家人帮忙照看一下宝宝，自己抓紧时间补个觉。

妈妈给予孩子最好的礼物就是母乳喂养。母乳喂养不仅能增强孩子的免疫力，还能增进母子间的感情。

11. 哺乳禁忌

很多哺乳期妈妈好不容易熬过了怀胎十月的饮食禁忌，心想生完宝宝之后终于可以吃自己喜欢的食物了，其实并非如此。

妈妈在喂母乳期间，为了自身及宝宝的健康，应避免摄取某些会影响乳汁分泌的食物，以免影响哺喂效果。

很多人都知道人参是一种大补的食物，能够补脾益肺、安神益智，但是它还有一个作用是回奶，有的宝妈在给宝宝断奶的时候会喝人参茶，但是哺乳期的宝妈就不要多喝了。另外像鸽子汤、大麦茶等，也会导致回奶。

中医认为，产后的宝妈吃凉性的食物，不仅不利于宝妈的身体恢复，也会导致回奶，如螃蟹、莲藕、西瓜、竹笋、香椿等。还有一些能够抑制乳汁分泌的食物如韭菜、麦芽等也不宜食用。

辣椒、巧克力、咖啡、可乐等，可以少量摄入，不应该过量。这些食物的热量高，但是营养价值较低，而且母乳中脂肪过多也不利于宝宝的消化吸收。巧克力中所含的某些物质会渗入母乳并在婴儿体内蓄积，使婴儿肌肉松弛、排尿量增加、消化不良、睡眠不稳、哭闹不停。咖啡中的咖啡因会使人体的中枢神经兴奋。这些成分可能会使宝宝的睡眠质量降低，1 杯 150 毫升的咖啡，即含有 100 毫升的咖啡因，正常人一天摄入量最好都不要超过 3 杯。虽无证据表明它对婴儿有害，但对哺乳妈妈来说，应有所节制地饮用或停饮。

炸鸡、油条等油炸、烧烤类食物不易消化且热量偏高，产妇消化力较弱，而且油炸食物的营养在油炸过程中已损失很多，对产妇健康不利，应酌量摄取。

哺乳期宝妈要忌食咸肉、咸鱼等腌制食品。平时宝妈是可以吃盐的，但是摄入过多的盐分对身体不利，不仅会增加肾脏的负担，而且也会影响乳汁的质量，进而影响宝宝的身体健康。

茶叶中含有的物质会随母乳进入婴儿体内，使婴儿容易无缘无故啼哭，导致睡眠不佳，引起其他并发症。因此新妈妈要忌喝茶叶水，否则会影响婴儿健康。

很多新妈妈都会学习关于母乳喂养的知识，了解母乳喂养的基本技巧和注意事项。但是除了这些以外，还需要知道母乳喂养的禁忌，了解不能在哺乳期间做什么。

哺乳妈妈身体的气味对宝宝有着特殊的吸引力，能激发宝宝产生愉悦的“进餐”情绪，即使宝宝刚出生，也能把头转向有妈妈气味的方向寻找乳头。妈妈的体味有助于婴儿吸吮，如果新妈妈浓妆艳抹，化妆品气味会掩盖熟悉的母体气味，影响宝宝吸吮，使宝宝难以适应，情绪低落，食量下降，从而不利于发育。

穿化纤内衣最大的缺点就是衣物纤维容易脱落而堵塞乳腺导管，造成停止泌乳的后果，影响哺乳，因此哺乳妈妈不能穿化纤内衣，也不要佩戴化纤类乳罩，应以棉类制品为佳。

对哺乳妈妈来说，有些药物会通过乳汁被宝宝吸收，对宝宝产生不良影响。所以新妈妈如果在哺乳期间生病，一定不要自行去药店买药服用，而应该在医生指导下，选择不影响哺乳的药物。

哺乳时禁止逗笑宝宝，如果宝宝在吃奶时被逗笑，乳汁可能会进入鼻腔，误入气管，轻者会导致宝宝呛奶，严重的话可能会诱发吸入性肺炎。

一般而言，少量的酒可促进乳汁分泌，对婴儿亦无影响。过量时，新妈妈摄入的酒精会渗透到母乳中，则会抑制乳汁分泌，还会影响宝宝大脑发育。所以新妈妈不要饮酒，也不要食用含有酒精的食物。

如果哺乳妈妈在喂奶期间仍吸烟的话，尼古丁会很快出现在乳汁当中被宝宝吸收。研究显示，尼古丁对宝宝的呼吸道有不良影响，因此，哺乳妈妈最好能戒烟，并避免吸入二手烟。

有时新生儿会有一些过敏的情况发生，产后妈妈不妨多观察宝宝皮肤是否出现红疹，并评估自己的饮食，以作为早期发现、早期治疗的参考。建议产后妈妈喂母乳期间，避免吃到任何可能会造成宝宝过敏的食物。

12. 至少保证母乳喂养 6 个月

建议宝宝 6 个月以内纯母乳喂养，之后可以继续母乳喂养，如果妈妈和宝宝愿意，还可以喂到 2 岁或以上。母乳是最天然、最适合宝宝的食物，纯母乳喂养，必须坚持三个原则：

（1）多吸。多吸就是让宝宝多吮吸。多吮吸可以刺激催乳素的产生，从而使妈妈分泌更多的乳汁，尤其是产后 2 小时内增加吮吸次数，刺激泌乳。要注意此时的多刺激比之后的辛苦追奶要管用很多。

（2）多喝水。多喝白开水而不是喝大量的所谓的“下奶浓汤”。因为乳汁成分 80% 以上都是水，水摄入不足，乳汁肯定也不够。

（3）保持心情愉悦。心情不好会影响泌乳。因此妈妈们一定要休息好，保证好的睡眠，只有在身体放松舒适的状态下才能分泌更多乳汁。宝爸及全家人这个时候应该为宝妈创造一个好的条件，多承担照顾宝宝的工作，全家人一起为宝宝的口粮努力也是一种幸福！

母乳喂养的宝宝要比混合喂养及人工喂养的宝宝患病率低，因为母乳中有抵抗病毒入侵的免疫抗体，可以使宝宝在6个月以内有效地抵抗麻疹、风疹等病毒的侵袭，以及预防哮喘之类的过敏性疾病等。

母乳喂养不仅为宝宝提供了充足的营养，也为妈妈和宝宝提供了亲密接触的机会，有益于宝宝的心理发育，增强安全感。

13. 母乳不足，别担心

很多新妈妈会发现，宝宝有时候饿得特别快，总是要吃奶，尤其是晚上，会醒来吃好几次，新妈妈遭遇母乳不足的危机时，不要着急给宝宝吃配方乳，而是要摄入更多的营养，配合催奶方法。

对症“下药”，乳汁不足不用愁。

现代社会生活压力大，很多新妈妈都有乳汁不足的现象，不少新妈妈会用一些中药来帮助催乳。在用这些药材时，最好先分清自己属于哪种缺乳类型，是气血虚弱型缺乳还是气血阻滞型缺乳，最好还是在用药之前咨询一下医生或营养师。

◈ **气血虚弱型缺乳**

产程中出血过多，或因平时身体虚弱，导致产后乳汁生成少。表现为乳房柔软不胀、面色苍白、神疲乏力、头晕耳鸣、心悸气短、腰酸腿软等。这种情况，一般服用补血益气和通乳的药材，如黄芪、党参、当归、通草等。

◈ **气血阻滞型缺乳**

如果新妈妈产后抑郁，肝郁气滞，导致乳脉不通，乳汁运行不畅，乳房胀痛，舌苔薄黄，此时宜选用行气活血药物，如王不留行。

14. 合理饮食，母乳才会多

很多新妈妈觉得好不容易生下宝宝，终于可以不用在饮食上顾虑那么多，赶紧挑自己喜欢吃的进补。殊不知不挑食、不偏食比大补更重要。

因为新妈妈产后身体的恢复、宝宝营养的摄取均需要全面而均衡的营养，新妈妈不要偏食和挑食，要讲究营养均衡、荤素搭配等。每天喝牛奶，多吃新鲜蔬果，这些都可以帮助新妈妈催乳。

要重视水和蛋白质的充分摄入，这是分泌的物质基础，应摄取 2700 ~ 3200 毫升的水、90~100 克的蛋白质。在母乳喂养的过程中，一定会有一些疑惑，如乳头混淆怎么办？很多宝宝因为各种原因，出生后在医院里先吃配方乳，这可能导致宝宝从此就不肯吃母乳了，这就是“乳头混淆”。新妈妈应该努力帮助宝宝纠正乳头混淆，纠正含乳姿势，耐心地帮助宝宝学习正确的含乳姿势，哺乳时，新妈妈要温柔地看着宝宝，跟宝宝说话，以减轻宝宝的不适感。

一般乳头混淆的宝宝都不愿意等待乳汁泌出，新妈妈可以在喂奶前先挤出些乳汁并且刺激乳头产生喷乳反射。即使母乳不足，要加喂配方乳，也要用针管或者小勺子喂。多与宝宝肌肤接触，让宝宝熟悉妈妈的乳房，加强彼此的信任，宝宝和妈妈的乳房关系建立好了，也许宝宝会愿意吃母乳。母乳喂养中，面对着宝宝，每天都会有新状况发生吧？如果新妈妈不知道如何来应对，听听专家是怎么说的吧！

孕妇通常会密切注意自己的饮食，因为她们送入口中的食物、饮料甚至药品，都可能经由某种途径进入胎儿体内。母乳喂养时妈妈并不需要考虑这么多。乳汁是由乳房中的乳腺产生的，而不是直接从妈妈摄取的食物中产生的，乳腺利用的是妈妈饮食中和体内储备的营养物质。

不过，哺乳妈妈还是需要额外补充热量和某些营养成分。一个健康的哺乳妈妈每天通常需要 400~500 千卡的热量，而这一需求完全可以通过对饮食进行适度调节来满足。无论是从正餐中，或是从补充剂中，妈妈都要多摄入一些钙和维生素 D。如果你想让自己和宝宝都摄入足够的营养，服用复合维生素 / 矿物质的补充剂可能是比较合适的做法。理想情况下，哺乳妈妈每天的饮食中应该包括 200 毫升的 DHA，以保证宝宝可以从母乳中摄入足够的 DHA。DHA 是 ω-3 不饱和脂肪酸家族中的重要成员，对宝宝视力和神经系统的发育起着至关重要的作用。哺乳妈妈每周吃两份鱼就可以满足母婴双方的 DHA 需求了，但要避免吃梭鱼、枪鱼、方头鱼等这样的脂质鱼，因为它们可能含汞量较高。如果你是素食主义者，不吃各种动物类食品，或仅仅是不吃鱼的话，可以考虑服用 DHA 补充剂。

如果妈妈的饮食中的热量和营养成分过少，不足以满足母婴的需要，乳腺将优先使用哺乳妈妈体内储存的营养物质，以产生含有丰富营养的母乳，这样会对哺乳妈妈的身体产生消耗。因此，如果哺乳妈妈的饮食安排不是很理想，也许不会影响到宝宝的身体状况，但是会在一定程度上影响哺乳妈妈的营养状况。如果哺乳妈妈担心自己可能存在摄入营养物质不足的情况，可以咨询医生或注册营养师，寻求一些建议从而提升饮食质量，或者也可以服用补充剂。

有一些物质如果摄入过多会对宝宝产生不良影响。例如，在哺乳期，哺乳妈妈对咖啡、茶或含咖啡因的碳酸饮料应该有所节制，可以每天喝咖啡，但只能是一两杯。宝宝的身体并不能轻易地将咖啡因排出，它会在宝宝的体内累积。这样一来，宝宝会变得越来越焦躁，并且睡眠质量会变差。在早产儿中这种情况更加明显。不过，也有一些妈妈摄入很大剂量的咖啡因，宝宝没有表现出任何临床症状。

儿科学会建议哺乳妈妈控制酒精的摄入量，因为酒精可以通过母乳进入宝宝体内。如果在某些场合哺乳妈妈确实需要喝一杯红酒或某种酒精饮料，那就尽量在哺乳后喝而不是哺乳前。随餐饮酒可以减少身体吸收的酒精量。最好在饮酒几小时后哺乳，这样可以确保酒精已经被排出体外。

15. 安全舒适的夜间哺乳方法

新妈妈哺乳最好采取坐姿，但是很多新妈妈觉得夜间哺乳时坐起来太麻烦，都倾向于躺着哺乳。如果新妈妈坚持躺喂，那么可以按照下面的方法来哺乳，让躺喂更加安全、舒服。但前提是新妈妈要完全醒着，并且要随时观察宝宝，千万不可自行睡去，不管宝宝。

新妈妈提前准备两个枕头、干净的毛巾（随时擦去宝宝嘴边的漏奶）、纸尿裤 1 片（给宝宝更换）、隔尿垫（垫在乳房下面，防止漏奶弄脏床单）。新妈妈用一只手帮助宝宝侧身吃奶，等宝宝能自己侧身吃奶的时候，新妈妈的手臂可轻松很多。新妈妈哺乳时，可用长枕头或两个枕头，一个睡觉用，一个哺乳用。中间有凹陷的枕头会令新妈妈头部更舒服。

16. 母乳喂养带给宝宝的好处

都说母乳喂养的宝宝会更健康。母乳含有多种免疫物质，新生宝宝能从母乳中获得抗体，在6个月内很少得病。研究表明，母乳能帮助宝宝避免各种疾病和不适，母乳喂养的宝宝较少腹泻，出现过敏症状及患感染性疾病的概率也较低。母乳中含有大量的乳糖，所以略带甜味，更容易让宝宝接受。

◈ **母乳喂养的宝宝更健康**

一方面，母乳的营养成分更符合宝宝大脑发育的需求，如母乳喂养的宝宝，大脑中的DHA浓度更高，而DHA直接作用于大脑的发育，母乳中含有的胆固醇，也是大脑发育的基本物质。另一方面，由于母乳喂养的宝宝会被妈妈更多地抱在怀里，肌肤接触机会更多，母子互动时间较多，更能有效地刺激宝宝大脑内神经网络的连接。研究表明，母乳喂养更有助于宝宝智力的发展，并且母乳喂养时间持续越久，这种优势就越明显。

母乳喂养的宝宝除了抵抗力较强，不容易生病外，母乳对宝宝的健康成长还有很多有利的因素。母乳喂养能减少呼吸道感染、腹泻、中耳炎、过敏性疾病等对宝宝的侵袭，使宝宝患坏死性小肠结肠炎的概率降低，还能增进宝宝和妈妈之间的情感，为宝宝的情商培养奠定基础。

母乳喂养还有利于宝宝肠道菌群的建立。妈妈的乳头及其周围的皮肤都附着有细菌，这些细菌是需氧菌。宝宝吸吮乳头时会把这些细菌连同空气（含有氧气）一起咽进去。需氧菌需要在有氧的环境下才能存活，在消化道内一路往下，氧气越消耗越少，需氧菌没有了氧气，存活的也越来越少。到结肠时已经是无氧环境，需氧菌已经无法存活。而妈妈乳腺导管中的厌氧菌也会被宝宝吸到肚子里，在已经形成无氧环境的结肠内可快速增多，形成优势菌群。如果没有让宝宝先吞入需氧菌，它们不把氧气消耗掉，厌氧菌就不能很好地在宝宝的肠道内存活。这样一个非常奇妙的早期母乳喂养过程，是任何人工喂养方式都无法替代的。

17. 人类乳汁的颜色变化

乳汁的颜色与泌乳不同的阶段、母亲的饮食、前奶后奶及乳腺导管本身的状态有关。初乳清亮、透明并带有一点黄色，慢慢过渡到奶白色。在婴儿生长发育的不同阶段，乳汁成分也会发生相应的变化。在乳汁被挤出后可以发现刚挤出的乳汁和后挤出的乳汁颜色有所不同，也就是人们通常所说的“前奶”和“后奶”。前奶比较稀薄，乳糖和蛋白质含量比较多，颜色较清；后奶比较浓稠，含脂肪比较多，颜色偏白或偏黄。

◈ 不同时期母乳的变化特点

在正常哺乳的情况下，乳汁的成分在产后早期变化明显，然后相对稳定，但在不同的阶段，为适应婴儿各年龄段生长发育的需要，乳汁的成分会在一个相对较小的范围内稍有变化。母乳喂养是母亲和婴儿之间相互影响的一个过程，婴儿的状态在确定乳汁成分上也发挥着重要的作用，如母乳中的蛋白质会根据婴儿生长模式及生长需要做出相应的调整，以满足婴幼儿各种需求。

（1）初乳：从怀孕的中后期开始到产后 2 ～ 5 天所分泌的乳汁称为初乳。初乳的量有限，但可以满足婴儿最初几天的需要。初乳中的钠、钾、蛋白质、脂溶性维生素、矿物质、抗体（SIgA）、寡糖、乳铁蛋白等比例较成熟乳高。初乳中蛋白质含量更高，糖含量稍低，脂肪含量则明显更低。如果产妇在分娩当天没有感觉到乳房充盈，不要担心，分娩后的几天内产妇会持续分泌初乳，初乳中富含脂溶性维生素，如维生素 A 可达成熟乳的 5 倍，维生素 E 为成熟乳的 2 ～ 3 倍。由于富含胡萝卜素，初乳颜色比成熟乳黄，质地比较黏稠；初乳中的激素和生长因子，可以刺激婴儿小肠黏膜的生长与成熟；初乳中含有丰富的寡糖，能够帮助婴儿建立正常的肠道菌群，同时具有轻泄作用，可促进胎便的排出，使新生儿黄疸的发生率降低。相较于成熟乳，初乳含有更多的蛋白质和免疫物质，能够提供婴儿出生时的初次免疫，促进婴儿免疫系统的发育。初乳中蛋白质含量最高，约为成熟乳的 2 倍。

宝宝天生就有吮吸的能力，尽管这种能力有强有弱。因为宝宝刚出生时这种本能很强，所以最好在产后 1 小时内就哺乳。这样做不仅可以刺激分泌更多的乳汁，形成稳定的母乳供应，还可以刺激子宫收缩，降低产后出血的危险。尽早哺乳也有助于宝宝学会如何吃奶。抱着新生儿贴近胸部，和其肌肤亲密接触，有助于新生儿闻到初乳的气味，想要衔乳，开始第一次吃奶。

事实上，母乳喂养的最初阶段是妈妈和宝宝共同学习的一个阶段。一些新生儿刚开始对吃奶并不是很感兴趣，幸运的是，他们也不需要太多的液体。妈妈的初乳虽然很少，但是很珍贵。在这一阶段，比起长时间哺乳，让宝宝频繁吮吸更重要。因为在分娩后产妇的乳房分泌的乳汁不是特别多，比较松弛柔软，更适合宝宝练习衔乳。

在出生后的最初几天，宝宝体重下降是很正常的情况，减轻的体重中包括宝宝在妈妈子宫内时累积的多余液体。之后，宝宝的食欲和对液体的需求会逐渐增加。在分娩后的 2 ~ 5 天，初乳会被分泌量更多的过渡乳代替。

（2）过渡乳：当发现乳汁变多时，应该是开始分泌过渡乳了，这是初乳之后一种脂肪含量更高的母乳。一般认为过渡乳是产后 6 ~ 10 天的乳汁，这个时期，直到有一天泌乳量大大增加，乳汁变成乳白色或白色，乳房进入全能力产乳期，这也就是妈妈们常说的“下奶”。与初乳相比，乳汁产量有大幅度增加。过渡乳的蛋白质和免疫球蛋白浓度逐渐下降，乳糖、水溶性维生素的浓度逐渐增加。因此，乳房在这个阶段也会变得大而硬挺，刚开始乳房这种全新的充盈状态可能带来一些不适，还可能影响宝宝衔乳。不过经过练习，可以帮宝宝正常衔乳了。在哺乳时也可以用手挤出一些乳汁，使乳晕稍松弛一些，这样宝宝衔乳更省力。另外，乳头残留的乳汁还可以刺激宝宝吮吸。哺乳可以减轻乳房的压迫感，使产妇舒服一些。

当宝宝正确衔乳并开始有规律地吮吸后，母亲也许会有一种兴奋的感觉。这是一个信号，标志着母亲的身体发生了喷乳反射。此时，泌乳细胞受到刺激将乳汁排到乳腺导管内，从而使哺乳更顺利。宝宝的吮吸、哺乳时间的接近或者宝宝饥饿的啼哭声都会对母亲产生刺激从而引发喷乳反射。这样一来，母亲的乳汁会大量流出，就有充足的乳汁喂哺宝宝了。在发生喷乳反射时，母亲将听到宝宝加快频率的吞咽，另一侧乳房也会滴下或喷出乳汁。在最初的几周内，母亲也许会在哺乳时感觉到子宫收缩或“产后痛”，这也是后叶催产素的作用之一。母亲最好放松心情并充分休息，因为压力、疼痛或疲劳都会影响母乳分泌。

在母乳喂养初期，宝宝对母乳的需求急剧上升，会刺激母亲分泌大量的母乳。在白天，宝宝吃奶的间隔是 1.5 ~ 3 小时，每次吃奶时长是 10 分钟至 1 小时。

母乳非常易于消化吸收，因此新生儿每天需要 8 ～ 12 次哺乳。不过，随着逐渐形成的哺乳规律，哺乳次数也会随之下降。在以后的日子里，哺乳频率和时长也会随着宝宝需求的变化而一直变化。

（3）成熟乳：产后 10 天以后的乳汁，被称为成熟乳。这个时期母亲乳汁的产量由乳汁的移出量决定，此时，母亲的内分泌因素对乳汁产量影响很小，除非存在病理情况。成熟乳的成分处于相对稳定的状态，但也会随着婴儿的成长发生改变。在此阶段若母亲暴露在有病原微生物的环境中，其乳汁中相应的抗体会相应增多，以保护婴儿。

对大多数产妇来说，分娩约 15 天后成熟乳才慢慢出现。成熟乳与过渡乳分泌量相近，但质地更稀，状态更接近水或乳白色。成熟乳刚刚分泌时，看上去像脱脂奶。随着母乳喂养的时间越来越长，成熟乳中含有的脂肪会增多，逐渐变得更浓稠。与分泌过渡乳的时候相比，此时母亲的乳房会变得小一些，柔软一些，不过还是比怀孕之前大。乳房和乳汁的这些正常变化，可以保证母亲能及时满足宝宝在营养和生长发育方面的需求。

以后，宝宝会开始吃辅食，母亲的哺乳频率会渐渐降低，可选择母乳喂养至宝宝学步期或学龄前期。那时候，在宝宝的营养结构中，母乳所做出的贡献相对就少多了，各式各样的食物占的比重会越来越大，不过那时的母乳依旧含有各种丰富的营养物质。在母乳喂养的整个过程中，母亲和宝宝的情感联系会更紧密，宝宝的免疫力也会持续增强。

世界卫生组织建议，至少纯母乳喂养 6 个月，之后开始加入固体食物，同时母乳喂养应持续到婴儿 2 岁甚至更大。乳汁至少能提供 6 ～ 11 个月大婴儿所需热量的 50%，每 500 毫升的乳汁仍可以提供一天所需蛋白质的 1/3 及部分维生素。持续母乳喂养可以有效预防维生素 A 缺乏。母乳的成分可大致分为生物活性成分和营养成分。营养成分即为满足婴儿生长发育所需的微量元素，如水、蛋白质、脂肪、碳水化合物、维生素及矿物质。生物活性成分则包括免疫细胞和免疫活性物质，如部分具有免疫功能的蛋白质、脂肪、糖类等。同时，营养成分与免疫成分并非完全独立，很多成分同时具备多重角色和功能，相互影响和促进，以发挥最好的保护作用。

18. 为哺乳做好心理准备

如果说身体准备是母乳喂养的“硬件”，那么心理准备则是必不可少的“软件”。怀孕之后，乳房就已经在为哺乳做准备了，乳腺中生成乳汁的奇妙变化都是妊娠的自然结果，所以新妈妈无须担心，你的身体已在不知不觉中完成了哺乳准备，新妈妈只要放松心情为宝宝送上爱的乳汁即可。

如果这是你第一次生宝宝，那么在怀孕的时候就应该做好母乳喂养的心理准备，应对哺乳中遇到的问题，在孕期树立信心，相信自己的乳汁能够满足婴儿的需求。不要相信不利于母乳喂养的谣言。丈夫及其家人应该支持母乳喂养，以防止哺乳妈妈不健康心理的产生。允许婴儿不受任何限制地自由吮吸乳房，这样可以延长乳汁分泌的时间并产生更多的乳汁。给自己强大的心理暗示：我已经做好一切准备了，我能应付所有状况。

19. 母乳喂养应早接触、早吸吮、早开奶

（1）早接触：将刚出生未包裹的新生儿放在妈妈裸露的胸腹部称为皮肤接触，无须用衣服或者毯子隔开皮肤。妈妈可以在孩子出生后就皮肤贴皮肤地把他抱在胸前，宝宝会因此认得妈妈的声音和气味。第一次这样的亲密接触非常重要，可以让宝宝有归属感，觉得这个世界很舒适，也很安全。

一般母亲采用后躺半卧位的姿势，让新生儿自主含接乳房，这也是产后常用哺乳姿势之一。皮肤接触时新生儿会有一系列自发的本能行为，如婴儿能自己找到母亲的乳房并开始吸吮。

在相当长的一段时间里，普遍采取的护理措施是出生后首先进行一系列新生儿常规护理，如测量体重和身长、擦除胎脂、按手脚印等，一些母亲可能要单独在产后观察室观察 2 小时再开始哺乳，往往忽略了出生后应立即与母婴皮肤接触对新生儿和母亲的益处。新生儿出生后应立即彻底擦干，然后进行母婴皮肤接触至少 90 分钟，完成第一次母乳喂养，脐带结扎延迟至出生后 1 ～ 3 分钟，洗澡延迟至出生后 24 小时。

2018 年《成功促进母乳喂养的十项措施》再次更新，强调了皮肤接触可以

在产后 2 ~ 3 分钟内尽早开始，护理与评估在皮肤接触的同时进行，最好能持续超过 1 小时不间断的皮肤接触甚至更久，只要母婴双方都适应，就应该鼓励他们持续进行，同时采取合理的监测及安全预防措施，以便医护人员及时察觉、评估和应对任何母婴不适的信号。

皮肤接触对婴儿和母亲都会带来益处。皮肤接触可以使婴儿的生命体征更加稳定，有利于婴儿的血糖稳定，同时也可促进婴儿有益菌的定植，有助于母亲子宫收缩，促进母亲的身体恢复和泌乳，纯母乳喂养率得到提升并延长母乳喂养时间，增进母婴感情，明显减少婴儿的哭泣。对新手父母来说，进行皮肤接触是安抚新生儿非常有效的方式。皮肤接触无论在产房内、手术室、产后观察室或产后病房都可以尽快开始。一项随机对照试验显示，经过充分皮肤接触的母婴，超过 63% 都能在第一次哺乳时掌握良好的哺乳技巧，而母婴分离或者没有经过充分皮肤接触，仅有 21% 能在第一次哺乳时熟练掌握。即使是剖宫产，手术后也建议立即进行母婴皮肤接触，这时需要手术医生、麻醉师与助产人员更多地配合及手术设施的调整，并在确保母婴安全的前提下进行。

实施产后母婴皮肤接触，促使婴儿发挥本能，完成首次哺乳，这是一个很自然而简单的过程，意义重大，产后 1 小时内开始母乳喂养可以显著降低新生儿死亡率。

分娩后抬高母亲的上半身，呈半卧位，让母亲处于舒适的体位，方便母婴视觉接触。告知母亲及时观察婴儿的表现，双手和手臂环抱婴儿，提供对婴儿必要的保护。医护人员和陪护家属应对进行皮肤接触的母婴做好保护。

婴儿出生以后，一些常规操作可在皮肤接触时进行，比如 Apgar 评分、夹断脐带、注射疫苗等。新生儿查体、称体重、测体温等都可以在第一次母乳喂养完成后再进行。

大多数健康足月儿可能在出生后 30 分钟内含衔乳头，大约 55 分钟以后开始吸吮，还有研究发现婴儿与母亲乳头接触之后，还要 45 分钟才会进行含衔。母亲和医护人员需要更多的耐心来配合宝宝完成这个过程，将母亲的乳头强行塞进婴儿的口中并不利于婴儿的学习与探索。有的新生儿在产后 1 ~ 2 小时内可能没有进行含接而直接入睡，待其醒来，这个过程仍然可以持续。

如果母婴都经过充分尝试并且没有成功，或者比较疲惫，可以帮助母亲温和地将婴儿移动到更接近乳房的位置，母亲的乳头可以触碰婴儿的下巴和下嘴唇，这会使婴儿的嘴巴张大。对于在分娩过程中使用了镇痛药物或采取了其他可能干扰婴儿本能的操作，必须密切关注婴儿行为。

产后婴儿第一次自主含衔时，母亲处于泌乳Ⅱ期触发阶段，乳房尚未大量泌乳。初乳含有大量免疫活性物质，可以提供免疫保护，对婴儿来说，第一次哺乳意义重大，应尽可能保护并让婴儿自主完成这第一次哺乳，而不仅仅是"第一口奶"。这是适应子宫外生存的首要要求，母婴的供需在此时相匹配。如因医学原因而导致母婴分离，产后也需要开始挤奶，教会母亲用手挤奶或配合正确使用吸奶器，也能挤出初乳供新生儿使用。

第一次母乳喂养完成后将母婴同时转移到产后病房休息。确保皮肤接触可以持续，避免了这个过程中的母婴分离。皮肤接触时，需告知母亲及其家属，应确保母婴安全。在母亲胸前入睡时，注意将婴儿头部偏向一侧，保持呼吸道通畅，大多数母亲采用45° 半卧位，这可以减少重力对婴儿头部的作用。如母亲需要平躺，则需有家人在旁看护。

（2）早吸吮：早吸吮对新妈妈有很大好处。其一，宝宝躺在新妈妈怀里能听到与在子宫里一样的呼吸声与心脏的跳动声，宝宝感到很安全，还能够增进母子感情。其二，可促进下丘脑释放催产素，刺激子宫收缩，减少产后出血，有利于产后恢复；可使母体内产生泌乳素，两者同时诱发泌乳反射和喷乳反射，促进乳汁分泌及流出。有助于新生儿缓解出生过程中感受到的压力。婴儿在胎儿时期就会常常吸吮手指，熟悉的动作可以帮助他适应新环境。

（3）早开奶：由于出生后立即做了早接触、早吸吮，及早建立了母婴之间的感情，使母亲喂养婴儿时有愉快的心情，从而达到早开奶的目的。第一次开奶时间是在分娩后 1 小时以内。婴儿吸吮乳头，对乳头是一种刺激，可通过神经传导和内分泌激素的作用，促进乳汁分泌，使早下奶、多下奶，并减少乳胀。初乳能促进新生儿肠蠕动，使胎便早早排出，有利于减少新生儿黄疸的发生。

如果条件允许，宝宝刚出生，就抱到怀里让他吸吮妈妈的乳头。研究表明，一出生就和母体接触的新生儿比出生后与母体分开的新生儿更能有效衔乳。刚出生的这段时间，宝宝处于一种安静的警觉状态，这正是与妈妈进行互动最理想的状态。这个时候，宝宝的吸吮本能是最强的。在宝宝出生后 30 ~ 60 分钟，大多数宝宝就会出现吮吸这一反射动作。

20. 帮助母亲找到舒适的哺乳姿势

喂奶对于新妈妈来说，是一件复杂的事情。下面我们就一起来学习下不同的哺乳姿势，让哺乳变得轻松。

母亲舒适而自然的哺乳姿势，是保证婴儿正确含乳的前提，而婴儿正确地含接，是保护母亲乳头不受伤害、减少哺乳期乳房并发症，以及乳汁有效转移的关键，这对于母乳喂养的开启与持续有非常重大的意义。

给宝宝喂奶，对二孩妈妈来说可能信手拈来，但是新妈妈可就没有那么淡定了。

很多时候母乳喂养困难是因为哺乳姿势不正确而产生的。因为即使妈妈有充足的乳汁，如果哺乳姿势不对，也会导致宝宝无效吸吮，不能吃到足够的乳汁，而使得妈妈们以为自己的乳汁不足。姿势不正确还会导致妈妈们乳头受伤，给喂奶带来痛苦，使得有些妈妈提前放弃母乳喂养。

母亲可以采用许多不同的姿势哺乳，但无论采取何种姿势，母亲都要放松舒适，可使用枕头靠垫等支托母亲背部、腰部、手臂等。在帮助母亲找到舒适的哺乳姿势时，需关注以下几个方面：

（1）没有绝对“正确”或者“错误”的哺乳姿势，每一个母亲对“舒适度”的感知与要求不同，帮助母亲找到最适合她的姿势，比教会某一固定姿势更实用。在母亲很熟练地进行哺乳之后，可以支持母亲尝试其他姿势。

（2）哺乳时母亲需要稳定支撑住婴儿的肩、颈，以及臀部，不限制婴儿头部活动，避免将婴儿头部推向乳房；婴儿的耳朵、肩膀及臀部成一直线，可以避免颈部扭曲造成含接困难。

（3）借助辅助工具，如枕头、靠垫等，教会家属帮助母亲哺乳。如剖宫产术后的母亲可能喜欢侧躺哺乳，可指导家人在母亲的腰背部垫好枕头；如果母亲采用后躺式，则帮助母亲抬高床头；如果母亲喜欢摇篮式，在母亲的肘部放置靠垫，避免手臂长时间悬空导致疲劳。

（4）提供安静无打扰的环境。首先让母亲和婴儿进行尝试，避免过多语言指导，婴儿手部可以自由活动。手部的触感不但可以帮助婴儿触摸母亲乳房皮肤，使得母亲的乳房接收到婴儿的需求信号，还可以促进新生儿神经系统发育。适当鼓励和赞扬母亲的正确之处，也可轻柔地将母亲的手臂放至舒适的位置。

（5）产后早期婴儿的含乳非常重要，关系到母亲的舒适度及乳汁转移的效率，医护人员需告诉新手母亲耐心观察婴儿含乳方面的表现，比如婴儿嘴巴张大，上下唇外翻呈“鱼嘴”状，下巴紧贴乳房，大部分情况下可观察到婴儿嘴巴上方露出的乳晕多于下方（与母亲乳晕大小也有关系），鼻子露出可自由呼吸，可以做一些适当的调整以使得双方舒适。

（6）如果母亲感到疼痛不适，或者婴儿表现无法安抚或者无法含乳，以及母亲或家人提出各种问题时，医护人员再对母婴进行评估和调整。如进行各种调整后，婴儿含乳仍旧造成母亲乳头疼痛，可进行口腔检查，排除舌系带短等结构异常和吸吮异常。必要时，请求其他医护人员共同找出问题的原因。

母乳喂养时，有好几种姿势。不妨每种都试试，选择一种妈妈和宝宝都感觉很舒服的姿势。母乳喂养的姿势有摇篮式、侧躺式、交叉摇篮式、坐式、环抱式等，最好的姿势是坐式，因为这种姿势下宝宝的胃处于水平位，头部处于较高的位置，容易吸收食物。母乳中含有很多营养成分，如蛋白质、脂肪及免疫物质，采取正确的姿势有利于宝宝更好地吸收，通常喂奶时采取以下几种方式：

（1）摇篮式：这是哺乳的经典姿势，被广泛使用。新妈妈坐在床上或椅子上，取坐位或半坐卧位，用与乳房同侧的手臂的肘关节内侧支撑住宝宝的头，让宝宝侧躺在妈妈的怀里，把前臂伸到宝宝的背部。让宝宝的腹部紧贴新妈妈身体的胸腹部，宝宝的耳朵、肩膀和胯部成一条线。新妈妈用另一只手托着乳房将乳头和大部分乳晕送到宝宝口中。为了让宝宝的小脑袋和妈妈的乳头在一个高度，可以在胳膊下垫上一个小枕头或软垫子。然后用这只胳膊托着宝宝的小屁股和大腿。

母亲也可以靠在床头或者椅子上，在腿上放置枕头，把宝宝放置在枕头上，让宝宝靠近母亲侧躺好，保持头部、颈部、臀部在一条直线上，让宝宝面部朝向母亲的乳房，鼻尖面向母亲的乳头，这种姿势比较适合自然分娩的母亲。

优势：这种方法最容易学，也是新妈妈最常用的一种姿势，而且无论是家里还是在公共场合都适用。

（2）侧躺式：新妈妈以舒适放松的姿势在床上侧卧（注意不要用肘部支撑，以免造成宝宝含接困难），头枕在枕头上。把宝宝放在身体的一侧，让宝宝的脸朝向妈妈，使他的嘴和妈妈的乳头保持水平，腹部紧贴住妈妈的身体。不要让宝宝躺在妈妈的胳膊上，因为他会很快睡着，妈妈无法抽出胳膊，让他的鼻子和新妈妈的乳头在一条直线上，用手托着乳房，送到宝宝口中。

同样，在妈妈背后也放一个枕头。如果愿意的话，也可以让宝宝直接躺在床上，妈妈抬起胳膊弯在脑后。喂另一侧奶时，可以把宝宝抱到胸前，翻个身，重新调整好姿势。这个姿势在夜里哺乳非常实用，另外，剖宫产、有会阴切开或撕裂，以及有痔疮疼痛的新妈妈采用这一姿势也会很舒服。母亲也可以用前臂支撑宝宝的背部，使宝宝的颈部、头部都靠在自己的手臂上，像夹在胳膊下面一样，引导宝宝找到乳头的位置。

优势：此姿势可以一边哺乳一边休息，伤口也不会因哺乳而疼痛。

（3）交叉摇篮式：交叉摇篮式和传统的摇篮式看似一样，其实是有区别的，交叉摇篮式左右臂的分工交换了。母亲用手臂支撑宝宝的头部、颈部、背部和臀部，让宝宝的腿自然放在母亲腿上，或者用另一只手轻轻地抱起，引导宝宝寻找乳头，新手母亲会比较常用这种姿势。当宝宝吮吸左侧乳房时，母亲右边的胳膊和手用来抱宝宝，左边的手托着乳房。用靠垫支撑背部，在大腿上也放些靠垫以便宝宝够得着乳房。此时，新妈妈的右手扶住宝宝的脖子，轻轻地托住宝宝，左手可以自由活动，帮宝宝更好地吸吮。如果妈妈的手臂累了，用折起的小毯子或小枕垫着妈妈的手或前臂。早产儿或吸吮能力比较差或在含接乳头方面有问题的宝宝可以采用这种方式。

优势：这种姿势能够更清楚地看到宝宝吃奶的情况，特别适用于早产或者吃奶有困难的宝宝。宝宝因为没有被紧抱住，所以有了一定的活动空间，会感觉更加舒服。

（4）坐式：母亲坐在床头或者椅子上，在宝宝头下垫两个枕头，新妈妈把宝宝抱在怀中，一只手搂抱宝宝的头部、颈部、肩部，使宝宝的身体与母亲的胸腹部紧密贴在一起，乳头对准宝宝嘴唇，另一只手帮助宝宝吃奶。母亲手指呈“C”形托住乳房，食指到小指并拢置于乳房下方，拇指置于乳房上方，轻轻按压乳房上部，促进乳汁分泌，让宝宝的嘴覆盖住乳头和乳晕的大部分，舌头在乳晕和乳头的周围吸吮。这种喂养方式较好，喂养时让宝宝的头抬起来，上半身呈45°，可以避免宝宝呛奶、咳嗽的情况发生。

优势：乳房大的新妈妈可以采用这种姿势，不会引起宝宝窒息。

（5）环抱式：又叫作橄榄球式，适合剖宫产的产妇使用，可以避免压迫产妇腹部手术切口。如同抱足球或橄榄球一样，将宝宝放在身体一侧，让宝宝的头部靠近新妈妈的胸部，用前臂支撑宝宝的背部，让宝宝的颈部和头枕在新妈妈的手上，新妈妈用另一只手托住乳房。然后在宝宝身下垫上一个枕头，让宝宝的嘴能更好地接触到乳头。这需要妈妈让自己有个舒服的姿势，背和肩都要有靠枕撑着。这种姿势很容易看到宝宝含入乳头的情况，妈妈可以一直轻轻托着宝宝的后脑勺，使之在一个适宜的位置。一旦宝宝含入乳头并吃得很好，妈妈就可以舒服地靠在靠垫上了。如果托着宝宝的手感觉很累，可以再塞个枕头或一块婴儿抱毯垫着手，也可以把脚放在小凳或矮台子上，用大腿把胳膊抬高些。这个姿势对伤口的压力很小，剖宫产的妈妈不妨一试。此外，乳房较大或乳头凹陷、乳头扁平的新妈妈也可以采用这种姿势。

优势：适合侧切和剖宫产的新妈妈，对伤口的恢复有利。但掌握不好会造成背疼、脖子疼，新妈妈不必勉强。

吃完奶，让宝宝美美地打个嗝。

给宝宝喂完奶后最好竖抱拍嗝，让宝宝的头靠在母亲的肩膀上，母亲一只手扶着宝宝的腰，另一只手呈环状从下往上、从外往内轻轻叩打后背，可以缓解宝宝吐奶、呛咳的情况。另外，尽可能在安静的状态下喂奶，如果宝宝出现哭闹则会吞进大量空气，容易引起腹胀、吐奶。

21. 正确的含接姿势

不管用哪种姿势给宝宝喂奶，要注意让宝宝把乳头含住，不要让他扭着脑袋吸吮，宝宝正确含接才容易下咽。一旦宝宝学会有效含接，吸吮就是自然的事情了。

（1）哺乳正确的含接姿势：妈妈需要采用“C”形手法来托住乳房。用食指支撑乳房的基底部，拇指放在乳房的上方，其余手指靠在乳房下的胸壁上。用两个手指轻压乳房，这有助于改善乳房的形态，使婴儿容易含接。托乳房的时候不要太靠近乳头，当宝宝的嘴张到足够大时，把乳头及大部分的乳晕含在嘴里。宝宝的下颌紧贴在乳房上，下唇外翻，口腔上方会有更多的乳晕，舌头呈勺状环绕乳晕，面颊鼓起呈圆形。婴儿吸乳汁时慢而深，有时还会暂停，这个时候可以看到吞咽的动作，并能听到吞咽的声音。

宝宝正确含接的 7 个要点：嘴张得很大；下唇向外翻；舌头呈勺状环绕乳晕；面颊鼓起呈圆形；婴儿嘴上方有更多的乳晕；慢而深地吸吮，有时突然暂停；能看到吞咽动作并听到吞咽声。

张大嘴巴。含接正确关键要宝宝嘴巴张得够大。妈妈可以用乳头轻轻触弄宝宝的嘴唇，帮助宝宝张开嘴巴。妈妈还可以帮助宝宝张大嘴：拉近宝宝时，用握住乳房的那只手的食指用力向下压宝宝的下巴。不要害怕用力，这样不会伤害到宝宝。如果宝宝还像吸吮手指那样吸乳，就需要有力地压住，才能克服来自宝宝的阻力。妈妈和宝宝都还在摸索，妈妈可以告诉宝宝：“张开，宝宝，张开！”妈妈还可以拉宝宝的下巴，让他的头微微后倾，鼓励他嘴巴张得更大。

手臂快速移动。当宝宝张大嘴时，将乳头对准他的嘴，向上移向宝宝的上腭，然后快速移动手臂，将宝宝拉近。要让宝宝在嘴巴张到最大时含住乳房。这里要记住两点：一是移动手臂，而不是移动身体；二是动作要迅速。如果将胸部前倾凑到宝宝嘴边，这会导致妈妈一直弓着身子给宝宝喂奶，很快会腰酸背痛。很多妈妈不是把宝宝拉得不够近，就是动作不够快。妈妈不能指望宝宝自己凑过来吃，如果手臂移动太慢，哪怕只是稍微犹豫了一下，宝宝的嘴巴在含到乳房的时候就会再次闭上，宝宝只把乳头含进嘴里，而没有含到应该含住的大部分乳晕。

含住乳晕吃奶。宝宝应该含住乳晕吃奶，而不是仅仅含住乳头，这是含接的重要原则。当妈妈快速将宝宝拉向乳房的时候，他的牙龈应该绕过乳头的底部，环包住至少 2 厘米半径的乳晕部分。记住，乳窦位于乳晕的下方，不在乳头上，宝宝必须用舌头压住乳窦，顶住上腭，进行挤压，才能挤出足够的乳汁。乳晕下布满神经末梢，足够的吸吮刺激有利于泌乳和排乳。

下唇翻转。有的宝宝养成嘴唇内吸、紧紧含住乳头的习惯，就像有东西夹住乳头时的感觉一样，会使乳头疼痛难忍，也会造成乳汁流动不畅。妈妈应让宝宝含住整个乳头及乳晕的大部分。这时候，要注意宝宝的双唇是向外翻起的（而不是向内或向下），而且是很放松的状态。如果宝宝的下唇不是向外，可轻压下巴以促使宝宝嘴巴打开，使其下嘴唇向外翻，宝宝就开始美滋滋地吸吮了！这时，你可以看到宝宝的下巴前后移动，并且会听到轻轻的吞咽声。

注意，母乳喂养应该不会感觉疼痛。如果你觉得疼痛，可能说明宝宝的含接不正确，可以将你的手指放到他的嘴角以打断宝宝吸吮乳房，然后再试一次。

（2）哺乳含接姿势不正确的危害如下：

1）乳头疼痛：如果含接姿势不正确，婴儿用力吮吸，并且把乳头吸进吐出，这样就会使乳头皮肤和宝宝的口腔不断摩擦，从而使乳头发生破裂，甚至导致出血。

2）无效吮吸：当含接的姿势不正确时，宝宝吃奶的时候会非常费力，这不仅会造成乳房疼痛，而且也会增加哺乳的时间。

22. 围产期的母乳喂养

根据国家卫生健康委员会的数据，我国孕妇绝大多数是在医院内分娩的。因此，医院内的医护人员有必要做好对母亲和家庭的宣教、评估、指导工作，从促进自然分娩到产后皮肤接触和哺乳，使母亲和其家庭对母乳喂养充满信心地出院，产后在院期间的这几天至关重要。

一次分娩的成功，固然要有母婴分娩时的存活，同样重要的是母乳喂养和母婴依恋，因为这两者能够保证母婴长期生存与健康。当分娩和哺乳不受干扰、母婴感受到关爱和支持时，母婴可有足够的能力和信心进行母乳喂养，且成功缓解分娩时宫缩的疼痛。

自然分娩除了满足世界卫生组织（WHO）对正常分娩的定义，更突出了环境和服务的无干扰和支持特征（如自由体位、安静、暗光等），强调了自然和谐的生育激素释放，赋予母婴的分娩与哺乳的本能和情感。

正常母乳喂养的基础是生理性分娩，母亲良好的分娩体验和自信会延续到产后，促进母亲产后适应，促使母乳喂养的建立。

与生理性分娩相关的生育激素主要有缩宫素、内啡肽、肾上腺素、去甲肾上腺素及皮质醇和泌乳素等。这些激素是哺乳动物生殖进化的最优结果。

（1）缩宫素：缩宫素产生于下丘脑视上核和室旁核，绝大部分进入血液系统，参与生殖和进出反射，如胎头进出反射和喷乳反射、射精反射等。缩宫素释放在这些反射中都达到高峰。少量缩宫素分布到脑区，对个体的认知、情感、行为产生重要的中枢调控作用。

脑区缩宫素能促进母性行为和亲社会行为，增进个体间的信任；能缓解压力，降低焦虑，提高痛阈；能使心率减慢、血压降低，促进胃肠道消化和吸收。这种清晰的生理－心理反应是脑区缩宫素介导的“平静－联结”反应，研究证实，爱抚、拥抱、亲吻，以及母乳喂养、母婴对视等感官刺激，均会促进缩宫素的释放，产妇及其产程看护者，彼此间都会有缩宫素释放增加。此外，围产期脑区缩宫素与泌乳素、内啡肽等系统间的联结增加，各激素释放互为促进，增强了分娩效应，尤其是缩宫素在产时激素峰值所带来的效应。研究发现，与选择性剖宫产相比较，自然分娩的妈妈大脑的唤醒、激励和奖赏神经回路更活跃，提示缩宫素也参与激活大脑快乐与奖赏中枢，使个体在产程和分娩、哺乳、照顾后代等生殖行为中获得快乐感；缩宫素不仅与脑区的嗅觉中枢密切相关，也作为外激素通过鼻腔的犁鼻器在个体间传递，这有助于新生儿对母亲气味和乳汁做出反应，促进寻乳和含乳；缩宫素的血管扩张作用能使母亲怀抱中的新生儿得到温暖，避免低体温。这些都为母乳喂养和婴儿存活打下良好基础。

（2）内啡肽：内啡肽主要产生于下丘脑和垂体，能产生强大镇痛效应，缓解压力，激活多巴胺相关的中枢奖赏回路，给人带来快乐和愉悦，激励重要的生殖、生存行为，包括摄取食物、产程和分娩、哺乳、母亲的照料行为等。

应激、疼痛、分娩、针刺和体力运动时，机体内啡肽水平升高，特别是剧烈或重复性运动中，内啡肽释放显著增加，会使个体产生快感。在生理性产程和分娩中，良性压力会增加内啡肽的释放，至分娩时达到峰值。高水平的内啡肽能极大提高产妇的痛阈，视觉和听觉信息的传播受到抑制，产妇意识状态的改变，促发本能的行为和情感。产后母亲中枢内啡肽高水平能持续 21 小时或更久，有助于激励和奖赏系统保持长时间的激活状态，使母婴在互动中得到快乐和满足，从而促进母婴依恋和母乳喂养。乳汁内啡肽水平比血液中高 2 倍，能诱发并持续发展母婴间愉悦的依赖关系。研究者发现，与临产前、剖宫产妈妈相比，阴道分娩妈妈乳汁中内啡肽水平高出 40%，而配方乳喂养或剖宫产会使得新生儿错失这些内啡肽的帮助。产后母乳喂养和母婴皮肤接触会促进母婴释放内啡肽。哺乳后 20 分钟母亲血液内啡肽水平达高峰，与同时释放的缩宫素一起，给这个至关重要的哺乳行为给予奖励，从而促进母婴依恋和母亲适应，对婴儿生存有益处。

（3）肾上腺素和去甲肾上腺素："战斗－逃跑"应激反应的主要激素是肾上腺素和去甲肾上腺素，在化学上称为儿茶酚胺（catecholamine，CA）。哺乳动物和人类在野外分娩过程中，意识到有危险时，机体会释放肾上腺素使血液重新分配，子宫血流减少，产程减慢，甚至子宫颈回缩，进行战斗或逃跑；但在产程晚期，骤然涌放的儿茶酚胺会加强缩宫素正反馈，促进脉冲式缩宫素释放模式，导致更强烈的宫缩，促使胎儿快速娩出。相对于儿茶酚胺的抑制宫缩效应，产程晚期使胎儿快速娩出的强有力的宫缩则是哺乳动物更佳的适应模式。生理性产程中，母亲肾上腺素、去甲肾上腺素高水平反映了分娩压力和疼痛，同时，也会提高机体的警觉性和注意力。在陌生的分娩场所或有不熟悉的人出现时，产妇过度担忧胎儿心率改变，对看护者的谈话相当警觉。产妇的"战斗－逃跑"应激反应也可以被激活，产程会减慢或停止。产妇极度紧张和敏感时，可能会在妊娠最后几周，甚至生理性产程启动前几天，胎儿肾上腺素、去甲肾上腺素和皮质醇也会升高，确保胎儿和母亲协调一致地为产程和分娩做好准备。产程晚期胎头挤压和强烈宫缩导致的缺氧，会促使胎儿"儿茶酚胺释放"，导致胎儿血流重新分配，胎心率减慢，以节省氧和能量。此外，激活胎儿儿茶酚胺和皮质醇，肺表面活性物质增加，动员糖和游离脂肪酸，棕色脂肪代谢增加，警觉性提高，瞳孔扩张，促进母婴互动和连接，促进新生儿快速适应。

新生儿的皮质醇水平在出生后继续上升，数小时后达到峰值，确保了母乳喂养建立之前新生儿代谢所需的能量。产后母亲的皮质醇高水平也会通过乳汁传输给婴儿，使新生儿产生幸福感和愉悦感，有助于形成牢固的依恋关系和启动母乳喂养。

（4）泌乳素（PRL）：乳汁合成最重要的激素是泌乳素，是所有哺乳动物不可缺少的。其作用主要涉及生殖和内稳态，调节母亲从怀孕到哺乳的食欲、体液平衡和免疫功能，优化产后母亲的适应能力，包括母性行为、母婴依恋和乳汁合成，促进婴儿成长和大脑发育，因此，也被称为“筑巢激素”。

孕期泌乳素水平与孕妇食欲和体重增长直接相关，孕 35 ~ 38 周母亲 PRL 水平增加了不止一倍，胎儿体重也明显加快。人类子宫蜕膜合成并释放的泌乳素通过羊水传输到胎儿肺部或由胎儿吞咽进入胃肠道，对胎儿肺成熟和产热发挥重要作用。雌性动物临产前泌乳素水平上调与“筑巢”行为相关，可能对“乳头信息素”的释放至关重要。动物实验研究发现新生儿依靠“乳头信息素”寻乳并进行含接。人类母亲临产前也有“筑巢”行为。分娩和产后早期的泌乳素高峰能增加乳房泌乳素受体，有助于乳汁合成。分娩结束后，抑制泌乳素合成乳汁的孕激素消退，泌乳素水平逐渐上升，至产后 2 ~ 4 天达最高峰，此时也正好是大量“下奶”的时期。研究发现，产后高泌乳素水平可以增加母亲的“社会需求”，帮助新妈妈将婴儿的需求放在第一位，缓解母亲照顾婴儿时的忧虑与紧张等。

围产期各激素系统相互作用，错综复杂，包括促进或抑制彼此的活性，这能够扩大激素效应。

23. 生理性分娩对母乳喂养的促进

生理性分娩会赋予母婴良好的生理、心理和情感状态，母亲在分娩中的自信有利于增强母乳喂养的信心，而产后 2 小时内敏感期母婴无干扰的皮肤接触与互动是建立母乳喂养的窗口期。

母亲缩宫素参与哺乳的生理性准备。孕晚期和产程中，缩宫素与泌乳素的中枢性连接增加，使得缩宫素成为促进泌乳素释放的强有力促进因素。泌乳素也会刺激缩宫素合成与释放，有助于分娩时泌乳素和缩宫素达到峰值。内啡肽也会刺激中枢泌乳素释放，增加产时泌乳素，为哺乳做准备。孕晚期乳房缩宫素受体增加，乳房缩宫素敏感性提高。哺乳时缩宫素脉冲式释放，通过引发乳腺导管肌上皮细胞节律性收缩而介导喷乳反射，将乳汁通过乳腺导管输送给待哺的婴儿。

胎儿娩出后，缩宫素释放达到高峰，母婴的缩宫素正反馈效应更加明显。一项研究显示，生理性分娩后即刻母婴皮肤接触且未开始母乳喂养前，即婴儿出生后15～45分钟，新妈妈血液缩宫素水平平均上调1.8倍，2小时后快速下降。因此，产后2小时内，母亲乳头高度敏感，母体脑区缩宫素高峰会持续数小时，持续促进母性行为，促进新生儿吸吮、运动和近距离探索。此时新生儿无干扰地裸趴在妈妈胸前，吸吮拳头或手指、流口水、向上爬、以手拍打或按摩乳房、抬头、嘴啃、衔乳和吸吮等行为完全展现时，能引发强烈的缩宫素和泌乳素反应，而且新生儿寻乳等一系列行为，比单纯吸吮更能刺激缩宫素释放。这不仅能开启母乳喂养，还能避免新生儿早期体重丢失、低体温和低血糖，最优化新生儿从宫内到宫外环境的过渡。此外，产后母婴皮肤接触还会降低新生儿“出生压力”，增加缩宫素释放，关闭“战斗－逃跑”反应，进一步降低肾上腺素和去甲肾上腺素水平。敏感期后再进行母婴皮肤接触，即使延长时间，母体的缩宫素水平也不会达到敏感期高水平。

正常、自然的生产与哺乳是一连串的生理过程，也是母乳喂养顺利开始的基础。非必要的医疗干预措施如造成母亲和婴儿在产后生理功能受损，无法进行正常母婴接触，就很可能影响母亲哺乳。最初哺乳关系的建立是新生儿自主寻乳行为。医护人员应鼓励、支持、协助母亲进行生理性分娩。在有医疗指征的情况下使用各种方法确保母婴生命安全时，应尽可能在母婴健康条件允许的情况下缩短母婴分离的时间，在产后使母婴早期接触。

24. 母乳神奇的营养变化

母乳的成分会随着宝宝的月龄和生长发育的需要相应地发生变化。产后7天内分泌的乳汁叫初乳，初乳比成熟乳含有更多的抗体和其他抗感染蛋白及白细胞，有助于预防感染；初乳中的生长因子有助于肠道发育，预防过敏；初乳有轻微的通便作用，利于胎便排出，减轻黄疸。

孩子出生 30 天后，妈妈的乳汁就变为成熟乳。这时候的乳汁不仅含有丰富的营养物质，而且还会根据宝宝生长过程的变化，调整其中营养物质的含量。这是因为随着孩子的成长，每千克体重需要的蛋白质量在减少，以适应身体各个脏器的发展，特别是肾脏。这种蛋白质浓度的降低是非常合理的。

母乳的营养成分会随着喂奶的过程而改变。每次哺乳时，母乳的营养成分不是一成不变的，它会因一天中哺乳时间的不同，甚至一次哺乳的前后而发生改变，比如刚开始分泌的乳汁往往看上去比较稀薄，这部分母乳被称为前奶，前奶水分比较多，是给宝宝解渴的。之后随着宝宝的吸吮，乳汁会变得越来越稠，这部分母乳被称为后奶，后奶富含营养物质和热量，是给宝宝解饿的。

母乳的营养成分还会随着季节而改变，比如夏季气温较高，宝宝的生长发育需要更多的水分，此时母乳就会变得更加富有水分，方便宝宝解渴。

产后胎盘娩出后，雌、孕激素水平下降，泌乳素受体增多，乳汁大量生成与分泌。一般在产后 2 ~ 3 天即有初乳分泌，大小乳腺导管都充满乳汁，乳房明显胀大。再加上宝宝吸吮乳头的机械性刺激通过脊髓传递到新妈妈的下丘脑，于是便引起了泌乳素的分泌高峰。

需要注意的是，营养丰富的乳汁是细菌良好的培养基，如宝宝口腔发炎或乳头皲裂均可造成细菌入侵感染。另外，如果新妈妈在怀孕前乳腺增生结节较多，未进行治疗或乳头内陷未矫正，以及产后未能及时哺乳等，都容易造成乳汁淤积，这该怎么办？

首先，掌握正确的哺乳方法。新妈妈应该掌握正确的哺乳姿势和技巧，一般以坐式、侧躺式或环抱式哺乳。如果宝宝吃不完，需要用吸奶器或手法按摩将双侧乳房排空。睡眠时，应保护乳房不受压，使乳腺导管保持通畅。其次，要多关注新妈妈的营养和心情。乳汁的分泌与乳房的发育，与新妈妈的营养、健康状况，以及情绪有很大的关系。新妈妈要注意多休息，保持心情舒畅。新妈妈一旦发现乳房胀痛，有肿块形成，只要不发热，没有化脓，就不必惊慌，可以通过增加哺乳次数、哺乳前先热敷乳房、尽量排空双乳等方法来缓解。如果发生乳腺导管堵塞已吸不出奶，或者有发热、化脓症状，就需要及时到医院就诊，请专业的乳腺科医生进行治疗。

◈ **积极预防、治疗乳腺炎症**

乳腺炎的主要病因是细菌入侵和乳汁淤积，最为常见的是金黄色葡萄球菌感染，常见于哺乳期的妈妈。由于新妈妈在产后机体免疫力下降，给病菌的入侵、生长、繁殖创造了有利条件，因此哺乳期的妈妈更容易得乳腺炎。乳腺炎重在预防，产前应积极纠正乳头畸形，产后加强营养，注意休息，提高对疾病的抵抗力，积极治疗婴儿口腔炎，防止乳头皲裂等都能有效预防乳腺炎。

哺乳期妈妈出现不适一定要及时就医。乳腺炎早期，可以通过中药离子导入+微波照射+手法按摩排乳+经络疗法来改善局部血液循环，促进乳腺组织水肿吸收，活血通络，软坚散结，迅速缓解症状，3 ~ 5天即可治愈。

25. 新生儿的能力激发与母亲密切相关

婴儿出生后有许多原始本能，这些反射大多与觅食相关，能够帮助婴儿寻找到母亲的乳房并吸吮到乳汁。这一过程与感官系统、中枢神经系统、运动系统和神经内分泌系统的功能均相关，也会直接或间接促进婴儿活动，并有利于其在新世界的生存。母亲的乳晕色素沉着，提供了新生儿识别母亲的标志，蒙哥马利腺分泌腺液，其气味是婴儿寻找乳头的指引。出生后的婴儿喜欢和母亲对视，甚至头和眼睛会随着人脸有所移动和反应。

新生儿喜欢母亲的声音，听到后会更长时间吸吮乳房，母亲的心跳也有助于婴儿平静下来，新生儿需要皮肤接触，皮肤接触提供热量和各种其他触觉输入。婴儿（尤其是新生儿）嗅觉、听觉和触觉刺激的来源是母亲。人们还在不断地探索和发现婴儿早期行为的自然规律。尽管婴儿并不知晓他们行为的益处，但显而易见的是，在人类长期进化的过程中，婴儿从一出生时就具有的这些能力是其生存的关键。

同时新生儿早期拥有的本能反应，也在与母亲皮肤接触、爬向乳房的过程中逐一体现。新生儿出生以后肺部扩张，发出第一声啼哭，然后放松，眼睛略微睁开，手脚开始活动，可能试图与母亲对视，随后逐渐开始有嘴部动作；接下来可能休息一段时间，又重新开始往母亲的乳房方向移动。新生儿到达母亲的乳头处时并不一定会立刻含接，可能会伸舌舔，有摩擦的动作，再行含接。从将婴儿放到母亲的乳房处，到含接成功并自主吸吮，如果母亲在产程中使用芬太尼及人工合成催产素，产后第1小时内婴儿与母亲的皮肤接触中，其吸吮意愿会有所下降。这个过程提示我们，母亲既是婴儿本能反应的触发者，也是婴儿行为实现和情感表达的接收者，母婴不设限制的密切皮肤接触是产后早期婴儿生理需求得以正常满足最基本也是最重要的条件，在此基础之上，才能促进正常的母乳喂养。经历分娩，对母婴来讲是一件消耗体力的事情，大部分新生儿在第一次完整地吸吮母亲的乳房后，会进入一个较长的睡眠期，有的时候母亲也会一起入睡。产后早期，对新生儿来讲，从宫内到宫外，其呼吸、循环、内分泌等系统都在发生改变，这个睡眠时期也正是孩子来到外界的一个调整过渡时期。

26. 新生儿早期母乳喂养特点

婴儿出生后的最初2小时是警觉的，可以进行频繁吮吸，第一次哺乳完成以后，会进入较长的深睡眠时期，称为过渡期。此期可以长达6 ~ 8小时。此后婴儿又进入清醒期并同时表现为频繁寻乳和睡眠交替的状态。如果新生儿入睡，鼓励母亲同时休息。在产后第2天，婴儿还会表现出在夜间频繁需要哺乳的情况，应提前告知母亲这是正常现象并配合婴儿进行密集哺乳，母亲会发现渐渐有“下奶”的感觉。若婴儿能被无限制地哺乳，也能很快协调好吮吸、吞咽和呼吸，当母亲乳汁大量分泌后，婴儿可以通过频繁并有效地吮吸移除母亲乳汁，这样不但可促进母亲正常泌乳，也可预防母亲发生乳胀不适。

通常认为最佳的哺乳时间是安静警觉期，此时婴儿状态良好，动作协调，适于哺乳。母亲需要了解婴儿饥饿的信号，如早期婴儿身体开始扭动，摆动手或脚，将手放到嘴边或开始啃手；然后会表现得有些烦躁，婴儿处于清醒状态，开始有间断性哭闹，到最后开始持续哭闹，皮肤颜色变红等。

大部分情况下，新手父母可能将婴儿的哭泣当作是哺乳的信号，但这是哺乳的最晚期信号。在此时期，婴儿往往因为大哭而使皮肤颜色改变（从粉色到红色）。婴儿对外部和内部的刺激反应高度敏感，“哭闹”除了可能代表饥饿，更可能代表其他的需求，往往表现为动作不协调，可能会出现拒绝乳房，或者含接后吮吸几次，却哭闹加剧等表现，往往会使母亲误认为婴儿不需要吃奶，或者自己的乳量不足，让婴儿无法满足。当婴儿哭闹严重时，母亲可在哺乳前先将婴儿安抚到平静状态再使其含接乳房，比如皮肤接触、怀抱、轻柔地歌唱或者与之对话。

如果母婴持续皮肤接触，母亲常常会观察到婴儿在浅睡眠、半清醒状态下自主寻乳并进行含接，较少直接进入哭泣状态。婴儿可以盖毯子，或使用不限制手活动的睡袋，厚质并捆绑结实的襁褓会让婴儿不能弯曲胳膊，阻碍婴儿的活动，会减少婴儿吸吮母亲乳房，进而影响母亲泌乳。

婴儿的睡眠同样有较大的个体差异，产后第 2 天晚上，或者出院回家以后，许多母亲会观察到婴儿哭闹增多，哺乳需求突然变得频繁，甚至有难以安抚和满足的表现。

产后前两天，母亲的乳汁还未大量分泌，婴儿少量多次吸吮移除母亲乳汁；夜间哺乳，也很好地顺应了泌乳素的夜间分泌高峰，这对婴儿获得充足的摄入是很重要的。医护人员需对母亲及其家庭进行知识普及，告知婴儿频繁进食和夜间进食的意义所在，避免无指征的代乳品添加，对后续的喂养造成影响。

当母亲的乳汁开始大量分泌以后，乳房的泌乳和婴儿的睡眠清醒状态可能并不匹配。当乳房胀满而婴儿处于睡眠中，也可以尝试唤醒婴儿，让其在浅睡眠状态进食。母亲应学会手挤奶而少量排出乳汁，使乳晕软化即可缓解不适，频繁大量人为地排出乳汁会破坏乳房自分泌的调节。婴儿主导的母乳喂养确保了乳汁供需的匹配，是成熟的母乳喂养关系建立的基础。

鼓励健康婴儿的母亲，不限制婴儿的喂养频率与时长。建议母亲在婴儿发出饥饿信号或者有需要时进行哺乳。对于新手母亲及其家庭，识别婴儿的“饥饿”信号需要一定的时间，母亲需要和婴儿不分离，无干扰地对婴儿的状态持续观察并提供母乳喂养。

当婴儿表现出需求，母亲就及时给予回应，母婴找到舒适的姿势配合，使乳汁移除，这样的过程循环反复，是产后早期最自然的互动模式。人为限制母亲哺乳的次数和时间，可能让婴儿无法获得足够的乳汁，而母亲后续的乳汁产量也会受到影响。必须强调的是，这是对于健康足月儿。而对于早产儿，或者是有疾病等情况的婴儿，由于其神经功能尚不完善，有时并不能很好地表达其进食需求，无法主导喂养过程，因此需由专业人员及时评估和制订相应的喂养方案，确保这些婴儿能得到及时和足够的喂养。

27. 母乳喂养安抚宝宝

无论你是否在 1 小时前已经喂过宝宝，你仍然可以依从孩子，让他想吃就吃。如果宝宝似乎只想吸吮而并非要吃奶，就让他继续吃刚喂过一边的乳房，而不要换另一侧，他就不至于吃得过饱。如果频繁喂奶有助于让哭闹的孩子安静下来，你就可以继续这么做。

（1）妈妈应观察自己吃的食物：假若你的宝宝每隔数天就大哭一次，这可能是妈妈吃了某些食物的缘故，不过这种情况不太常见，一般哺乳妈妈适量进食任何食物都不应该让孩子产生不适反应。如果妈妈发现自己在进食某种食物之后孩子特别哭闹，可以尝试避免进食该类食物一段时间，观察孩子是否好转。

（2）安抚胃部不适的打嗝宝宝：有些宝宝在刚吃过奶后将他抱起便会自己打嗝，有些却可能要待在妈妈的肩膀上超过 5 分钟才能打嗝。如果妈妈觉得宝宝因为没打出嗝以致胃部不适而啼哭，不妨将孩子面朝下横趴在你的大腿上，轻轻地揉或拍他的背。不过很多时候孩子在打嗝之后肚子又会觉得有点空，所以有可能会要求再吃奶。

（3）脱去宝宝身上所有衣服检查宝宝不舒服的原因：如果孩子已经打过嗝又换过尿布仍啼哭不止，这时你可以尝试脱去他身上所有的衣服，看看他是否因为被衣服上的什么东西弄得不舒服。他有可能是被别针或标签刺得难受，也可能是毛线或头发缠着他的脚趾。

（4）给宝宝泡个温水澡：如果宝宝一直哭闹，妈妈也可以尝试脱去衣服和宝宝一起泡个温水澡，温水对母婴均有安抚及松弛的作用。你可将一只手放在宝宝的头下面，另一只手托住他的臀部，然后将他在水中来回移动。如果你喜欢，你也可以躺卧在浴缸里，将宝宝伏在你胸前，让他听着你的心跳声，慢慢地将温水淋在他的身上帮助他放松。当然要小心不要让他的脸浸在水里，也要确保浴室不太冷。

（5）给宝宝按摩：给婴儿按摩也是一个能令他们放松的方法。研究证实，有较多肌肤接触的早产儿哭得较少，体重增加更快，有较好的肌肉活动能力及更成熟的行为表现。你还可以模仿自然界各种动物的叫声，为孩子创造音乐。这种音乐不仅能吸引宝宝的注意力，还能安抚大多数的婴儿。还可为宝宝哼唱小曲，以改善其心理与生理上的不适感。父母还可以重复宝宝发出的声音，以表示对其声音的认可，从而加强感情沟通。妈妈可多哼唱简单、通俗、节奏感强的儿童歌曲，便于宝宝模仿、重复、记忆。

（6）让受刺激的宝宝进入一个安静的环境中：有时婴儿也会因为受环境过度刺激而啼哭，对于这种情况，妈妈可以把他带到较安静或无人的房间。如果觉得他只不过是想独自安静下，你可以让他躺下来，不过如果哭声没有立刻停止，需要再度抱他起来。有些宝宝确实是要哭闹一番才能安静入睡的，但如果把他放下时他闹得更凶，就表示他不愿意这样做。

有些婴儿喜欢你用手掌托着他的胸部，腹部向下横趴在你的前臂上，这样宝宝会面朝地，手脚也会垂下。这个姿势因为能够有效地安抚患有肠绞痛的婴儿，所以亦经常被称为“肠绞痛婴儿搂抱法”。

此外，有些宝宝可能会喜欢你坐着，将他面朝下横趴在你的大腿上，轻轻按摩他的背部，同时脚跟轻轻地上下颠动。

和睡前爱哭的宝宝一起躺下。哄孩子睡觉也让一些母亲感到头痛，孩子在母亲的臂弯里可以很容易及安详地进入梦乡，然而他们一旦碰到冷冰冰的床单就会突然惊醒过来，并且大哭大叫。通常只要你和孩子一起躺下来喂奶，在他睡着以后再静静地起来，便不会把他弄醒了。

有的妈妈说，每当她晚上试图把孩子独自留在婴儿床里，孩子总会哭闹很长时间。但是她一旦将孩子抱到自己的床上一块儿睡，孩子的哭闹就停止了。

28. 均衡营养，伴宝宝健康成长

刚出生的宝宝，胃肠功能还很不完善，除了吮吸，宝宝还不会其他的口腔进食动作，所以，宝宝只能进流食。但是，宝宝在这一时期的生长又是非常快速的，可以说一天一个样，这样的快速生长期，需要充足而全面的营养支持。

6 个月以内的宝宝最理想的天然食物是母乳。母乳也是为宝宝量身定制的最佳天然营养品。每一种哺乳动物都会产生独特的乳汁，以满足其后代在生命之初的营养需求，这样的乳汁，像血液一样，具有一定的特性，能确保后代在特定的环境存活下来，这就是生物学的特异性。

对于人类来说，大脑的发育对宝宝非常重要，所以，母乳中含有大量促进大脑快速发育的营养物质，另外，它还含有最基本的营养物质，包括蛋白质、脂肪、碳水化合物、维生素和矿物质等。母乳所含的营养物质齐全，各类营养素比例合理，且含有其他动物乳类不可替代的免疫活性物质，非常适合体格快速生长、生理功能尚未发育成熟的宝宝。纯母乳喂养能够满足 6 个月以内宝宝所需要的全部液体、能量和营养素需求。

母乳还能随着宝宝的成长而改变，满足宝宝不同月龄的需要。有研究证实，母乳含有 6 个月以内宝宝所需要的所有营养物质和水分。可见，母乳就是为宝宝量身定制的营养品，能够确保宝宝很好地生长发育，宝宝在 6 个月内，尽量纯母乳喂养。

29. 支持母乳喂养

早期母乳喂养支持的核心在于对母婴需求的及时顺应和保护，通常产后早期哺乳问题的发生，如乳头疼痛和损伤、婴儿摄入不足等，往往和母婴没有充分接触有关，母亲无法调整获得最佳舒适的哺乳姿势，婴儿也没有机会发挥本能去学习如何含乳，无法掌握吸吮和吞咽的协调技巧。医护人员需要做的，是促进母婴密切接触、探索和尝试，在母婴遇到困难时提供适当的帮助。

◈ 母乳喂养评估

产后 3 天，因母亲生产方式及医院规定的不同，母婴可能处于院内，也可能已经出院。因此，医院的常规指导对母乳喂养的建立与出院后母乳喂养的持续意义重大。在目前的实践中，母乳喂养主要涉及哺乳次数，哺乳姿势，含接效果；婴儿体重下降及恢复情况，大小便的次数和颜色、量的变化，是否有黄疸及具体测量值；母亲对哺乳的满意程度（包括是否有乳房、乳头疼痛等）；母亲和家庭所提出的母乳喂养问题；等等。同时医院还应教会母亲手挤奶。如果母乳喂养的建立并不顺利，则母婴都需要医护人员的帮助，从以上这些方面进行改善和调整，同时结合儿科医生的评估，排除其他原因引起的母乳喂养问题。

健康足月的婴儿在子宫内储备了足够的脂肪和水分满足其新陈代谢的需求，出生以后皮肤水分蒸发，排尿排便及利用脂肪产热等，会出现生理性体重下降。通常认为生理性体重下降在产后 3 ~ 4 天达最低点，出生后第 7 ~ 10 天应恢复至出生体重。如果体重下降超过 10% 或至第 10 天还未恢复到出生时的体重，则为病理状态，应分析其原因。如出生后及时合理喂哺，可减轻或避免发生生理性体重下降。

30. 母亲对哺乳的满意程度

母乳喂养是母婴双方的事，母婴双方都可以从正常的母乳喂养关系中获得愉悦体验，产后婴儿的状态相比于母亲，受到的关注度更高。但母亲对哺乳的满意程度是母乳喂养后续的重要原因。许多情况可能会影响到母亲持续哺乳的意愿，如母亲对母乳喂养的了解程度、家庭成员的支持情况等。产后住院期间，由于不同的分娩方式，母亲的恢复状况因人而异。母亲本身的身体状况直接影响母乳喂养的顺利进行，如果母亲患有急、慢性疾病，需要获得更多的支持。产后早期应关注婴儿含接和吮吸、母乳喂养的频率和时间，确保母亲能舒适地不设限制地哺乳，从而避免乳头损伤、预防乳房肿胀等问题，这些会增加其满意程度。母亲的心理支持同样需要纳入对母亲的支持方案中。

早期应给予婴儿足够的皮肤接触机会、最佳的母乳喂养支持，经过产后 72 小时的磨合，大多数母婴都能够成功建立母乳喂养，除非有医学指征，否则应劝阻母亲及其家人不要给婴儿除母乳之外的其他食物和液体，早期的代乳品添加会破坏母乳喂养。除了良好的母乳喂养评估和管理，医护人员也需识别出需要进行补充喂养的婴儿，找到母婴双方都可能存在的引起哺乳效果不佳的原因并进行持续改善。

◈ 引起哺乳效果不佳的原因

（1）母亲因各种原因（如原有疾病、分娩并发症等）没有大量分泌乳汁的迹象，或者有乳房病理状况、先前的乳房手术等情况，且婴儿有摄入不足的表现。开始补充喂养之前，需要评估婴儿的含接和乳汁转移的具体情况。

（2）使用某些药物或者各种原因导致母婴分离，无法提供乳汁，造成短时间母乳喂养中断，或者母亲有某些特殊问题，如 HIV 感染等。使用一些特殊药物，如化疗药物或放射性碘等，需要放弃母乳喂养，但这样的情况极少见，争取使用哺乳期更安全的药物是更好的方案。如果母亲因为急救、特殊疾病等情况，婴儿需要补充喂养。

（3）少数情况下，母亲哺乳疼痛且无法忍受。找到疼痛的原因非常重要，产后早期最常见的是乳头损伤导致的疼痛，可能还有感染等其他原因，在无法亲喂的情况下，母亲需要手挤或者吸出乳汁补充喂养，并在恢复后尽快回归乳房喂养。

（4）乳腺科确诊原发性乳腺组织不足，母亲没有乳汁大量分泌的迹象。乳腺组织本身的问题导致泌乳失败的女性少见，而这个状况是无法预知的，不能根据乳房外形和孕期、哺乳期的变化来判断，这样的母婴需要在产后早期进行正常皮肤接触，频繁哺乳，确保最佳的母乳喂养时间基础上，如果确实存在摄入不足的情况，充分改善喂养无效，则需考虑补充喂养。

31. 母乳是妈妈给宝宝最珍贵的礼物

母乳喂养的宝宝心脏更强健。母乳中含有适量的胆固醇，而这是一般配方乳中都没有的。研究表明，婴儿期血液中含有适量的胆固醇，会适当地提升其胆固醇代谢能力，从而有效降低成年期血液中胆固醇的含量，以减少心脏疾病的发生。

母乳喂养能促进宝宝的听力发育。人工喂养的宝宝由于异性蛋白引起的过敏更容易造成耳部的积液，这种积液会为细菌繁殖提供温床，从而造成耳部感染。无论是积液本身，还是耳部感染，都会影响宝宝的听力。而听力发育不良，会进一步造成宝宝语言发育的障碍，对宝宝的社会性发育造成极其不利的影响。

母乳喂养能帮助宝宝的牙齿排列得更整齐。由于相对于吸吮奶嘴来说，宝宝吸吮妈妈的乳房需要更复杂的面部肌肉和舌头的运动，能更好地促进面部肌肉和颌骨的发育，因此能给牙齿留有更多的空间，所以母乳喂养的宝宝需要做牙齿畸形矫正的情况要相对少得多。同时，由于牙齿排列整齐，宝宝拥有更美丽的笑容。

母乳喂养有助于宝宝的皮肤更健康。大量的皮肤科医生临床经验表明，母乳喂养的宝宝皮肤柔软光滑、结实紧密，而人工喂养的宝宝皮肤会相对粗糙，有些宝宝还会由于过早地摄入牛奶蛋白或大豆蛋白等，皮肤上出现一些过敏疹子。

母乳喂养能帮助宝宝减少过敏现象。研究表明，母乳喂养的宝宝比人工喂养的宝宝出现过敏现象更少。现在过敏的宝宝越来越多，其中牛奶蛋白是过敏的主要原因之一。过敏的宝宝会出现湿疹、腹泻等许多症状，而预防这些症状出现的最佳办法就是首选母乳喂养。

母乳脂肪中含有长链多不饱和脂肪酸，以 DHA 和 ARA 为代表，而 DHA 是视网膜的主要结构组成部分，母乳提供的丰富营养，让宝宝的视力发育更好。

母乳喂养的宝宝每次吃得比人工喂养的宝宝少一些，由于吸吮乳房需要的力气相对较大，吃的速度也会慢得多，并且母乳喂养的宝宝自己控制食量，而不是由妈妈决定他到底喝多少毫升的奶，所以母乳喂养的宝宝会从小建立起良好的饮食模式，在青春期甚至成年期都能有效地自我控制饮食的摄入量，很大程度上降低了宝宝日后暴饮暴食的可能。形成良好饮食习惯，不暴饮暴食，是宝宝身体健康最主要的先决条件。因此，想让宝宝长大后有个好身体，坚持母乳喂养是第一步。

母乳喂养能提高宝宝的免疫力。新生宝宝能从母体中获得天然的免疫抗体，这会让宝宝在出生后的前 6 个月里较少生病。但随着这种抗体的逐渐减少，免疫力会有所下降，这就是为什么有的宝宝在 6 个月后会频繁生病。而母乳喂养的宝宝这种现象会相对较少，这是由于妈妈的体内有完善的免疫系统，当妈妈接触到环境中的病菌时，免疫系统会及时应对产生新的抗体，而这种抗体会随着乳汁直接传递到宝宝体内，保护宝宝减少病菌的侵袭。几十年来的研究表明，母乳能帮助宝宝避免各种疾病和不适，母乳喂养的宝宝患感染性疾病的概率也大大降低。

母乳喂养更能满足宝宝情感的需要。在喂母乳的时候，妈妈会把宝宝轻柔地抱在怀里，有时候还会拉拉宝宝的小手，摸摸宝宝的小耳垂，甚至一边哺乳一边跟宝宝说着话，在这些亲子互动的过程中，一边吃着香甜的母乳，一边闻着妈妈身上的味道，注视着妈妈温柔的目光，所有的一切都会让宝宝产生巨大的满足感，这不仅有利于建立宝宝的安全感，满足宝宝的情感需要，更有利于增进母子之间的情感交流。

32. 母乳喂养带给妈妈的好处

母乳喂养除了对宝宝有数不尽的好处外，对产后妈妈的恢复也有很大的帮助。

◈ **有助于妈妈的产后恢复**

母乳喂养的妈妈产后子宫能更快复原。宝宝吮吸乳房会大大地刺激妈妈体内催产素的分泌，带动子宫的收缩，从而促进子宫更快地恢复到正常大小。

母乳喂养能够帮助新妈妈产后更好地塑身。按我国的传统习俗，产后坐月子的时候，家里人都会做一些肉、蛋、鱼类等高营养、高热量的食物，让新妈妈补一补。一不留神，如果营养摄入过量的话，产后妈妈的体重增长甚至会超过孕期。但是，母乳喂养会让这种现象大大减少，这是因为，分泌乳汁不仅会大量消耗这部分新补充的能量，同时还会消耗掉新妈妈在怀孕期间体内积累的脂肪。因此，母乳喂养的妈妈体形恢复速度更快。不仅是体重减轻，研究表明，如果进行母乳喂养，新妈妈因怀孕而增大的臀围也会在产后迅速减小，所以母乳喂养不失为一种辅助新妈妈重塑好身材的有效手段。

母乳喂养能够降低妈妈患乳腺癌、子宫内膜癌或卵巢癌的风险。哺乳妈妈患乳腺癌、子宫内膜癌或卵巢癌的发病率较低，这是由于分泌乳汁的过程中雌激素水平降低，而雌激素水平越低，就越不容易刺激乳房、子宫及卵巢内的细胞生长。

母乳喂养使妈妈拥有更高质量的睡眠。由于人工喂养的宝宝夜间吃奶的时候，需要妈妈起来准备奶瓶和冲奶，所以很多新妈妈等宝宝吃完奶已经完全清醒了，再重新进入睡眠状态需要很长的时间，所以如果宝宝月龄还小，需要夜间吃 2 ~ 3

次奶的时候，新妈妈的睡眠质量会受到很大影响。而母乳喂养由于不需要这些准备工作，妈妈喂起来相对放松，再次入眠也相对容易一些，所以总体来讲，进行母乳喂养的妈妈睡眠质量要好得多。

◈ **母乳喂养的妈妈心情更愉悦**

母乳喂养使妈妈产后心情更愉悦。一方面，刺激乳汁分泌的催乳素可以使妈妈心境平和。另一方面，把宝宝抱在怀中，母子之间相对安静地互动，咿呀对话，温柔对视，轻轻地抚摸，这些让宝宝满足的同时，也可以让妈妈感到放松。而且研究表明，母乳喂养无论是对于宝宝还是妈妈，都有一定的安眠作用。这些都使得母乳喂养的妈妈情绪上更愉悦，降低产后抑郁发生的概率。

除了以上好处，母乳喂养也是新生儿家庭经济实惠的一种选择。如果进行人工喂养，昂贵的奶粉钱，以及购买奶瓶、清洗奶瓶等相关投入，对于每一个有新生儿的家庭都是一笔不菲的开支。而相比之下，母乳营养好，而且完全免费，家庭需要投入的是给哺乳妈妈增加营养的一些费用。所以母乳喂养可以大大缓解家庭的经济压力。母乳喂养，还可以让妈妈更仔细观察宝宝的状态，及时发现宝宝成长中的问题。

在母乳喂养过程中，无论是带着宝宝外出还是在家里，任何地方都可以随时满足宝宝的进食需要，而且更安全更卫生。妈妈不用大包小包地背着奶瓶、消毒锅、奶粉等这些沉重的物品。

只要愿意，每个妈妈都能成功母乳喂养。

33. 母乳喂养成功的要点

如果想要成功的母乳喂养，首先在产后半小时左右就要给孩子早开奶，这样有利于乳汁的分泌。首先妈妈要充满信心，坚信自己可以成功母乳喂养，坚信自己的乳汁是宝宝最好的食物。

◈ **频繁、有效的吮吸**

要让宝宝勤吸吮，宝宝什么时候饿，什么时候给宝宝喂奶，要做到让宝宝早吮吸、早开奶，促进乳汁分泌。频繁、有效的吸吮是保证母乳充足的重要条件。

产后新妈妈要做的最重要的事情是让你的宝宝尽早、频繁地吸吮乳房，尤其是出生后的前半个小时，是宝宝吸吮欲望最强，且最清醒、记忆力最好的时候，所以，千万不要错过这个好时机！通过宝宝不断吸吮而产生的机械刺激会源源不断地传入新妈妈的大脑，再通过一系列良性反馈，让新妈妈的身体尽快分泌乳汁。如果此时新妈妈出于担心和不自信给宝宝加了奶粉，那么，你的身体会认为你不需要乳汁而减缓分泌进程。要提醒各位新妈妈，喂母乳时，一定要让宝宝张大嘴，将大部分乳晕含住。因为体内分泌的乳汁都储存在乳晕下面的乳窦中，如果仅让宝宝含住乳头，乳汁是不会顺利被宝宝吃到的，此为无效吸吮！

◈ 妈妈要保证充足的休息

刚刚当了妈妈，对自己的宝宝总是看不够！宝宝已经睡着了，还会不停地盯着宝宝摸摸这儿、动动那儿，而意识不到自己已经很疲惫了。长此以往，会严重影响乳汁的分泌。因此，要习惯于宝宝睡，你也睡，这样才会养足精神，有利于母乳的分泌。

◈ 愉快的心情

保持心情愉快，提高自己的机体抵抗力，从而降低菌群失衡的概率。产后要特别注意调整好自己的情绪。心情舒畅，乳汁才会充盈。长期抑郁会抑制体内催乳素的分泌，而让宝宝挨饿！这一点也要提醒各位新爸爸，要积极参与到照顾宝宝的行动中，还要多与妻子交流，让她感受到家人对她的关爱和支持。减少焦虑，如果有不适，及时向专业的医生求助。

◈ 饮食的调配

妈妈一定要饮食均衡，多喝一些汤类的食物，如鸡汤、鱼汤或排骨汤等，这样有利于乳汁的分泌。

自然生产的妈妈在刚刚分娩后，大多由于胃肠功能较弱，吃不下油腻的东西。家人可准备些清淡、易消化的半流食，如粥、汤面等，还可多喝些红糖水，有助于恶露的排出。等食欲恢复以后，再正常进食，尽量做到清淡少盐，一日多餐。新妈妈可多喝些有营养的汤，如鱼汤、鸡汤、猪脚花生汤、蔬菜汤等。注意，在喝油比较大的汤时，要去掉表面的浮油，以免摄入过多的脂肪而不利于体形的恢复。

剖宫产的妈妈，由于腹部做了手术，在术后排气前，不要喝牛奶、糖水等易引起肠胀气的食物。条件允许时应尽早下床活动，促进排气，等排气后，再逐渐恢复正常饮食。

◈ **乳房的护理**

哺乳期乳房会变得较丰满，自身重量增加。所以，选择大小合适、方便哺乳的胸罩是非常重要的。它对乳房可起到很好的支托作用，可有效防止乳房下垂、变形。另外，一定要准备一个吸奶器，它可以帮你将宝宝吃不完的奶吸出来，一方面方便将多余的乳汁储存起来，另一方面还可让你保持乳腺导管通畅，防止乳腺炎的发生。预防乳腺炎最好的方法是每次都要及时将乳房中宝宝吃不了的剩余乳汁吸出来，这样不但可避免乳汁淤积所造成的炎症，还可更好地促进乳汁的分泌。每次哺乳后，在乳头及乳晕处涂一些乳汁和羊脂膏，每天用温水清洗一次乳头，这样可以很好地预防乳头皲裂。

◈ **轻松的哺乳姿势**

要用轻松的哺乳姿势，让宝宝良好地含接乳房，其间需要让宝宝主导整个哺乳过程，基本上是按需哺乳，在产后早期要不限时间、不限次数地喂奶，后期也要按照宝宝自己的节奏来，达到自然的供需平衡状态，减少不正当的开奶，避免暴力通乳，非必要的情况不追求排空乳汁，也不去排残奶。平时做到母婴同室，有利于增进母子感情。

34. 母乳喂养早期目标

正常健康的婴儿能够在分娩后第 1 小时内吸吮乳房。出生早期母乳喂养的目标应包括：①早接触早开奶，即生后即刻开始进行皮肤接触，直到婴儿完成第一次哺乳；②频繁吸吮，一天 8 ~ 12 次；③双侧乳房均应进行哺乳；④每次均应充分哺乳，不设时间限制；⑤母亲在哺乳时应保持舒适体位。应尽早发现影响母乳喂养成功的因素，恰当地给予支持，在产后住院期间持续地进行评估和监测。

这个阶段母乳的产量和婴儿的进食量同步快速增长，婴儿也处于快速生长阶段。对于每个婴儿来说，每日母乳喂养的次数和喂养时长都不尽相同，有些婴儿喂养间隔延长，也有一些婴儿喂养间隔缩短，需要喂养更频繁，新手母亲很容易误认为母乳产量不足而添加配方乳，影响母乳喂养的成功率。随着婴儿长大，他们吸吮更熟练、更有效，黏稠的初乳也会逐渐转变为白色量多的成熟乳，每次喂养持续时间也会缩短。

35. 母乳喂养次数和频率

看宝宝，不要看表。每位妈妈每次哺乳的泌乳量不同，量少的妈妈要更频繁地喂宝宝。每对母婴都在不断摸索双方都满意的哺乳频率，让乳汁保证供需平衡。

每个宝宝都有自己的个性，吃奶模式也不同。每个孩子都是不同的，有的妈妈 10 分钟就喂完，而有的一次要喂上 40 分钟。无论如何，重要的是你要等宝宝吸完一侧乳房后再换另一侧。每次哺乳时，前半段的乳汁富含蛋白质和其他营养，但脂肪含量却很低。如果在宝宝正摄入脂肪这部分时就换了，那可能会造成他体重增长不够。另外，因为妈妈的乳房没有排空，下次喂奶时也不会完全充满。

需要提醒新妈妈的是，让宝宝决定什么时候吸完一侧乳房再换到另一侧。吸完一侧乳房的乳汁，可以使宝宝获得更多富含乳脂的后奶。不要在宝宝吮吸的速度慢下来时就换另一侧乳房。开始部分的乳汁被吸得很快，但后半部分乳汁因为黏稠一点，会吸得慢一些。如果一侧乳房空了，宝宝自己就会把嘴挪开。

下一次哺乳的时间每个宝宝都不一样。总体来说，宝宝的胃口小，母乳比奶粉容易消化，所以吃奶比较频繁。新妈妈不要因为宝宝一个多小时就要吃一次而感到烦躁。顺其自然吧！把给宝宝喂奶的时间当作放松的机会，好好享受和宝宝交流的亲子时间。

限制吃奶时间和次数，会限制婴儿的生长和母体制造乳汁的能力。如果试图让宝宝按时吃奶，可能对母婴都不利。按时间表喂哺，妈妈更容易发生胀奶、乳房感染及泌乳量不足，婴儿也会出现增重不足，更容易感到饥饿。出生的婴儿在生长加速期需要摄入更多的食物，并且他们喜欢安抚吸吮，或者有时只是口渴，他们的种种需求都可以在吃奶的时候得到满足，而这些需求并不能按时间表统一发生。

36. 如何促进泌乳量

拥有充足的乳汁，是每个哺乳妈妈的梦想。只要你了解了母乳供应量的变化规律，了解哪些因素有可能破坏宝宝需求和母亲泌乳之间的平衡关系，那么维持乳汁充足的分泌量就不再是一件难事了。母乳喂养的三大要素是：乳房、宝宝和大脑，三者合力才能制造出更多的乳汁。

增加哺乳次数。催乳素，是一种支持乳汁分泌的物质。在怀孕期间，血液中的催乳素含量是原来的 20 倍。在母乳喂养的前 10 天，催乳素水平达到最高。高峰期后，催乳素的基准水平在产后 1 年内会继续升高。哺乳妈妈在前 3 个月催乳素含量比平时要高 10 倍。随着哺乳时间的延续，血液中的催乳素水平会逐渐降低，但宝宝的吸吮仍然可以提升催乳水平，甚至可以持续提升至哺乳第 2 年。

因此，让宝宝随心所欲地发挥他的吮吸特长，频繁吮吸能够刺激母亲体内泌乳素的分泌。如果宝宝是个爱睡觉的小家伙，则需要常常叫醒宝宝，使其享受乳汁，至少每两小时喂宝宝一次。白天如果睡觉超过两小时，就唤醒宝宝吃奶。晚上也至少唤醒宝宝一次，多喂一次奶。通常新生儿两小时吃奶一次，或每天吃 8 ~ 12 次奶。虽然母乳喂养要遵循供需平衡的原则，但是，并不是所有的宝宝都会主动寻找乳汁，有些性格温和的宝宝，如果不加引导，他们主动要求吃奶的次数是不足以满足他们的生长需求的。若是宝宝有这样的情况，需要更积极主动地给宝宝提供吃奶的机会。

当宝宝开始吮吸你的乳房的时候，乳头中和周围的神经末梢会将这个信号传递到大脑，促使大脑分泌催乳素。催乳素会刺激乳汁产生，而催乳素会使得乳腺周围的肌肉收缩，从而压出乳汁（这就是喷乳反射）。这是一种微微麻刺的感觉，在喂奶过程中应该有好几次泌乳反射。恰当无痛地刺激乳头可以触发催乳素的释放，乳汁分泌是按宝宝的需求来的，而不是按钟点来的。在最初的那段时间，你的身体还不知该产生多少乳汁来喂宝宝。但是，大概在 6 周之后，你的乳房就会按照宝宝的吮吸量自然产生适量的乳汁！

延长哺乳时间。尊重宝宝的兴趣，让他爱吃多久吃多久。有人说，如果想要乳头不疼，新生儿第1周吃奶的时间必须控制在5分钟之内。但是，分泌乳汁可能就要花2 ~ 3分钟，哺乳之初需要的时间可能更长，如果将哺乳时间限制在5分钟之内，宝宝就没有吃到后奶。而后奶富含脂肪、热量，是需要足够长的吃奶时间才能吃到的。因此，不要预定每侧乳房喂几分钟，这会限制宝宝吃奶的时间。让宝宝吃完一侧，再换到另一侧。这样，宝宝有机会吃饱泌乳反射带来的高脂肪后奶。如果太快换到另一侧，宝宝吃到的是两边乳房的前奶，虽然吃饱了，但是生长所需的热量是不够的。

左右交替喂奶。每次喂奶时两侧乳房都要喂到，尤其是前几周。乳汁充足前，新生儿每隔两三小时就应该轮流吃到两侧乳房，夜间可以有一次较长间隔。让宝宝先在一侧乳房吃到满意为止，至少10 ~ 15分钟，再换到另一侧乳房。下次哺乳时调换一下顺序，从上次后喂的那侧乳房开始哺乳。

但是对于一些容易睡觉的宝宝来说，这个方法可能并不管用。交替喂奶时，妈妈可以仔细观察宝宝。让宝宝在一侧吃到吸吮强度变小，吞咽次数减少，开始安抚吸吮时，换到另一侧，鼓励宝宝积极吃奶直至吸吮强度再次变小。然后，再换回第一侧。最终再换回第二侧，结束吃奶过程。反复用换边来唤醒宝宝的做法能够让宝宝进行长时间的积极吸吮和吞咽，从而获得高脂肪的后奶。这种交替喂奶的方法特别适合贪睡的宝宝。因为他们往往吃奶时在吃到足够的后奶之前就进入了梦乡。在换边之前给宝宝拍嗝也是有效唤醒宝宝的方法。

午睡及夜间哺乳。最能刺激泌乳的方法就是抱宝宝上床喂奶，使母婴都放松下来从而刺激更长时间、更为频繁地哺乳。同时，泌乳素水平也会提高，增加泌乳量。

充分休息。要制造更多的乳汁，必须让妈妈更有能量。把洗碗、做饭、打扫的工作请人代劳，让新手爸爸分担照顾宝宝的琐事和家务，如果妈妈感到紧张或有压力，制造乳汁的荷尔蒙就不能发挥最大的功效。比如，压力会使肾上腺释放应激激素肾上腺素，导致乳腺周围的血管收缩，减少乳腺的血液循环，从而减低催乳素对乳腺喷乳反射的影响。恐惧、紧张、疼痛、疲劳、压力、分心，或者是窘迫都会阻碍泌乳荷尔蒙的正常运作。比如出现搬家、生病等情形，以及节假日忙碌等都会使泌乳受到影响。妈妈可以锻炼一下，泡个澡，散散步，白天宝宝睡觉的时候，最好和宝宝一起睡。不要试图在宝宝睡觉的时候做别的事情，目前陪宝宝，做宝宝的妈妈是世界上最重要的事情。身心的放松可以降低体内的压力荷尔蒙，使泌乳素更有效地运作。

营养均衡。妈妈可以尽可能多吃各种营养不同的天然食品，在每次哺乳时，喝一杯水或果汁。在哺乳期，随着消化功能的恢复，妈妈的食欲也好了，热量及营养素的需要量增加，故需在食品数量上有所增加，可逐渐吃些富含蛋白质的禽蛋、鱼、瘦肉、乳类和豆制品，以及富含多种维生素和矿物质的新鲜蔬菜和水果。为了从食物中获取各种营养，一定不要偏食，每日多吃几餐，以 4 ~ 5 餐较为合适。均衡营养最重要，每天应从六大类基本食物中摄取足够的热量及各种营养素。另外，妈妈可以多吃含钙丰富的食物，每天最少吸收 2800 千卡的热量。但不要过于进补，以防乳汁中脂肪含量增多，造成宝宝肥胖或脂肪泻等问题。

想象宝宝，想象乳汁，想象泌乳反射。哺乳时信心也很重要。多哺乳，宝宝能正确含接，乳汁也一定充沛。哺乳时，与宝宝有大量的肌肤接触，有助于泌乳反射。泌乳反射挤压乳腺，使其中的乳汁流出至乳腺导管和乳窦，宝宝就可以吃到奶了。在两次喂奶间隔及喂奶过程中，想象宝宝在怀中吃奶，乳汁源源不断地满足宝宝的需求。这种假想的奶流也能帮助妈妈触发喷乳反射。

按摩乳房，刺激喷乳反射。恰当的按摩可以帮助促进喷乳反射，具体操作如下:

（1）用温热的毛巾热敷乳房，然后用指尖由上而下，避开乳头，极其轻柔地抚摸乳房，有助于放松并刺激催乳素的释放。

（2）用类似检查乳房的动作，按摩生成乳汁的腺体和乳腺导管。手指并拢，从乳房上部开始，螺旋式向下直至乳晕。每一处均打圈式按摩数下后再移往另一处。

（3）身体前倾，轻轻摇晃乳房，让地心引力帮助刺激乳汁分泌。

37. 母乳喂养安全

研究发现，母乳喂养的宝宝比人工喂养的宝宝要更晚一些才会睡整夜觉。而哺乳妈妈一般会觉得辛苦。但是，夜间催乳素水平比白天高很多，在睡眠过程中会提升。这个生物化学上的特性有助于哺乳妈妈在照看孩子一天后放松下来。很多宝宝更喜欢夜间吃奶，因为妈妈夜间产奶更多。研究表明，妈妈抱着宝宝逗他玩，体内催乳素水平不会升高，但只要宝宝开始吃奶，几分钟时间体内的催乳素水平就有明显的升高。所以保持高水平催乳素的最有力刺激就是频繁地喂哺。夜晚喂奶和白天喂奶同样重要，同样需要尽量多的次数和尽量长的时间。

小月龄宝宝都需要夜间吃奶，关键是一套合理的夜间母乳喂养程序能够有效帮助妈妈和宝宝。夜间哺乳只需要妈妈和宝宝在一起有个舒服的地方就可以进行，最方便、最舒服的地方便是床上。一旦安顿好宝宝让他吃奶，妈妈就可以小睡了，或者在宝宝吃奶时休息一会儿。要换边时，就把宝宝抱到胸前翻到另一侧。喂完奶，宝宝又睡着了，可以把他放在小床上或者让他睡在妈妈身边，到他再次醒来吃奶。

在客厅或者安乐椅上喂宝宝。夜间与宝宝同床而眠，这会让很多妈妈觉得夜间喂哺变得简单多了。但是不是所有妈妈都喜欢与宝宝同床而眠，有的妈妈喜欢窝在安乐椅上，或者坐在摇椅中哺乳，但天凉时要备好保暖的毯子包裹自己和宝宝。妈妈可以随时根据自己和宝宝的需要进行调整。有些宝宝很敏感，妈妈在旁边就会很兴奋。这样的宝宝需要和妈妈有一段距离才能安睡。这种情况可以在大床边放一个摇篮或婴儿床，或者尝试将婴儿床靠在大床边，不要放下护栏，婴儿床与大床间不要留空隙，这样伸手就能碰到宝宝，且不贴近，宝宝和妈妈都能安稳睡觉。妈妈也不要太在意一夜醒来的次数和时间，过分在意只会更加感到疲惫。

请爸爸做帮手。爸爸可以充当帮手，起床把哭闹的宝宝抱过来给妈妈，或者在妈妈需要中途去卫生间的时候，帮宝宝拍拍嗝，或者在宝宝刚醒的时候检查尿布，帮宝宝换掉脏尿布等。有时候，妈妈精疲力竭，很可能会将这种厌恶感和疲倦感带到与宝宝的关系中，不能享受和宝宝在一起的美好时光。其实，宝宝在一段时间夜里醒来一两次吃奶是正常的，这种情况不会一直持续下去，宝宝在妈妈怀里的时光转瞬即逝，但是它带来的爱和信赖感会持续宝宝一生。

其实，宝宝频繁吃奶只是在茁壮成长。几乎所有的宝宝都天生知道他们需要吃多少次奶来获得营养和安抚。在宝宝开始母乳喂养的最初几个月里，父母不应将关注的重心放在让宝宝睡整夜觉上，而是应该配合宝宝夜间的正常行为。不论是白天还是黑夜，母乳喂养的目的都是妈妈快乐、宝宝吃饱，可以尝试一些窍门来达到这个目的。

白天频繁喂奶，让宝宝吃饱。随着宝宝长大一些，白天活动也多了，宝宝会忘记吃奶，然后用夜里多次吃奶来补上白天吃奶的不足。这时，妈妈需要“要求”宝宝白天至少每 3 小时吃一次奶，基本满足他的营养需求，这样他夜里就不会那么频繁吃奶了。

在晚上休息前再喂一次。在上床睡觉前将宝宝唤醒，再给他喂一次奶。如果宝宝 9 点吃完奶就睡了，妈妈晚上 10 点多睡觉，还没睡着，晚上 11 点左右就会被宝宝弄醒。所以，在睡觉之前，把宝宝唤醒，喂饱宝宝，这样你们就都能好好睡一觉了。

两侧乳房都喂。半夜起来喂奶，一旦起来，不如让宝宝吃个尽兴。两侧乳房都喂，这样可以避免宝宝很快又饿了。

喂奶前给宝宝换尿布。如果宝宝的尿布湿了或脏了，在喂奶前就给他换上干净尿布，这样他吃完奶就可以直接睡觉了。

不让宝宝整夜含着乳头。有些宝宝喜欢含着乳头睡觉，他们吃饱之后，还会继续吸吮几分钟、半小时或者更长时间。有些妈妈因为乳头被宝宝含着，不能安睡。对于这种情况，妈妈可用食指从宝宝嘴角伸进去，轻轻撬开宝宝的嘴巴，然后慢慢将乳头移出来，用手指保护着乳头，以防宝宝突然咬住乳头，并避免将宝宝弄醒。有些宝宝这时会突然醒来，可以用食指慢慢压下宝宝的下嘴唇或下巴，直至乳头完全出来，持续压一段时间，让宝宝适应，然后再松开。如果宝宝醒了，可以轻轻拍拍宝宝的肩膀或屁股，说不定还得让他吃一会儿再试图重新移出来。

夜间吃奶后也需要拍嗝。吃母乳的宝宝吃奶不会太着急，吸入的空气较少，不需要经常拍嗝。侧卧喂奶之后，需要帮助宝宝拍一下肚子里的空气。具体操作：侧卧时，让宝宝趴在妈妈身上，轻拍他的背部，直至拍出嗝来。

38. 宝宝拒乳应对小技巧

在母乳喂养过程中，有的宝宝会有拒绝吃奶的情况发生，也就是拒乳，也叫作“罢乳”。就是宝宝不在断乳阶段，却拒绝吃母乳。拒乳实际上是宝宝在用特别的方式告诉妈妈，自己出了什么问题。至于到底出了什么问题，当然还需要妈妈细心查找。

宝宝拒绝吃奶的表现很简单，就是不论是母乳喂养的宝宝还是人工喂养的宝宝，将乳头或是奶瓶给宝宝吸吮，宝宝就是不肯吃奶，有时候还会出现哭闹或烦躁的现象，这就是宝宝拒乳的表现。

◈ 宝宝拒乳的原因

宝宝拒乳的原因有很多，如宝宝出牙时牙床、嘴巴疼或发生了口腔感染（如鹅口疮）；大一点的宝宝，出牙时有时会咬一下妈妈的乳头，如果妈妈此时反应太强烈，比如尖叫，很可能会让宝宝害怕，进而不再吃奶；宝宝耳朵发炎，吃奶时会引起压力或加剧疼痛；宝宝鼻塞造成吃奶时呼吸不畅；过多给宝宝使用奶瓶或安抚奶嘴，从而造成乳头错觉或泌乳量减少；哺乳时有噪声等干扰，分散了宝宝的注意力；当宝宝想吃奶时，妈妈却一再推迟或让宝宝哭太长时间；宝宝的日常生活习惯被干扰了，比如搬家到了新环境，或妈妈上班了分离太久等，再喂奶的时候就可能出现拒乳的情况。

其他一些不常见的原因，如妈妈在乳房上或乳房附近涂了有香味的乳液或其他产品，又或者由于妈妈服用了维生素、药物或吃了某种食品，改变了母乳的味道等，都会引起宝宝拒乳。

宝宝可能患一些疾病，如消化道疾病、面颊硬肿、腹泻、嗜睡时，均可不同程度地出现厌奶。遇到这种情况，宝妈最好带婴儿去医院检查。

宝宝患感冒，鼻子堵塞会妨碍婴儿吸吮，所以宝妈在每次哺乳前要先清理婴儿的鼻道。有些婴儿出牙期会拒绝母乳喂养，出牙时会有疼痛不适，使婴儿不想吸吮。

有些宝宝因为口腔感染疼痛而害怕吸吮，原因是宝宝口腔黏膜柔软，分泌液少，口腔比较干燥，再加上不适当地擦拭口腔和饮料过热等常使宝宝的口腔发生感染，口腔感染后吸奶时即可产生疼痛而出现拒乳。

宝宝习惯了奶瓶喂养，也可能会拒绝吸吮母亲乳房，所以要先查看一下，婴儿在开始母乳喂养前，有无奶瓶喂养过，遇到这种情况，宝妈只有耐心地喂，直至婴儿习惯母乳喂养。

有很多新手妈妈会担心，自己的宝宝在一段时间内不愿意吃母乳，害怕如果营养不良，可能会导致其无法健康成长。宝宝拒绝吃母乳怎么办？这是他们最想要了解的问题。

（1）找一个不容易被宝宝拒绝的方法：孩子不愿意认真吃奶，是分心所致，此时选择不会让他们分心的环境，周围没有可以吸引他们的地方，那么宝宝就会安静下来喝奶了。在安静的环境下，或者在他们昏昏欲睡时，选择母乳喂养，这时他们就不会再拒绝。

（2）调整饮食：在哺乳期间如果妈妈吃了重口味的东西，对于母乳味道会有影响，这个时候宝宝就不愿意吃母乳，此时可以选择从饮食入手，调整饮食的同时，宝宝也就会爱吃母乳了。还有就是在月经期间，乳腺炎也会导致乳汁味道的轻微变化，一些婴儿会拒绝吃母乳。

（3）换回宝宝熟悉气味的衣服：妈妈如果改变了经常使用的沐浴露，使用了不同的香水等，使得自己的气味发生了变化，宝宝不熟悉这种气味，也可能拒绝吃母乳。在这种情况下，建议更换宝宝熟悉气味的衣服。

39. 哺乳期妈妈安全用药常识

哺乳期女性用药应慎重，由于哺乳期婴儿体内代谢机制不完善，哺乳期女性使用药物后，乳汁中可含有所使用的药物，使哺乳期婴儿的健康受到损害。哺乳期对婴儿可能造成伤害的药物都应慎用或禁用，一定要在医生的指导下用药。哺乳期常见用药禁忌如下所述。

（1）磺胺类药：乳汁中含有磺胺类药可导致婴儿产生核黄疸，如婴儿体内缺乏葡萄糖 -6- 磷酸脱氢酶时，对乳汁中的磺胺类药异常敏感，可引起溶血性贫血。

（2）氯霉素：如服用常规剂量的氯霉素，可能引起婴儿腹泻、呕吐、呼吸功能不全、循环功能衰竭、皮肤发灰等症状，四环素、多西环素可能造成婴儿乳牙损害。

（3）镇静催眠药：地西泮、阿普唑仑等抗焦虑、镇静催眠药可能使婴儿患高胆红素血症。

（4）部分抗病毒类药物：阿糖腺苷、阿昔洛韦、金刚烷胺、更昔洛韦、利巴韦林等，有致畸、致癌、骨髓抑制等不良反应，哺乳期女性服用本药时需禁止哺乳。

（5）强效镇痛剂：吗啡、美普他酚等，可能会抑制呼吸中枢，危及婴儿的生命。

（6）抗甲状腺药：哺乳期女性如果过量使用丙硫氧嘧啶，可能会导致婴儿出现甲状腺功能低下、结节性甲状腺肿等疾病。

（7）解热镇痛药：如阿司匹林，会影响婴儿的健康发育。

（8）部分中药制剂：含有毒性、活血化瘀作用的中成药都在禁用或慎用的范围之内，如巴豆、马钱子、麝香、番泻叶等。

40. 母乳喂养与黄疸解读

母乳性黄疸是指婴幼儿出生 3 个月内仍然有黄疸。母乳性黄疸一般在婴儿出生第 4 ～ 7 天开始出现，持续 3 个月后再自行消退。它是一种良性疾病，不经过治疗也可以自行恢复。但少数患儿可能会出现并发症，产生胆红素脑病，需要及时治疗、对症用药。

◈ 母乳性黄疸怎么判断

若想要判断有无出现母乳性黄疸，需要根据患儿黄疸情况和检查结果判断。若发现有明显的身体皮肤及其他黏膜部位发黄、厌食、呕吐等症状，需要及时进行各类检查，如可以进行血常规、血液生化和其他方面检查，通过检查可以了解患儿的黄疸情况，判断有无出现胆红素升高，从而可以确定是否出现黄疸。若已经出现了母乳性黄疸，不必有过大的心理压力，大部分母乳性黄疸一般可以自行消退，不需要干预治疗。少部分母乳性黄疸需要进行干预治疗，治疗方式较多，可以进行药物治疗、光照疗法，还可以调整母乳喂养，通过一段时间调整后能够达到较好的治疗效果。母乳性黄疸出现后可以选择服用苯巴比妥、蒙脱石散、双歧杆菌三联活菌散等药物治疗，可以调节肠道菌群平衡，促进胃肠道循环加速代谢。同时还可以进行蓝光照射，吸收蓝光后也能让胆红素快速代谢，降低胆红素水平。

母乳性黄疸并不严重，治疗期间不必过度担心，需随时观察患儿的黄疸情况，日常生活中可以轻柔按摩婴儿腹部，促进粪便排出顺畅，同时还需保持皮肤清洁干燥，对患儿的身体健康有一定益处。

想要去除母乳性黄疸，最主要的还是先停止母乳喂养，只有停止母乳喂养才能使婴儿体内中的胆红素正常地排泄出去。其次可以使婴儿多饮水，通过喝水促进排泄，使胆红素能更加迅速地排出去，这样母乳性黄疸的问题也就慢慢解决了。

母乳性黄疸一般在治疗方面没有特别的讲究，也不需要使用药物治疗，如果出现母乳性黄疸的话，停止母乳喂养就可以了，在 2 ~ 3 天之后，等到母乳性黄疸消失，就可以继续进行母乳喂养，并且这次胆红素回到体内的量会大幅度减小，可以顺利地排出体外，不需要担心再次使用母乳之后导致母乳性黄疸复发。在母乳性黄疸发作期间，需要寻找并去除病因，虽然说母乳性黄疸危险性不大，但是有极少的患儿会出现并发症，也就是胆红素脑病，这种并发症会使婴儿出现反应变慢及嗜睡的症状，如果出现这种情况，需要及时送到医院就诊。因此即使母乳性黄疸的风险不大，在不注意的情况下也会有风险，还是需要多加注意。

◈ 摄入不足性黄疸

黄疸是晚期早产儿和足月儿住院最常见的原因，其中一些新生儿存在母乳摄入不足的因素，因此称为摄入不足性黄疸或者饥饿性黄疸。

晚期早产儿因神经系统发育不成熟等原因，出生后会存在吸吮无力，未能成功从母亲乳房里吸吮乳汁。哺乳延迟、婴儿吸吮不频繁或时间不够、限制婴儿吸吮的时间等，使得乳汁摄入量不足并会使母亲产乳量减少，婴儿的摄入进一步受到影响，由此产生喂养相关性黄疸。

母乳能提供能量，刺激肠道蠕动促进胆红素排泄。喂养相关性黄疸的治疗，需要改正和促进母乳喂养，增加婴儿摄入量。产后早期建立充分的母乳喂养关系，确保支持到位，产后前 4 天母乳喂养儿和配方乳喂养儿经皮测胆红素值没有差别。

研究表明，若新生儿黄疸是在哺乳延迟或不同程度的哺乳失败情况下发生，是因为较低的肠道内摄入，而不是母乳本身的问题。

◈ 母乳性黄疸

母乳喂养的婴儿可有黄疸持续不退，迁延 1 ~ 2 个月。也有婴儿生后 1 ~ 2 周黄疸消退，随后黄疸缓慢出现，表现为非结合胆红素血症。这个诊断一般需要排除其他病理性黄疸的因素。

母乳性黄疸的确切机制目前还尚不明确，目前多认为与胆红素肠肝循环增加有关，有几方面的原因，如新生儿小肠内 β－葡萄糖醛酸苷酶（β－GD）含量丰富并具有高活性，促进肠道内胆红素重吸收。β－GD 主要来自母乳，少量来自新生儿自身，包括肠道正常菌群建立后产生的细菌性 β－GD，且母乳喂养新生儿血胆红素浓度与母乳及新生儿粪便中 β－GD 含量呈正相关。

母乳喂养儿的血清总胆红素会持续较高水平，少数婴儿甚至可能持续长达 12 周。血清胆红素升高可能对氧化损伤有保护作用，这是母乳喂养的正常表现，这些黄疸婴儿一般表现正常，生长良好。这种黄疸消退延迟的婴儿在诊断母乳性黄疸前，应排除婴儿肝炎综合征、感染、甲状腺功能减退等可能。

对于母乳性黄疸的婴儿，应鼓励父母持续母乳喂养；如血清胆红素持续上升超过 15 mg/dL，有建议认为需要停止母乳喂养 3 天改人工喂养，但需慎重权衡两种喂养方式的不同对哺乳母婴造成的影响。也有建议认为，仅在一些特殊情况下，如需要急速降低血清胆红素水平，或者光疗暂时不可用的情况下，考虑母乳的暂时性中断。光疗的同时可以持续母乳喂养，母婴同室进行光疗可以最大限度减少母婴分离。这样的决定是个体化的，需要根据母婴情况进行评估。如果暂停母乳喂养，应该鼓励和帮助母亲维持泌乳并在暂停后恢复母乳喂养。如果母亲因顾虑黄疸而不愿恢复哺乳，应鼓励母乳喂养。确保母亲及其家人能够理解，对于母乳性黄疸，当血清胆红素水平超过有限值，在所有的治疗方案下都可以持续哺乳，且要尽量避免长时间停喂母乳。

所有母婴在产后都应得到母乳喂养支持，包括早期皮肤接触，无限时地按照婴儿的吸吮提示哺乳等。医护人员应进行哺乳姿势、含接及吞咽吸吮的评估，及时地提供帮助以确保母乳喂养关系建立良好。坚持母乳喂养，降低严重黄疸的建议包括：

（1）孕产期母乳喂养的宣传与教育，促进母亲做好充足的哺乳准备。

（2）出生后早接触与早吸吮，促进乳汁分泌。

（3）出生后评估母乳喂养：新生儿体重的下降幅度、胎便排空情况、小便情况。

（4）频繁地哺乳，每日 8 ~ 12 次哺乳，每次哺乳时间不受限制。

41. 新生儿疫苗接种和母乳喂养

母亲乳汁中存在各种抗体，母乳喂养的新生儿 / 婴儿可通过母乳喂养获得母源性抗体，从而影响机体对某些疫苗的免疫应答。然而，目前用于新生儿 / 婴儿预防接种的所有疫苗，其接种的时间安排，已经考虑了母源性抗体对疫苗效果的影响，因此，无须担心哺乳影响疫苗效果。换言之，新生儿 / 婴儿接种任何疫苗，包括轮状病毒疫苗，均可接受母乳喂养。

接种疫苗是提高宝宝后天免疫力最有效的方法。而母乳被称为宝宝的第一剂“活疫苗”，正是因为其中含有强大的免疫蛋白。

乳铁蛋白正是初乳中含量最高的核心免疫蛋白。它可有效抑制有害微生物生长，同时促进免疫细胞的活化，起到提升抵抗力的作用。

部分婴幼儿在接种疫苗后可在局部发生红肿，全身出现低热或中度发热、精神稍差、烦躁或哭闹、食欲轻度减退等，这是接种疫苗后的正常反应。这种反应与母乳喂养无关，一般持续 1 ~ 3 天，不会逐渐加重，1 ~ 2 天后即逐渐减轻。如果接种疫苗后出现寒战、高热等，或上述病情 2 ~ 3 天后逐渐加重，必须尽快就医。

在免疫接种时，给孩子一边哺乳，一边接种疫苗，可减轻注射引起的疼痛，减少因疼痛引起的哭闹、烦躁，而且哺乳可减少免疫预防接种引起的发热反应。

42. 母乳喂养对 HBV 感染母亲的影响

很多人主观认为乙肝妈妈血清病毒水平高，乳汁中有病毒就会增加母乳喂养婴儿的感染风险，在这种理念的影响下，就建议检测妈妈血清 HBV-DNA 水平，再检测乳汁，如果检测到病毒，就不能喂养。

的确，HBV 母婴传播的风险与母亲病毒水平直接相关，也就是说，病毒水平越高，母婴传播风险越高。母婴传播通常发生在产时和产后母婴密切接触过程中，而且产时感染的风险最高，可达到 80% 以上，分娩时高病毒水平是母婴传播最重要的风险因素。

但多年来的 HBV 母婴传播阻断研究早已显示，如果实施乙肝免疫球蛋白（HBIg）和乙肝疫苗联合免疫，母婴阻断会上升到 97% ~ 99% 的成功率，HBV-DNA 水平 ≤ 106 IU/mL 的孕妇的新生儿经及时、正规的免疫预防接种后，几乎不会发生母婴传播。这也就是乙肝妈妈在孕期如果检测到高病毒水平，需要使用抗病毒药物，把病毒水平降低到这个安全线以下的原因，且 2020 年更新后的《乙型肝炎病毒母婴传播预防临床指南》同样明确指出，有哺乳期可用的药物，并不是服用药物就必须停止母乳喂养。

产后及时、正规的免疫预防是指婴儿出生后在 12 小时内注射乙肝免疫球蛋白和乙肝疫苗，而且是越快越好（最好 1 小时内），如果 12 小时内没有实施联合免疫，婴儿仍然有可能感染，但这并非母乳喂养的错。

HBV 感染母亲能否母乳喂养？有中国台湾学者随访了 147 例 HBV 感染产妇的子女，发现母乳喂养儿童 HBV 感染率为 53%，人工喂养为 60%，说明 HBV 母婴传播与喂养方式无关。

母乳喂养并没有增加乙肝母婴传播的风险，主要原因有两个：一是与新生儿采取了规范免疫预防，对乙肝病毒具有了免疫力相关；二是母乳具有抵抗病毒的能力，如乳汁中的乳铁蛋白能抑制乙肝病毒的传染性。母乳喂养仅仅增加了婴儿暴露于乙肝病毒的机会，不会增加婴儿感染乙肝的风险。结合母乳喂养对母亲和婴儿的各种好处，因此，强烈推荐乙肝病毒感染的妈妈母乳喂养，而不必在意妈妈病毒水平的高低，更不需要检测乳汁 HBV-DNA，让妈妈恐慌而放弃。

真心希望更多的人接收到正确的、科学的信息，让乙肝妈妈的母乳喂养之路少一些反对的声音，更少干扰，更少纠结，让她们像其他妈妈一样享受母乳喂养美好的亲子时光。

43. 母乳喂养与自然避孕

我国正在经历生育政策的改革，严格执行了几十年的“独生子女”政策改变为“二孩”“三孩”政策。这项政策的改变也影响着我国家庭对产后避孕方式的选择，原来的长效或是永久的避孕方式可能更迭为短期的避孕方式，甚至不选择任何避孕方法，顺其自然地迎接下一个孩子的来临。很有可能再次怀孕时，母亲还处于哺乳期，怀孕与母乳喂养的关系就会是母亲们关心的问题。哺乳期母亲意外怀孕之后，如果选择人工流产，她也会担心流产对哺乳的影响。因此，哺乳期避孕、怀孕、终止妊娠等，比非哺乳期女性需考虑的问题会更多。

从胎盘娩出至产妇全身各器官（除乳腺外）恢复至正常未孕状态所需的一段时间，称为产褥期。产褥期通常为6周。因此，建议母亲在产后6周以后开始性生活。

婴儿吸吮触发母亲体内一系列神经内分泌活动，使女性的生殖能力与非哺乳期有所区别。一般认为母乳喂养可以影响自然生育间隔。在没有现代避孕药物和措施的年代，或者因为宗教原因不采取避孕措施的女性中，上一次怀孕和下一次怀孕之间会有一定的间隔。生育间隔是总生育率的主要决定因素，与母乳喂养密切相关。

目前对哺乳期不孕的神经内分泌机制认识并不全面。通常认为，哺乳期间乳头频繁刺激会导致下丘脑神经抑制、垂体促性腺激素分泌较少，排卵和月经受到抑制。产后排卵和月经恢复的时间在不同研究中体现的时间并不相同。母乳喂养的持续时间与闭经时间长短呈正相关，但同时受到许多因素的影响，较少进行母乳喂养的女性比纯母乳喂养女性更快恢复排卵。另一项研究显示，在产后6个月内，所有闭经女性中有10%出现了排卵，而其中纯母乳喂养闭经女性中仅1%～5%出现了排卵。另外，母亲的种族、居住地区、生活水平、产次、BMI值等也影响母亲闭经时间长短。如母亲产后很快恢复月经，可能前几次月经还未排卵；如母亲闭经时间很长，很有可能在月经恢复之前就已经排卵。母乳喂养本身存在避孕效果，可预防98%的妊娠，称为哺乳期闭经避孕法（LAM），由于其经济有效、方便实用，被世界卫生组织推广使用于许多发展中国家。

哺乳期闭经避孕法需满足以下三个条件：一是母亲闭经（产后56天内出血可以忽略）；二是母亲是纯母乳喂养或绝大部分母乳喂养（不给婴儿额外添加食物或者仅极少额外添加且并不影响婴儿正常吸吮频率和时间）；三是产后6个月内。如果母亲的月经已经恢复，或其所生婴儿超过6个月大，或是婴儿已经开始进食其他食物。上述3种情况有其一项，母亲就应该使用其他计划生育的方法来避孕。

需注意的是，这里指的纯母乳喂养是指母亲亲喂，即使婴儿所摄入的乳汁全部来自母亲，也可能会降低母亲LAM的避孕效果，有研究发现，职场母亲使用挤出乳汁喂养方式6个月内累计怀孕率为5.2%。母亲如果并非完全亲喂婴儿而又不希望怀孕时，最好加用其他避孕方法。

44. 几种常见的哺乳期人工避孕方法

哺乳期避孕方法的选择，旨在使母亲不必停止哺乳。目前哺乳期避孕方法有以下选择：

（1）屏障避孕（如避孕套，宫颈帽）和杀精剂。杀精剂有润滑效果，如果母亲正在经历雌激素下降导致的阴道症状，使用杀精剂可以明显缓解该症状。产后6周内不宜使用避孕隔膜和宫颈帽，因为生殖道尚未恢复，置入会有困难。这两种方法在我国使用并不普及。避孕套是一种很好的屏障避孕方式，目前也是对哺乳期母亲推荐比较多的避孕方式，因为没有激素的干扰，避孕套联合润滑剂使用，既能安全避孕，也能缓解女性阴道干涩症状，但使用前需仔细阅读说明书，避免使用会对避孕套材质造成影响的润滑剂。

（2）不推荐使用安全期避孕。女性在排卵期会有一系列的生理特征，如基础体温上升，阴道分泌物的颜色、性状的改变，乳房胀痛等，但是此法避孕的有效性不高。恢复月经的哺乳期母亲，月经可能很不规律，同时又可能因注重照顾自己的孩子，忽视自己身体的变化，因此用安全期避孕可能更容易失败。

（3）宫内节育器。含铜的宫内节育器（IUD）已被证明对哺乳期没有影响，在胎盘娩出后立即放置，脱落率较低，是一种安全有效的避孕方法。产后4周内使用释放左炔诺孕酮时，IUD 理论上存在使新生儿暴露于甾体类激素的危险，除非其他方法不能提供或不被接受，一般不推荐使用此种方法。

（4）短效激素避孕方法。所有产后女性开始联合激素避孕的时间不应早于分娩后 21 天，含有雌激素的避孕方法不是哺乳期母亲的首选，有报道认为雌激素会减少泌乳量，如果要使用此避孕方法，应至少推迟到产后 6 个月以后，或停止哺乳后。只含孕激素的避孕药（包括药粒、针剂或者皮下埋植剂）被认为是哺乳期女性可行的避孕方法，但产后 6 周内使用是否会减少乳汁分泌和降低乳汁质量，以及是否对婴儿产生不良影响还没有足够的循证医学证据，理论上存在外源性激素暴露的风险，因此限制产后 6 周内使用。在这期间可以使用 LAM 和屏障避孕。

对于哺乳母亲而言，任何药物的服用都会引起顾虑。激素类的避孕药对于产后 6 周甚至 6 个月以上的母亲都不是容易接受的方法，我国育龄期女性使用口服避孕药进行避孕的概率非常低，哺乳期更是如此。在美国，母亲在产后早期就需重返工作，频繁亲喂的可能性低，因此产科医生会在产后早期推荐小剂量孕激素类避孕药。我国的产假有数月，产假期间哺乳母亲可以实现频繁亲喂，LAM 的避孕效果可以体现。因此对于无月经恢复、母乳喂养良好的母亲推荐孕激素类避孕药没有优势，反而可能产生负面影响。

（5）绝育术。女性如果没有再次生育的需要，可以在阴道分娩或剖宫产分娩及流产后进行绝育术。理想情况下，应在分娩后立即或分娩后 24 小时内实施产后绝育术。我国实行“二孩”政策后，一些第二次进行剖宫产的母亲可能会选择在剖宫产后进行绝育手术。尽管有经验的医生实施绝育手术的时间很短，但需考虑是否影响婴儿娩出后与母亲接触的时间。有时，也可以给男性实施绝育术，输精管结扎术是安全有效的、对哺乳没有影响的避孕方法。但是输精管结扎后，男性生殖道内的精子在射精约 20 次后才会清除干净。所以夫妻俩需要在此期间使用另一种避孕方法。输精管结扎术如果是在女性怀孕时或女性产后的头几个月内进行，哺乳母亲可采用 LAM 法避孕而无须其他任何方法。

对于产后哺乳母亲的避孕方法，应纳入对母亲的宣教或咨询中。避孕方法的选择不但要考虑到其效力，而且也要尊重母亲的哺乳意愿、生育意愿和其家庭的习惯。

如上所述，即使在哺乳期，女性也有可能怀孕。由于“二孩”“三孩”政策的放开，越来越多的母亲可能在哺乳期怀孕。可以确定的是，正常怀孕的健康哺乳期女性，在其整个孕期都可以哺乳，甚至在孩子出生后，可以同时母乳喂养两个孩子，这也被称为手足哺乳。无论是母亲及其胎儿，还是正在哺乳的婴幼儿，他们在孕期哺乳都会遇到一系列挑战。

孕期哺乳，母亲乳头或乳房的疼痛会增强，这是因为母亲体内激素使乳头敏感度增加，母亲哺乳时可能感到疼痛，这种疼痛通常与含乳姿势无必然的联系。

孕期哺乳的母亲更容易疲倦、嗜睡。母亲疲倦和嗜睡是孕早期的常见现象，并非母乳喂养导致。随着孕期的进展，母亲的疲倦、嗜睡状况会消失。孕早期母亲应该注意休息。

计量喂养频率下降：约 70% 的母亲会发现自己怀孕之后，乳汁量下降，幼儿会在此期间离乳。母亲需要关注婴幼儿此时的摄入状况。有些婴幼儿会出现不满足或吃奶时间延长等表现，甚至部分乳汁味道有所改变，一些孩子会觉察到这样的改变，有些会因此而离乳。

乳汁的味道会发生改变。孕期的乳汁与产后大量分泌的成熟乳不同，母亲可能会担忧哺乳引起宫缩，乳头刺激诱导脑垂体后叶释放催产素。事实上，正常频率及时长的乳头吸吮并不会使催产素激增至引起宫缩的水平，许多母亲在孕期哺乳时也并没有感到子宫收缩。

怀孕之后是否离乳，母亲可以根据母婴双方的情况决定，如母亲有早产史或流产史，需要特别小心。决定持续哺乳的母亲需要保持自身营养状况良好。

孕期哺乳对于婴幼儿乳汁的味道和量会有所改变，但其营养和免疫性成分对婴幼儿的好处是毋庸置疑的。研究显示，突然离乳会导致婴儿腹泻、生长发育迟缓、反复生病等不良后果，这也会让母亲变得焦虑。如果正在哺乳的孩子只有几个月大，持续母乳喂养对孩子显然有很大的益处。1 岁甚至 2 岁以后的幼儿，母乳喂养可以提供免疫保护和心理安全感。孕期有哺乳意愿的母亲应得到支持。

因孕期的乳汁量有可能发生变化，无论母亲是否决定离乳，都需要根据婴幼儿的年龄大小，逐渐引导其从固体食物中获得足够的营养，并注意保持对婴幼儿心理需求的关注。分娩后，母亲需要优先保证新生儿的营养。出生头几天的初乳对新生儿尤其重要且不可替代，需先频繁喂养新生儿，确保其得到足够乳汁，再给大孩子哺乳。

目前并没有证据证明，在健康女性的正常孕期中持续哺乳会增加流产或早产的风险，也没有证据证明母亲在孕期持续哺乳会影响胎儿的营养摄入。但如果母亲在孕期哺乳中感到不适，或者有早产、流产的高风险因素存在，则需权衡利弊再做决定。

近几年随着国家政策的改变和国外资讯的传播，这些现象逐渐出现，并可能会使母亲受到来自家庭和社会的质疑与反对。

如果母亲由于种种因素决定终止妊娠，她将会面临人工流产。人工流产在世界上很多国家包括我国都是合法的。全球 26% 的妊娠（不包括自然流产和死产）以人工流产为结局。全世界每 5 个怀孕者中，就有 1 人以人工流产告终。

45. 母乳存储小常识

乳汁吸出储存，总是会损失一些营养成分。研究发现，用玻璃瓶、聚乙烯（PE）瓶、聚丙烯（PP）瓶、聚醚砜（PES）瓶或储奶袋储存时，脂肪百分比显著降低、总蛋白和碳水化合物浓度增加；玻璃瓶和 PP 瓶两种容器储存乳汁时，其容器壁黏附脂溶性营养物质、免疫球蛋白 A 及各种白细胞的量较为相似；使用钢制容器时，细胞计数和细胞存活率有显著下降，但钢制容器使用较少，而聚碳酸酯（PC）塑料被认为含有双酚 A，不应用于储存乳汁。储存乳汁的容器都需要坚固（不易破损），密封性良好，可以耐受储存的温度。

冷冻母乳所采用的容器也有讲究，最好使用适宜冷冻的、密封良好的塑料制品，其次为玻璃制品，金属制品最好不用，这是因为母乳中的活性因子会附着在玻璃或金属上，从而降低母乳的营养成分。母乳储存的方法主要涉及储存器、储存温度及储存时间。母乳的储存方法主要包括常温储存、冰箱冷藏储存及冷冻储存。

根据国际母乳会多年的研究成果，对母乳的保存条件给予了下列推荐：第一类是常温储存。如果考虑储存的母乳在短时间内就要给孩子喂食，可以将母乳储存在室温环境中，母乳的保存时间依据室内的温度进行判断。如果室内温度在 24 ~ 25 ℃，母乳储存的时间一般控制在 4 小时左右；如果室内温度在 18 ~ 20 ℃，母乳储存的时间可以延长到 6 ~ 8 小时。随着温度越来越低，保存的时间越来越长。在 0 ~ 4 ℃的时候，保存的时间可以达到 7 ~ 8 天。第二类是冰箱冷藏室保存。温度在 2 ℃时可以储存 3 ~ 5 天，4 ℃条件下可以储存 2 天左右。如果冰箱的冷藏室不能确保该温度条件，则最好控制在 24 小时。第三类是冰箱冷冻储存。在冷冻环境下，如果是深度冷冻室，冷冻温度为 –18 ~ –15 ℃，而且不经常开门，则保存期可长达 6 个月甚至更长时间。如果经常需要开关门拿取物品，保存期不要超过 3 ~ 4 个月。母乳冷冻保存时间的长短与冷冻设备的状况密切相关，对于和冷藏室分开的冷冻室，母乳的储存时间明显延长，但是储存的时间越长，母乳的营养价值越低。

对于母乳喂养的孩子，尽量让孩子吃新鲜的母乳，放置时间过久的母乳如果保存不当容易滋生细菌，孩子吃了被污染的母乳容易引起胃肠道疾病的发生，会对孩子的身体健康造成一定的影响。因此建议选择合适的温度、合适的时间保存母乳。

解冻储存过的母乳会看上去有点发蓝、发黄或发棕色，都是正常现象。解冻冷冻的母乳时，应该先用冷水冲洗密封袋，然后逐渐加入热水，直至母乳完全解冻并升至适宜哺喂的温度。不要将母乳直接用炉火或微波炉加热，否则有可能会破坏母乳中的活性营养成分。

纯母乳的好处说不尽，是宝宝生长最好的营养品。可是，如果妈妈实在乳汁不够，或因为各种原因不能母乳喂养，为了保证宝宝获得充足的营养，以保证宝宝生长的需要，就需要给宝宝选择母乳的替代品。普通鲜牛奶中，蛋白质含量大约是母乳的 3 倍，有的妈妈说了，鲜牛奶是纯天然的食物，不是更适合宝宝吗？其实，鲜牛奶增加了宝宝肾脏和肠道的负担，因此，不宜直接喂普通鲜牛奶。这一时期宝宝的肾脏功能发育尚不完善，直接喂普通鲜牛奶会导致宝宝腹泻。此外，普通鲜牛奶和普通奶粉中铁、锌、锰、铜、碘、硒、维生素 A、维生素 D 的含量较低，几乎不含 DHA 和 ARA，低聚糖（益生元）的含量也很低。而婴儿配方奶粉是根据母乳成分专为婴儿设计的，它的营养成分比鲜牛奶更接近母乳，营养更全面，也更好消化吸收。所以，1岁以内的宝宝不建议喝鲜牛奶，母乳不足时，最好选择接近母乳的婴儿配方奶粉。

◈ 配方奶粉，现吃现调最有营养

宝宝一饿起来就大哭，为了让宝宝饿了就能吃上奶，有些妈妈就会提前把奶冲调好。还有些妈妈认为，宝宝吃不完的奶，就放冰箱里，等下次再吃。其实配方奶粉现吃现调才是最有营养的。

配方奶粉营养丰富，但也是细菌的最好培养基，特别是当天气炎热、空气湿润时，非常有利于细菌生长。何况，冰箱也不是无菌箱，里面同样也会有不少的细菌。因此，配方奶粉如果先冲调好，放置时间过久，就有滋生有害细菌的可能，宝宝如果吃了被细菌污染的配方奶粉，极易引起消化道疾病。

另外，由于配方奶粉添加了各种营养素，有的物质再次加热时营养成分有可能受损失，放置时间久了还可能变质。所以，吃剩下的奶最好不要再给宝宝吃，需要多少，就配制多少，尽量不要浪费。如果真的剩得比较多，需要把奶瓶盖好后，储存在冰箱里，留在下次喝，但不能放置时间太长，超过4小时就不要再给宝宝喝了。

家庭中储存母乳，其储存要求与母乳库、早产儿乳汁的储存和使用稍有不同，总的来讲，保持储存相关器具清洁，及时冷藏和尽早使用，是基本原则。

新鲜挤出来的乳汁可以在室温下安全储存一段时间。室温范围为27 ~ 32 ℃，4小时可能是合理的极限。挤出环境非常干净的乳汁，细菌计数非常低，6 ~ 8小时在较低的室温下可能是合理的，但最好尽快冷藏或冷冻。研究表明，乳汁在4 ℃时，48 ~ 72小时后杀菌能力降低，换言之，在这个时间内是安全的。同时，如果乳汁挤出环境细菌较少，储存72小时甚至在4 ~ 8天后，细菌水平仍然是很低的。有研究发现，冰箱中的乳汁脂质组成和脂肪酶活性在96小时内保持稳定。乳铁蛋白水平可以稳定4 ~ 5天。初乳中的许多免疫因子，如IgA，细胞因子和生长因子等，冷藏48小时后并不会减少。

冷冻乳汁在 –20 ~ –4 ℃已被证明可安全储存至少3个月。有研究表明，在 –20 ℃储存6个月的母乳解冻之后，菌群的多样性和活性与新鲜挤出来的乳汁一致。与新鲜母乳相比，冷冻 90 天后，乳汁中的脂肪、蛋白质和热量会减少。冷冻母乳的酸度在 3 个月内显著增加，这可能是持续的脂肪酶活性，游离脂肪酸增加的缘故。基于少量样品的研究发现，冷冻乳汁中维生素持续稳定，但维生素 C 水平在储存 1 ~ 5 个月后降低。-20 ℃冷冻 3 个月的母乳中乳铁蛋白水平和生物活性显著降低。然而，初乳中的几种细胞因子、IgA 和生长因子会稳定至少 6 个月。也有研究发现冷冻 9 个月的乳汁 pH 值和细菌数量逐渐下降，非酯化脂肪酸增加，其他大量营养素、渗透压和免疫球蛋白保持不变。

46. 乳汁储存的其他注意事项

如有条件，选择单独的冷柜，家用冰箱使用单独一层储存乳汁，避免污染。冷冻乳汁应储存在冰箱后部，避免冷冻门频繁打开而变暖，应远离自动除霜冷冻室的加热器。储存乳汁的容器应密封，避免污染。

脂肪酶介导的甘油三酯分解释放出脂肪酸，脂肪酸氧化会导致冷藏或冷冻的乳汁可能具有与新鲜乳汁不同的气味，脂肪分解过程具有抗微生物效果，能够防止乳汁中微生物的生长。但是没有证据表明婴儿会因为气味本身拒绝乳汁，人类的许多食物，如鸡蛋、奶酪和鱼都可能有不愉快的味道，而并不影响口味。所以也并不建议把挤出来的乳汁加热到 40 ℃以上消除脂肪酶，因为这会破坏乳汁中很多免疫活性成分。

储存乳汁的时候要考虑到冷冻时的膨胀，避免乳汁装满容器。一次喂养量在 60 ~ 120 毫升是比较合理的，对哺乳母亲来说，少量储存可以避免浪费。

不建议将新鲜挤出的乳汁加入冷藏或冷冻的乳汁中，要避免之前储存的乳汁被加热，但可以将新鲜挤出的乳汁降温后再装入同一个容器。

47. 上班族妈妈哺乳常识

午餐是一天当中比较重要的一餐，为了让宝宝吃得更加健康，想必很多妈妈都很关注饮食问题。尤其是上班族的妈妈，更是担心吃饭的质量会影响到宝宝。其实上班族妈妈无所谓在哪里吃，只要注意营养的均衡，妈妈在工作中一样可以保证孩子的营养需求。

（1）远离油炸食物：很多饭店的油炸类食物，在制作过程中所用的食用油是已经用过若干次的回锅油。这种反复沸腾过的油中有很多有害物质，妈妈应该远离。

（2）拒绝味重食物：外出就餐所吃的菜往往做不到口味适中，妈妈应该少吃太咸的食物，以防止体内水钠潴留，引起血压上升或双足水肿。其他辛辣、调味重的食物也应该明智地拒绝。

（3）携带袋装牛奶：在外就餐的上班族准妈妈需要额外补充一些含钙食物，把牛奶带到办公室饮用是个不错的选择。如果办公室没有微波炉加热，别忘了挑选经过巴氏杀菌消毒的牛奶。

（4）饭后吃个水果：为了弥补新鲜蔬菜补充的不足，妈妈最好在午饭后 30 分钟吃个水果，以补充体内维生素的缺乏。如果办公室清洗不方便，妈妈可以在早上出门前把水果清洗干净，然后用保鲜膜包裹带到公司。

上班族妈妈在工作中，往往是在外就餐的，通常的营养会偏重淀粉类，蛋白质的摄入就难以保证了。因此，对于上班族妈妈，首先要注意在外就餐的环境，选择卫生状况好一点的，然后再是营养的搭配，即使是盒饭也要注意菜式的丰富性。可以选择和同事拼菜，这样既能丰富菜式，也很经济。

48. 上班族妈妈如何保证乳量充足

大多数上班族妈妈的产假只有 4 个月，家与公司距离又较远，虽然国家规定女职工产后 1 年内，每天有 1 小时的哺乳时间，但实际上，很多妈妈无法实现白天亲自喂哺宝宝。

怎样做到即便不能亲自哺喂也坚持母乳喂养呢？给大家一些建议：提早准备好吸奶器，白天上班时间根据奶胀情况吸奶 1 ~ 2 次，吸出的母乳可以放在奶瓶或母乳保存袋里，放入冰箱中保存，下班后用便携冰盒或保冷袋尽快带回家继续冷藏。在冰箱冷藏室保存的母乳，可以留着第 2 天白天喂给宝宝。有少数乳汁分泌非常充足的妈妈，在宝宝小的时候，可以多挤出一些母乳，保存在冰箱的冷冻室里，冷冻的母乳通常可以储存 3 个月。到妈妈开始上班无法直接喂哺宝宝时，就可以前一天晚上拿出冷冻室里的母乳进行解冻，以便第 2 天白天喂给宝宝。建议上班后的妈妈每天至少能保证 3 次哺乳，即下班回家后、晚上临睡前和清晨起床后，这样可以有效刺激乳汁的分泌，并尽量延长母乳喂养的时间。

49. 上班族妈妈要学会接受分离

当家长把分离焦虑的情绪有意无意地传递给孩子的时候，孩子焦虑的情况就会更严重。所以想要让孩子合理去看待分离，家长们要先调整好自己的心态。

家长要认识到，放手也是一种爱。家长对宝宝的爱，宝宝是可以感受到的。这份爱不会因为自己暂时出门，就被宝宝忘记。所以不用担心自己去上班了，宝宝就跟自己不亲了。上班族妈妈可以尝试把宝宝交给家人带，甚至自己一个人出去旅游几天。等你回来你会发现，宝宝依旧很亲近你、依赖你，同时你不在的时候，宝宝也可以很好。

父母要相信孩子的适应能力，同时要学会接受分离，给宝宝最好的爱，就是转移注意力，让自己忙碌起来。父母可以给自己列一个工作计划表并严格遵守，让自己的工作时间被填满，或者多去散散步、散散心。只有自己的状态好了，才能让孩子感受到积极正面的氛围。也只有自己的心态好了，才能有更充足的时间和精力来引导孩子走出分离焦虑。

50. 上班族妈妈缓解与宝宝分离焦虑的方法

（1）提前做铺垫：产假后期，妈妈可以经常出门逛逛，短暂离开宝宝一段时间。让宝宝知道妈妈出门很正常，很快就会回来。同时，妈妈要选定自己信赖的“接班人”，一起看护宝宝。让宝宝熟悉和习惯多人看护，减轻对妈妈一个人的依赖感。

（2）做好分别仪式：千万不要欺骗孩子或者偷偷溜走，这样会让孩子更没安全感。初期每次分别时，你只要诚实告诉孩子，自己去哪儿、做什么、什么时候回来就可以。

（3）逐步拉长分离时间：宝宝容易出现分离焦虑，大多是因为从来没有和妈妈分开过。因此，在妈妈上班之前，就要开始制造一些短暂的分离机会。可以从妈妈下楼拿快递的5分钟，到出门买菜的20分钟开始，通过不断拉长时间，让宝宝和妈妈慢慢地适应分离。

（4）培养宝宝独立性格：日常生活中，不要过度保护，事事都给宝宝提供帮助。试着让宝宝自己面对困境、解决问题，在宝宝主动寻求帮助时才施以援手。培养宝宝的独立性格，不仅对解决分离焦虑至关重要，也会让孩子在上幼儿园的时候没有那么多抵触情绪。

（5）提高陪伴质量：家长在家的时候，一定要抓住机会好好跟宝宝相处。可以做一些只属于你们之间的亲密行为，比如固定由妈妈来给宝宝洗澡、讲故事、哄睡等。让你们短暂的相处变得更加充实，高质量陪伴也值得宝宝用一整个白天来期待。

分离焦虑不是短时间内就能解决的，所以家长们还是要耐心，给孩子时间慢慢去成长。同时也给自己时间，去接受和适应跟孩子分离，毕竟孩子不可能永远都留在父母的身边。

51. 职场妈妈背奶的一些问题

（1）乳汁淤积或乳头受伤：一些母亲发现，一开始使用手挤奶或吸奶器挤奶并不如亲喂时乳房的排空程度高，反而是下班回到家亲喂，乳房才能够彻底柔软下来。还有一些职场女性工作忙碌，压力较大，水分摄入严重不足，甚至没有预留出足够的挤奶时间，导致乳汁滞留太多，如果挤奶间隔再延长，很容易出现乳汁淤积。错误的吸奶方式会导致乳头受伤，这些问题需要引起重视，除了掌握正确的挤奶方法和使用合适的吸奶器，及时挤奶和保持亲喂非常重要。同时，还要注意多摄入水分，缓解压力，保持良好心情。

（2）乳量降低：对乳量的担忧一直是哺乳母亲关注的话题。如果发现挤出的乳量减少，首先要排除影响乳汁移出的原因；其次返回职场以后的母亲夜间如不哺乳，乳量降低很快。如果只是短期挤奶量浮动，母亲需要积极调整心态，增加移出频率。同时提醒合理安排婴儿进食，白天的喂养需要适量，避免过度喂养增加挤奶压力。下班回家以后，以及夜间喂养次数的增加可以弥补白天挤奶量的“减少”，使婴儿摄入不受影响。有些母亲和家庭可能会遵循一些“乳量推荐”的建议，如果发现挤奶量无法达到这样的推荐，便会认为母乳不足，这是一个常见的误区，母乳喂养婴儿并不适用于按照体重计算配方乳量得出的标准。实际生活中，应该关注婴儿生长发育，合理添加固体食物，按需哺乳，不需要严格规定单次的具体喂养量。6 个月后婴儿随月龄增加，乳量逐渐减少是正常的。

（3）大月龄婴儿的夜间哺乳问题：目前并无证据表明某个月龄婴儿必须停止夜间进食母乳，具体到每一对母婴，夜间喂养何时停止也并没有统一规定。当母亲返回职场，许多婴儿会在夜间频繁醒来，除了满足进食需求，还有很多可能性，需要针对原因进行调整。婴儿可能由于母亲离开而出现“分离焦虑”，除了表现出婴儿离开母亲后大哭，以及焦虑、不安或不愉快的情绪反应，也表现在夜间频繁寻求哺乳这样的行为上。母亲和家人都需要理解，这并不是母乳喂养本身带来的坏结果，相反，母亲应该关注婴儿的表现，适时提供哺乳。与婴儿互动，会减轻婴儿的焦虑情绪，有利于婴儿的心理成长。有些人认为白天让婴儿进食更多，晚上就会睡得更久，然而研究发现，夜间喂养需求减少并不能减少夜间醒来的次数。如果母亲可接受，夜间哺乳是安抚婴儿入睡的有效方式，比其他安抚方式更方便易得。对职场母亲来说，保持在家时的亲喂及夜间哺乳，有利于乳量的维持，但夜间哺乳也可能影响到母亲休息和白天的工作状态。因此，职场妈妈需要根据自身的状态来平衡两方面，做出最适合自己的喂养选择。

（4）停止挤奶的时机：如果婴儿在整个白天已经能够从家庭食物中获取足够的营养来源，并获得正常的生长发育，母亲就可以停止白天挤奶，仅保留回家之后及夜间的喂养，这并无统一时间规定。母亲可根据婴儿的月龄和固体食物进食状态，安排和培养婴儿白天的进食习惯，结合乳房泌乳状态，调整乳汁提供和决定停止白天挤奶的时间。白天停止挤奶并不意味着完全离乳，其他时间只要母婴在一起，协调好正常饮食，母乳喂养可以持续，如母亲决定离乳，应先为离乳做好心理准备。

52. 新妈妈问题解答

（1）初乳是否能够满足宝宝的营养需求？宝宝的胃口到底有多大？初乳能够满足宝宝最初的营养需求。哺乳最初的日子里，宝宝的胃口小，母乳容易消化，需要频繁哺乳。新生儿的胃容量第 1 天为 5 ~ 7 毫升，第 2 天为 20 ~ 30 毫升，第 7 天为 40 ~ 60 毫升，第 10 天为 60 ~ 80 毫升。

（2）初乳少是不是不好？初乳会分泌到什么时候？初乳不在于多和少。初乳是母亲在孕期时乳房已经开始制造的一种黄色乳汁，宝宝一出生，初乳就随之而来。虽然初乳只有少量，但是它浓稠并且充满免疫抗体，足以满足婴儿出生初期的所有需要。

按时间划分，产后前 5 天分泌的乳汁叫初乳，6 ~ 10 天为过渡乳，10 天后为成熟乳。产后前 3 ~ 4 天的初乳偏黄，3 ~ 4 天后乳汁分泌增加，直至产后 2 周，它会由过渡乳演变为成熟乳。比起牛奶，母乳看似比较稀，但你看到的仅仅是前奶，到哺乳快结束时分泌的后奶含有丰富的脂肪等营养物质，不论是较稀的前奶还是较稠的后奶，都是宝宝的最佳食物。

（3）乳胀会带来哪些影响？相信很多妈妈都经历过乳胀，有时一觉醒来，柔软的乳房就硬得像“石头”，一碰就疼得想哭，乳汁挤不出来，简直是“酷刑”。

乳胀，在整个哺乳期都可能发生，找到解决办法是王道。

乳胀主要表现为乳房肿大和膨胀，皮肤紧绷发亮，并可伴有疼痛和压痛。不仅给妈妈们带来痛苦，也会对宝宝哺乳造成一定的影响。乳房胀得鼓鼓的，乳头变得扁平，宝宝含乳困难，容易导致乳头疼痛或破损。肿胀的乳房如果乳汁没有及时排出，会因为需求量的减少而导致乳汁分泌量减少，甚至回奶。乳汁淤积还会导致乳腺炎。

（4）什么情况下容易出现乳胀？产后前几天的生理性乳胀。生理性乳胀常发生在分娩后的 3 ~ 5 天。这是乳房大量分泌乳汁，乳腺导管尚未完全畅通所致，大多数产后妈妈都经历过。

乳汁过多。这种情况可以发生在哺乳期的任何时间，由于过量的乳汁积聚在乳房中而产生乳胀。如果乳房胀，宝宝吃完后，乳房就软了，这样是正常的，不需要特别处理，当妈妈乳房出现胀痛、灼热，局部变红、变硬，或者妈妈有低热等情况，就要重视了。

（5）发生乳胀时，该怎么处理？多给宝宝吸吮。这是最根本、最有效的方式。增加宝宝吸奶的次数，不管白天和晚上都要亲喂。如果宝宝吃完奶后，乳房还是很胀，将乳汁用吸奶器吸出来一些，以不胀为宜。

借助吸奶器或手挤奶。如果乳头和乳晕因为乳胀变得扁平，在哺乳前先用手或挤奶器挤出一些乳汁，让乳头和乳晕变软，以便宝宝含乳。

冷敷。如果宝宝吃奶后没有缓解而吸奶器也吸不出乳汁的话，可以用冷敷缓解肿胀或疼痛，也可以尝试用土豆片或卷心菜。

按摩穴位。乳房特别胀的时候，宝宝吸不出来乳汁，要及时找专业的医护人员，通过穴位按摩来减轻乳胀。

（6）乳房肿胀的症状有哪些？产后乳房出现肿胀不适感，主要是乳房的充血和淋巴管的肿胀充盈，输乳管通畅度也不是很好，而且新生儿吸吮力量可能不足，或者母婴配合力度不够高，所以，妈妈会感到明显的不适感，也有些会导致轻度的发热感、局部肿胀。这时，妈妈可以进行按摩或者增加婴儿的吸吮，保持乳汁分泌的通畅，避免输乳管堵塞，这样，乳胀期经过 3 ～ 5 天的时间就可以恢复好转。

（7）乳房肿胀的原因分析：乳房肿胀的具体原因比较多，最常见的就是乳腺增生引起。主要是与以下因素有关：第一，与饮食有关，比如经常吃辛辣刺激、油腻、激素水平高的食物，比如炸鸡、黄焖鸡等。第二，与情绪变化有关，比如经常发脾气、生闷气，特别是经常与别人争吵等。第三，与坏习惯有关，比如经常熬夜，抽烟喝酒，或者为了美经常穿过紧的内衣等造成血供不畅。第四，可能与激素水平紊乱有关，比如最常见的雌激素、孕激素紊乱。第五，还与不注重卫生等有关，需要注意和尽快治疗。

（8）生理性乳胀的处理方法：频繁冷敷乳房，促进消肿。肿胀会导致乳腺导管的通路变窄，即使我们通过手法按摩缓解了部分肿胀，但是乳房会持续不断地分泌乳汁，乳房还是会重新肿胀起来，因此冷敷消肿很关键，当肿胀消除了，生理性乳胀基本也就好了（推荐卷心菜或土豆片冷敷每 2 小时一次，一次半小时，因为它们含有促进消肿的酶）。同时，每天进行有效哺乳 8 ~ 12 次，持续有效地排出乳汁这一点也非常重要。

通过手法疏通缓解肿胀和疼痛。对于生理性乳胀，只能让乳房相对柔软，让乳房舒缓压力，并不会让乳房完全柔软下来，因为肿胀不是即刻就可以消下来的，它需要足够的时间，通常为 48 ~ 72 小时，持续有效地移出乳汁和频繁地冷敷消肿，才是解决生理性乳胀的关键。

产后初期应注意调整饮食，尽量避免吃营养太丰富的食物，根据个人的情况可以吃一些有助于消肿的食物，如海带、冬瓜等。

（9）应对无乳或少乳的方法：乳汁分泌是一个复杂的神经内分泌调节过程。除少数因乳腺发育不良而无乳、少乳外，大多数母亲是受健康状况、精神状态、家属、社会等因素的影响。

哺乳期妈妈为保证乳汁充足应做到：树立母乳喂养信心，保持精神愉悦，心情舒畅，避免受各种外界刺激；合理营养，均衡饮食，膳食中应包含各种营养素，多吃催乳食物，如猪蹄汤、鲫鱼汤、鸡汤、丝瓜等；做到 24 小时母婴同室，多接触，勤吸吮，按需哺乳，特别坚持夜间哺乳（宝宝吸吮是刺激下奶的最好方式）；最好不给新生儿添加任何食物和饮料；生活规律，保证休息，作息时间尽量与孩子同步；做好乳房护理，哺乳前柔和地按摩乳房，有利于刺激排乳反射，亦可用中药催乳药物治疗。

（10）新生宝宝需要喝水吗？要用奶瓶吗？正常母乳喂养的健康宝宝并不需要任何葡萄糖水、白开水或配方乳。使用奶瓶或奶嘴会缩短哺喂时间，进而会增加妈妈乳胀的风险。

奶瓶和奶嘴会妨碍哺喂，开水和配方乳都会令宝宝感到饱胀，降低宝宝对吃奶的需求。

频繁哺乳是成功母乳喂养的秘诀。研究表明，频繁、不受限制地母乳喂养能够让婴儿成长发育得更健康；母乳中的脂肪含量及热量更高；哺乳妈妈不容易乳胀、乳房感染及乳头疼痛等。频繁哺乳在宝宝出生后前 2 个月尤为重要，2 个月后应逐渐规律。

（11）吃母乳的宝宝长得慢吗？世界卫生组织的研究发现，吃配方乳和吃母乳的宝宝生长状况会有所不同。吃配方乳与吃母乳的宝宝相比，吃母乳的宝宝要比吃配方乳的宝宝体重增长慢一些。但是，这并不能说明吃母乳的宝宝生长发育迟缓。对宝宝而言，吃母乳是最安全的，生长发育的速度是最合适的。没有去追赶的必要！

母乳的营养成分更适合宝宝。母乳中含有超过 300 种营养成分，而配方乳只有 60 多种，并且母乳的成分随着时间的变化而变化，配方乳的一段、二段、三段正是模拟母乳而来。

母乳有助于建立和维持婴儿稳定的肠道菌群。母乳中含有低聚糖、细胞因子、生长因子等活性物质及菌群，能够帮助孩子建立一个稳定且健康的肠道菌群环境。健康的肠道菌群能够预防很多疾病，如过敏、哮喘、消化不良、肥胖和营养不良等。

母乳喂养使婴儿能够得到满足感和安全感，帮助建立亲密的亲子关系，有益于儿童的终身健康。

（12）宝宝每次吃奶需要多长时间？宝宝的喂奶时间、喂奶次数与月龄相关，宝宝吃奶的时间没有定论，因人而异。

有的宝宝吃得快，有的宝宝吃得慢。宝宝出生至 7 天，吃奶频率应为 8 次 / 天左右，新妈妈要有耐心，让宝宝吃到充分的后奶，否则宝宝容易饿，体重增长不足。7 天至 2 个月，吃奶时间应为 20 分钟 / 次，7 ～ 8 次 / 天。一般说来，宝宝每次吃奶至少需要 10 分钟。宝宝出生 2 ～ 3 个月，吃奶时间应为 10 ～ 15 分钟 / 次，6 ～ 7 次 / 天。

（13）妈妈生病了，就不能给宝宝喂奶了吗？如果妈妈的发热是由轻度乳腺炎、呼吸道感染引起的，只要不是急性传染病，可继续母乳喂养。感冒的妈妈喂奶时要戴口罩，别对着宝宝打喷嚏，平时让未生病的家人看护宝宝。

妈妈发热时，吃了退热药，如对乙酰氨基酚或布洛芬，是可以继续母乳喂养的，这两个药物对于哺乳期安全性比较高。其他药物，需要听从医生的建议。只要服用的药物安全性高，是可以继续哺乳的。在就诊的时候，一定要告诉医生，你处于哺乳期。

妈妈得了轻、中度的乳腺炎可以继续喂奶，如果喂奶时感觉疼痛难忍，可以用吸奶器把乳汁吸出来后用奶瓶喂养。

乳头内陷的妈妈喂奶的时候要让宝宝含住乳晕，而不是叼住乳头，大部分宝宝可以从扁平或内陷的乳头中吸吮出乳汁。妈妈如果乳头破损较轻，可以继续哺乳；如果乳头破裂严重，疼痛到无法哺乳，可以把乳汁挤出来喂宝宝，还可以使用乳头保护罩吸吮母乳。

（14）母乳喂养对妈妈的要求，您都知道吗？母乳喂养禁忌如下：宝宝患有乳糖不耐症；妈妈患有活动性结核病或人类T细胞淋巴病毒Ⅰ型或Ⅰ型阳性；妈妈接受放射性同位素诊断检查或治疗、工作环境中存在放射性物质；妈妈处在接受抗代谢药物、化疗药物或一些特别的药物治疗期间；妈妈有吸毒或滥用药物史；妈妈的乳房患有单纯疱疹病毒感染；妈妈有人类免疫缺陷病毒感染。

有以下情况的妈妈应慎重咨询医生后，在医生指导下母乳喂养：妈妈乙肝表面抗原阳性；妈妈患有丙型肝炎（血液丙型肝炎病毒或HCV-DNA阳性）；妈妈存在发热情况；妈妈工作环境中含有少量化学物质；妈妈为巨细胞病毒（CMV）血清阳性携带者，喂养前母乳需冷藏或加热消毒，以降低母乳中CMV载量。

母乳喂养妈妈生活中应尽量避免以下情况：避免饮用含有酒精的饮料。若偶尔饮用含有少量酒精的饮料，必须在饮用饮料两小时后才能进行母乳喂养。

（15）什么情况下不宜喂母乳？尽管母乳是婴儿最好的食物，但并不是所有的妈妈都适合母乳喂养。遇到有些情况需要及时戒断母乳，而当妈妈患有某些疾病时从婴儿一出生开始就不适合喂母乳，如妈妈患有严重乳头皲裂和乳腺炎时，应暂停哺乳，及时治疗以免加重病情，但可以把母乳挤出喂哺婴儿；妈妈患有严重传染病时必须停止母乳喂养，以防传染给婴儿，如肝炎、肺病等；进行放射性碘治疗时，由于碘能进入乳汁，有损婴儿甲状腺的功能，此时应该暂停哺乳，待疗程结束后检测乳汁中放射性物质的水平达到正常后可以继续喂奶。

53. 早产儿与母乳喂养

◈ **母乳是早产宝宝最强的保护伞**

母乳是早产儿最理想的天然营养食品。母乳中含有丰富的、易于消化和吸收的各种营养物质，符合宝宝生长发育的需求。早产儿生理机能发育不是很完善，要尽一切可能用母乳（特别是初乳）喂养。母乳中蛋白质的主要成分为乳蛋白，其所含氨基酸可促进婴儿生长，且初乳含有多种抗体，这些对早产儿尤为重要。用母乳喂养的早产儿，发生消化不良性腹泻和其他感染的机会较少，婴儿体重会逐渐增加。

喂养早产儿需要足够的耐心，因为早产儿吸吮的力度是很小的，所以通常喂一次奶就需要花费 30 分钟左右，这个时候千万别急，以免乳汁呛到宝宝。

◈ **早产儿的喂养次数**

早产儿的吸吮能力和胃容量均有限，摄入量是否足够，不像足月新生儿表现得那么明显，因此，妈妈应根据新生儿的体重情况给予适当的喂养。

由于早产儿口舌肌肉力量弱，消化能力差，胃容量小，而每日所需能量又比较多，因此，可采用少量多餐的喂养方法。

54. 乳汁吸不出来怎么办

如果新生儿不吃母乳，可以采用下面的措施来进行处理：首先，要继续坚持哺乳。因为刚出生的新生儿吃母乳的方法不太正确，再加上母亲刚开始的母乳分泌量不足，这样就会导致新生儿不吃母乳的情况出现。只需要多一些耐心，让新生儿多吃，这样就会改善这种症状。因为新生儿多吃就会刺激母乳分泌，并且多吃以后经过训练新生儿就会吃得更加熟练。

55. 新生儿住院回来不吃母乳怎么办

坚持！很多新生儿都是这样的，一开始不肯吃，饿了自然会吃的，要有耐心。

住院期间，宝宝用奶瓶吃了奶粉也就是人工喂养，用奶瓶吃奶非常容易，宝宝不需要用力吸吮就能够吃到奶，但是吃母乳要用力吸吮才能够吃到。如果想要让宝宝吃母乳的话，就不要进行奶粉喂养，宝宝没有选择就只有吃母乳了。

孩子肯定会有这么一个过程的，由于在医院是吸吮奶嘴的，所以形成了乳头错觉，现在不容易接受妈妈的乳头，宝宝出院以后换母乳，就会出现吃奶费力的情况，这个是习惯了大流量轻松吃奶以后不太适应小流量了，肯定要有一个过渡，时间大概需要一到两天。如果宝宝吸吮有力，建议暂时饿一饿，尽量让宝宝吃母乳，给宝宝一个适应的时间，平时让宝宝多接触一下母乳，增进一下母子感情。宝宝慢慢适应了就好了，这样有利于增强宝宝抵抗力。

新生儿住院回来不吃母乳，首先考虑是对乳头陌生了不吃母乳，还是就是不吃母乳，如果是因为住院时间太长，对乳头产生陌生感可以坚持喂养，让宝宝熟悉乳头感觉和母乳味道，很多新生儿都会出现这种情况，坚持后都会吃母乳的，如果是由于疾病原因，不仅不吃母乳，也不吃其他奶粉，可以观察一下新生儿情况，状态好的情况下可以坚持喂养。

56. 乳房有小白疱或小白点怎么处理

哺乳期妈妈乳房上如果有肉眼可见的颗粒小白点，这种比较好处理，通常用小夹子夹开后就通畅了，慢慢乳汁也出来了；如果是半透明的小白疱，乳汁出不来或者不能很顺畅地吸出，这个时候记住不要热敷，也千万不要用针挑破。挑破后很容易导致同一部位反复发作。应该用棉片蘸一点白醋水，敷在小白点的地方 15 ~ 20 分钟，用水洗干净。然后，用手挤一下通了后，就继续用吸奶器把残余的乳汁吸掉，贴上舒缓胸膜冷敷。

57. 母乳喂养多久喂一次最好?一次喂多长时间

第 1 个月

吃奶时间：每次 15 ~ 20 分钟。

喂奶频率：2 ~ 3 小时一次。

喂奶次数：一天喂 8 ~ 12 次。

喂奶需求：按需喂养。

每次奶量：第 1 天吃奶量可能在 5 ～ 7 毫升；4 ～ 5 天后奶量达 30 毫升；1 周后为 60 ～ 90 毫升。

第 2 个月

吃奶时间：每次 15 ～ 20 分钟。

喂奶频率：2 ～ 4 小时一次。

喂奶次数：一天喂 8 ～ 10 次。

喂奶需求：按需喂养。

每次奶量：120 毫升左右。

第 3 个月

吃奶时间：每次 15 ～ 20 分钟。

喂奶频率：3 ～ 4 小时一次。

喂奶次数：一天喂 6 ～ 8 次。

喂奶需求：上午 6 点、9 点、12 点，下午 3 点、6 点，晚上 9 点，夜奶。

每次奶量：120 ～ 150 毫升。

第 4 个月

吃奶时间：每次 15 ～ 20 分钟。

喂奶频率：2 ～ 4 小时一次。

喂奶次数：一天喂 6 ～ 7 次。

喂奶需求：上午 6 点、9 点半，下午 1 点，下午 4 点半，晚上 8 点、11 点半，凌晨 3 点。

每次奶量：最少 60 毫升，最多 180 毫升。

第 5 ～ 6 个月

吃奶时间：每次 15 ～ 20 分钟。

喂奶频率：4 ～ 6 小时一次。

喂奶次数：一天喂 6 ～ 8 次。

喂奶需求：上午 6 点、9 点半，下午 1 点，下午 4 点半，晚上 8 点、11 点半，凌晨 3 点。

每次奶量：180 ~ 240 毫升。

第 7 ~ 8 个月

吃奶时间：每次 15 ~ 20 分钟。

喂奶频率：4 ~ 6 小时一次。

喂奶次数：一天不少于 4 次。

喂奶需求：上午 6 点、10 点，下午 2 点、6 点，晚上 10 点。

每次奶量：210 ~ 240 毫升。

注意事项：6 个月宝宝开始添加辅食，要等 2 ~ 3 天再添加另一种新的食物，避免宝宝过敏。

6 个月：稀糊状辅食。

7 个月：泥状。

8 个月：碎末，勺子碾碎。

9 ~ 10 个月：小颗粒，刀切碎。

11 个月：大颗粒，刀切 5 毫米左右。

1 ~ 1.5 岁：小块，刀切 10 毫米左右。

菜泥应该怎么添加？

菜泥应该混合在米粉里。首先冲调好米粉后，把煮熟的蔬菜用料理机打成泥，然后加入 1/3 米粉量的菜泥，搅拌均匀后喂宝宝即可。

宝宝肉类辅食添加攻略：

建议 6 个月开始给宝宝添加辅食，在添加辅食 1 个月内，若宝宝没有出现过敏情况，就可少量添加肉类辅食，引入肉类最晚不能晚于 8 个月。

第 9 ~ 12 个月

吃奶时间：每次 15 ~ 20 分钟。

喂奶频率：4 ~ 6 小时一次。

喂奶次数：一天 3 ~ 4 次，其他时间吃辅食。

喂奶需求：早上 6 点，下午 2 点，晚上 10 点。

每次奶量：210 ~ 240 毫升。

58. 哺乳期间不明原因地没有乳汁怎么办

哺乳期间可能会出现不明原因或因为各种原因导致产妇突然没有乳汁了。若出现这种情况，应按照以下方法做，大多可以恢复。

坚决不要放弃母乳喂养，继续按需进行母乳喂养，宝宝多吸是促进乳汁分泌的主要方法，因为宝宝反复吸吮，可刺激母亲的泌乳反射，增加母乳分泌。临床上大多数的妈妈都可以追奶成功。注意保持正确的哺乳方式，宝宝吃奶时衔接方式正确，确保有效吸吮则非常关键。如果宝宝睡眠时间较长，在两顿奶间隔期间可以增加1～2次挤奶。母乳分泌的量与母亲的饮食、情绪、体质，以及宝宝的吸奶程度关系密切。如果是因为妈妈身体气血不足，睡眠不足，或心情抑郁、焦虑等情况所致的乳汁没有了，请及时找医生解决问题，才可以保证追奶成功。平时妈妈应保持心情舒畅，保证充足的睡眠。

◈ 追奶措施

（1）勤吸：让宝宝不停地吸，乳房像一个粮仓，要告诉它你需要多少。不停地吸就是告诉乳房不够，最后会达到一个供需平衡！不要什么时候胀了再吸，就是等孩子吸完，你也可以拿吸奶器接着去吸。增加吸吮的次数，刺激乳头有利于乳汁的分泌，两侧乳房交替吸吮。

（2）热敷泡脚：每次喂完奶用热毛巾敷乳房，加快血液循环，泡脚也是同样道理。晚上是追奶的最佳时期，循环快了妈妈喂养的频率也要跟着增加。晚上泡脚的时候可以加杯热牛奶，对睡眠和追奶有很大帮助。

（3）奶阵刺激：奶阵的时候乳汁最多。学会刺激奶阵，乳量就会明显上升。喂养前建议先放松乳房，可以轻轻地按摩乳房及将身体朝前轻轻晃动乳房，对乳房做温柔安抚的动作，等感觉乳房较放松后就可以了。在医生的指导下按摩或热敷乳房，促进血液循环有利于乳汁的分泌。

（4）饮食要均衡营养：哺乳期间无乳多与身体虚弱、气血不足、营养不良、饮食不合理等因素有关，多吃下奶的食物，如鲫鱼汤、猪蹄汤、骨头汤等，注意钙和铁的补充，如牛奶、鱼、虾、鸡蛋、瘦肉等，多吃水果和蔬菜，哺乳期间一定要多喝水。

（5）睡眠充足，保持好心情：注意休息，保持环境安静。不明原因的无乳与睡眠不足、过度劳累，或精神紧张、情志不畅有关，宝妈应该引起重视。注意休息，保持环境空气清新，避免熬夜及超负荷工作。养好自己，身体、乳汁自然好，心情在月子里最重要，要学会自我调节。宝妈在哺乳期间应放松心情，尽量保持心情愉快，多与人交流沟通。

59. 母乳喂养与婴儿生长发育

婴儿早期饥饿会表现为觅乳、吸吮手指和拳头、咂嘴等。饥饿引起的哭闹是最后的表现，可使婴儿含乳困难，因此需避免长时间的母婴分离。鼓励母亲和新生婴儿长时间的皮肤接触，不但有利于婴儿的能量保存，也有助于母亲感受婴儿的饥饿信号。

正常情况下，新生儿会有生理性体重下降。然后婴儿体重逐渐恢复并增长，母乳喂养儿能在出生后 10 ~ 14 天回到出生体重，在出生后 3 个月内每周能增加 200 克左右。在出生后 2 周如果体重还未恢复至出生时体重，需要查找原因。在此阶段内母乳产量取决于婴儿的需要量，母亲应根据婴儿提示进行哺乳。

婴儿渐渐地理解母亲对他（她）的关注，能够与母亲互动。在互动中，婴儿会通过发声、动作表现出愉悦。一些婴儿在此阶段比较易激惹。特别是在晚上，可能是中枢神经系统刺激的阈值下降，更容易对周围环境的刺激过度反应，也可能是肠绞痛。夜间哺乳在此期间不但有利于母亲产奶，而且对婴儿的营养摄入很关键，也是重要的安抚方式。因此母亲需要理解婴儿频繁哭闹的原因，若哭闹无法安抚，并且母亲焦虑，应及时帮助其寻找原因。

WHO 推荐 6 个月纯母乳喂养，之后添加辅食，持续母乳喂养至 2 岁或以上；如母亲面临家庭和工作的难题，除了挤 / 吸奶和储奶供照看人用其他方法喂养外，母亲也可以考虑减少工作时间或选择弹性工作时间，或把婴儿带到工作地方，或在工作单位附近租房以便休息时哺乳。

一般母亲分娩 4 ~ 6 个月后，就需要重返工作岗位。这时，宝宝会长出第一颗牙，开始从能抬头到能坐起，手的抓握能力提高，尝试吃手或者将能抓到的东西放入嘴中去感知其特性。婴儿在此阶段能在支持下坐起（扶坐），这样双手能够自由活动，用于抓握东西和探索周围的世界，有助于肢体末梢感觉神经的发育。这个阶段婴儿的视觉、听觉和口腔功能也有了快速发育和功能发展，使婴儿能探索新鲜的事物。婴儿能看清物体，能把手放进嘴里，用手拍乳房；能有很好的吸吮和吞咽协调能力；能吸吮勺子里的流食，为辅食添加做好准备。这个阶段婴儿能独坐，随着月龄的增长，开始由坐位变成匍匐或其他体位。婴儿会熟练地翻身并逐渐会翻滚。

到9个月，婴儿能由坐位向前移动，或者变为匍匐位向前或向后移动。婴儿能够很好地爬行，能由卧位坐起，变为爬行体位，并能逐渐扶着座椅或墙站起，到能独立站起；能用双手拿物品，并能互相交换；会敲击玩具；开始学会寻找玩具或物品；可以玩躲猫猫；婴儿会开始识别家人和陌生人，当与家人分开时会有不愉快的表情或哭。此时开始出现准确的记忆并能维持，能预判经常发生的事情或频繁出现的物品。婴儿喜欢坐位吃奶，并能坐起进食；舌头能向两颊移动，能咀嚼食物和玩具；能用杯子喝水；能吃软泥状食物，如红薯、土豆、胡萝卜、水果等；除了出牙外，流口水减少；会咬东西；能在口腔内用舌头移动食物。

这个阶段的婴儿吃饭容易分心，对外部世界关注增加，有时候会表现出好像对母乳失去兴趣，自己咬或咀嚼食物。很重要的信号是自己拿东西吃，会抓住勺子吃东西。婴儿开始表现出喜好，并寻找自己喜欢的玩具或物品、人等。此阶段应坚持母乳喂养，辅食添加不应该干扰或减少母乳喂养。但需注意辅食添加的种类和量，确保摄入营养丰富的固体食物。一些婴儿也会在这个时期表现出对固体食物感兴趣，到1岁左右有些婴幼儿能很好地吃家庭食物了。

一些研究认为，母乳喂养对婴儿发育的影响存在剂量–效应关系，持续纯母乳喂养的时间越长，益处就越大，对于小于胎龄的婴儿尤其明显。母乳喂养的孩子语言和认知功能的发育更好。通常认为，母乳喂养时间越久，发生行为异常或发育迟缓的风险越低。哺乳可能通过母乳具有的符合婴儿需求的独特营养成分、促进婴儿免疫功能成熟的作用，以及与母亲的良好互动，来促进婴儿的发育。

母乳喂养能增进母婴感情，催产素可能是生物学的基础，它不仅可引起喷乳反射，还作为中枢神经递质直接影响母亲的养育行为，如母婴互动、注视、说话和温柔接触。

60. 按需母乳喂养与婴幼儿的营养需求

母乳是最适合人类婴儿的自然食物。健康的母亲通过乳汁哺育可以满足健康足月出生至6个月正常生长所需要的全部的营养需要。母乳能够提供大量免疫活性物质，保证婴儿生理、免疫和神经心理的发育和成熟。纯母乳喂养是绝大多数婴儿出生后最佳的喂养方式，少数具有添加母乳代用品医学指征的婴儿除外。2002年世界卫生组织和联合国儿童基金会发布的《婴幼儿喂养全球战略》将推荐纯母乳喂养持续时间从4～6个月更新为36个月。我国的婴幼儿喂养指南与世界卫生组织的推荐保持一致，支持、鼓励纯母乳喂养。

人体通过食物获得能量和营养，用于体格生长、机能发育和神经心理的发育。判断纯母乳喂养的婴儿是否从母乳中得到充足的营养，可靠的征象是婴儿体重、身高（长）等指标的增长，而不是母乳摄入量。婴儿吮吸母亲乳房，吞咽乳汁的量难以准确测量，而且个体需要的母乳量存在较大的差异。

61. 哺乳期母亲的营养需求

妇女在孕期和哺乳期是具有特殊生理需要的人群，胎儿和婴儿唯一的营养来源是通过胎盘和乳汁摄取的。这一时期母亲和胎儿或婴儿的营养状况关系着人类后代生长和人口素质，关系着国家的发展和兴衰。母亲在孕期通过增加体内脂肪，为产后泌乳储备能量，因此哺乳期的膳食能量需要没有明显增加。与孕前相比，纯母乳喂养婴儿的母亲每天的能量需要量增加450～500千卡，通过适当增加进食量，均衡膳食即可满足。乳汁中的营养素含量相对稳定，一般不会受母亲膳食和营养状况的影响，长期、严重营养缺乏的母亲除外。

（1）蛋白质：母亲在哺乳期需要每日摄入足量、优质的蛋白质。根据《中国居民膳食营养素参考摄入量》的建议，哺乳期的母亲每日应增加20克蛋白质，达到80克的摄入量，另外，瘦肉、家禽、鱼、蛋和大豆等也应优先选择。

（2）铁、钙和维生素A：哺乳期间应关注母亲的铁营养和预防缺铁性贫血，从食物摄入的铁用于补充分娩失血引起的损失。乳母的日常膳食中增加含铁丰富且吸收率高的食物，如瘦肉、动物血块、动物肝脏等，必要时补充铁剂纠正贫血。

乳汁中的钙含量稳定，如果乳母膳食钙摄入不能满足需要，通常不会影响乳汁中的钙含量，但是母亲体内的钙将被动员使用，可能会出现腰酸腿痛、肌肉痉挛等症状。建议乳母的膳食钙摄入量为每天 1200 毫克，日常饮食应增加牛奶等含钙丰富的食物。

乳母对维生素 A 的需求明显增加，但是目前没有对乳母额外补充维生素 A 的建议。

（3）饮水：女性产后的基础代谢率提高、大量出汗和泌乳，需水量增加，因此产后喝一些汤水是有益的。

母亲应建立哺乳信心。为了保证能量和营养摄入，应通过合理规划膳食，鼓励母亲食物多样化，尽可能进食蛋类和乳制品。长期素食的母亲，存在维生素 B 缺乏的风险，因此，建议哺乳期母亲定期补充富含维生素的食物。注意合理膳食之外，母亲应该努力保持健康的生活方式，进行适量的身体活动和锻炼，增加白天的休息时间，保持乐观积极的心态。

母亲吸烟或吸二手烟、饮酒、喝浓茶或浓咖啡对婴儿健康有害。因此哺乳期的母亲应该继续戒烟戒酒，不喝浓茶、浓咖啡。

62. 母乳成分的影响因素

（1）不同泌乳阶段母乳成分的变化：母乳通常分为初乳、过渡乳和成熟乳，原因是乳汁成分与每次哺乳过程中不同的时间段及母亲产后不同时期有关。初乳含有的乳清蛋白浓度高，而几乎检测不到酪蛋白。母乳中蛋白质的平均含量会从第 2 个月 10 g/L 下降到第 7 个月 7 g/L，此后蛋白质含量的下降速度逐渐减慢。与成熟乳相比较，初乳中含有的乳糖和脂肪浓度低，乳糖的产量在第 4 ~ 7 个月最高，之后下降， 而哺乳期的脂肪浓度是逐渐增加的。

初乳与成熟乳有很大的不同之处， 其含有的分泌型免疫球蛋白浓度较高，这表明初乳的作用不是以营养为主， 而是以免疫为主，使婴儿从子宫相对无菌的环境中到出生后暴露于存在多种病原体的复杂环境时得到保护。初乳中低聚糖浓度特别高，其浓度从产后 21 g/L 降至产后 120 天的 13 g/L，约是成熟乳的 2 倍。

除了免疫和营养作用外，初乳还可以促进婴儿的生长发育。初乳中含有许多生长因子，如表皮生长因子、转化生长因子和集落刺激因子的含量均比成熟乳高。

（2）母亲年龄的影响：母亲在 20 ~ 30 岁时母乳中蛋白质浓度最高，但是，母亲的年龄几乎不对脂肪或乳糖的浓度产生影响，母亲的年龄对母乳的组成也没有很大的影响。

（3）产妇饮食的影响：产妇的饮食对母乳成分有着非常复杂的影响。一项对不同种族母亲的乳汁营养成分的研究表明，母乳中脂质含量与母亲饮食几乎没有关系，然而，对母亲饮食非常敏感的是特定的脂肪酸，其可以由乳腺内源性合成，或是从母体血浆中获取，这些脂肪酸均受产妇的饮食影响。许多研究表明，可以通过改变母亲的饮食来改变母乳中脂肪酸的含量。膳食脂肪酸可迅速转移到母乳，母乳中脂肪酸的含量会在 2 ~ 3 天内逐渐变得与膳食中一样。由于中链脂肪酸能够由乳腺合成，因此，高糖低脂饮食的母亲可通过增加中链脂肪酸的合成来维持母乳中甘油三酯的含量。

（4）种族对母乳成分的影响：不同种族母亲的母乳营养成分是比较一致的，不同之处是脂肪差异较大。重要的是，同一种族母亲之间的个体差异和不同种族母亲之间差异相类似。

（5）孕期体重增加的影响：孕妇孕期体重增加与母乳脂肪含量之间的相关性，仅在产后 4 个月体重增加才具有统计学意义，其原因为怀孕期间脂肪首先作为能量储存起来，然后在体重增加较少的孕妇中迅速分解释放能量。

总之，婴儿最理想的食物来源是母乳，母乳含有婴儿所需的全部营养物质和大量的生物活性成分。所以，了解母亲膳食营养结构与母乳营养成分含量的关系有助于更好地指导母亲合理膳食。

63. 母乳喂养利于瘦身？解读妈妈们不知道的秘密

宝宝人生第一口“粮食”无疑是妈妈的乳汁，母乳是新生儿最理想的天然食品，也是新生儿和妈妈的情感纽带。它除了能提供6个月内婴儿所需的全部营养外，新生儿的吸吮过程还能反射性地促进妈妈催产素的分泌，促进妈妈子宫收缩，能使产后子宫恢复，减少产后的并发症。同时，妈妈哺乳本身还是一个大量消耗热量的过程，消耗热量的顺序依次是腹部、腿部、臀部和脸部，有利于减轻体重，达到瘦身效果。

哺乳是妈妈最健康的瘦身法。哺乳每天可以额外消耗400 ~ 600卡的热量，1个月可减去的脂肪量几乎等于2千克肥肉，所以说哺乳能帮助妈妈早日恢复身材。

哺乳也能增强子宫收缩。当宝宝吸吮妈妈乳头时，会反射性地使子宫收缩，恶露就会随着收缩的动作排出。此外，哺乳可使乳腺通畅，有人说哺乳会使乳房下垂，其实不完全正确，若在哺乳期间注意穿支撑性能好的内衣，另外勤加按摩，其实是可以维持良好的胸型的。

64. 产后开奶的秘密

产后前一两天妈妈本来就是有乳汁的，事实上乳汁在孕期就开始分泌了，产后前一两天，因为孕激素在抑制着泌乳素，乳房大量泌乳的时候还没有到来，所以初乳量就很少，而相应的新生儿前几天的胃容量也很小，所以这是妈妈乳房产量和宝宝胃容量供需最完美的匹配。

产后前一两天乳房并不胀。产后前几天乳房比较软，有利于宝宝更好地学习和练习衔乳，不至于等到3天后乳房生理肿胀了才喂，这样宝宝就不好含接乳房了，妈妈到时候乳房胀得难受，还会误认为是乳汁不够，宝宝吸不出来，需要按摩开奶。产后前一两天不需要按摩乳房。乳汁的到来是个自然而然的生理过程，乳汁不会因为外力按摩就会增多。

产后第3天左右乳房开始发胀，也不是因为前两天“乳房按摩”的作用，而是妈妈身体内的孕激素下降，泌乳素升高造成的，可以让宝宝继续吃。如果乳房胀痛难受，可以咨询专业人员的指导，不仅可缓解乳房胀痛，还会指导宝宝正确衔乳，指导家人如何科学地喂养宝宝。大多妈妈产后等着“下奶”，或者等着人来“开奶”，觉得只有乳房胀了才是“下奶”了，才给宝贝吃，那就晚了。

◈ **产后开奶的正确做法**

产后半小时到1小时内就给宝宝哺乳，前一两天即使乳房很软，也要频繁（每24小时哺乳8 ~ 10次）地给宝宝哺乳，宝宝对乳房的刺激多少是决定泌乳量多少的关键。宝宝对乳房吮吸刺激次数越多，乳房接收到的产奶信号就越多，产乳量也就越多。

◈ **正确开奶，事半功倍**

许多研究都指出，母乳可以增强婴儿的抵抗力，减少气喘、过敏的发生，而亲自哺乳的妈妈可以促进身体早日恢复，不仅有助于妈妈恢复体形，还可降低乳腺癌的发生率。因此，母乳不但对妈妈本身有益处，对宝宝来说，母乳更是大自然赋予成长最奥妙的礼物，不是配方乳能取代的。

母乳可提供宝宝所需要的一切，尽管科技再进步，母乳仍是最合乎宝宝生理需求的天然食物，而且宝宝在母亲的怀抱中，可以获得满足、温暖与爱的力量，更是弥足珍贵。

◈ **成功哺乳的关键**

妈妈于产后所分泌的初乳，是微黄的乳汁，含有丰富的营养、抗体，可以帮助宝宝排出胎便，所以应尽早开始母乳。

产后一两天就可以开始哺乳，这个阶段是宝宝学习吸吮并刺激乳汁分泌的最佳时机。只要让宝宝尽量吸吮，妈妈自然会产生更多的乳量。

哺乳时，先让宝宝张大嘴巴，将妈妈整个乳头和乳晕的大部分完全含在宝宝口中，才有利于吸吮，并且避免拉伤妈妈的乳头。

哺乳的妈妈们一定要放松心情，保持愉快，配合充分的休息，才能促进乳汁分泌。

一开始尽量不要使用配方乳补充，否则会降低宝宝吸母乳的兴趣。母乳分泌的原理就像是市场的供需原理，宝宝吸得多，乳汁便能相应地供应。

哺乳结束，若觉得乳房胀胀的，必须将剩余的乳汁挤掉，以免影响乳汁分泌。

乳胀时，要用毛巾冷敷，以暂缓乳汁大量分泌。或是喂奶前，先挤出一些乳汁，让乳头较为柔软后，再让宝宝吸吮，有益于缓解乳房胀痛。

另外，可采用梳乳疗法缓解乳房肿胀。将乳房轻轻托起，用一把扁木梳，沿着乳腺分布的方向（往乳头方向，不可逆向）轻轻梳理，每次每侧各梳 10 ~ 15 分钟。这种方法有助于疏经活血，散结止痛，乳胀情形严重时可使用此法。

65. 新生儿不吃母乳怎么办

新生儿不肯吃母乳的原因有很多，刚生完宝宝以后，乳房都会发胀。如果妈妈乳胀比较严重的话，乳房就会变得很硬，这样宝宝吸吮乳头时就会感觉非常困难，于是特别不愿意吃母乳。出现这种情况时，妈妈可以用热敷的方法让乳房变软，这样宝宝就会吃母乳了。

如果宝宝不吸母乳，但是吸奶嘴的话，就是乳头混淆了。奶嘴比妈妈的乳头要好吸得多，因此宝宝不愿意吸妈妈的乳头。出现了这种情况时，新手妈妈千万不要放弃，要记得每天按时挤奶，避免回奶，多让宝宝练习几次以后宝宝就会吃母乳了。

妈妈也可以选择用跟乳头触感接近的奶嘴给宝宝喂奶，然后趁着宝宝不注意的时候跟妈妈的乳头交换，这样宝宝就习惯吸妈妈的乳头了。

妈妈可以试着在宝宝快睡着的时候喂奶。这样很多醒着时不肯吃母乳的宝宝就不会拒绝母乳了。

妈妈可以先用吸奶器把母乳吸出来装在奶瓶里，然后再喂宝宝吃，这样宝宝就可以慢慢习惯母乳的味道了。妈妈每次喂奶都要优先吸乳头，这样宝宝就会慢慢吃母乳了。

如果宝宝有鼻塞及消化道疾病的话，都会导致宝宝不愿意吃母乳。如果宝宝出现不同程度的厌吮，这时妈妈需要及时带宝宝去医院治疗。

出现以上情况时，妈妈千万不要放弃，应当每天都让宝宝习惯吸乳头，及时治疗相关疾病，这样宝宝就会吃母乳了。

66. 早产儿的睡眠环境

早产儿睡眠时，需要注意温度的变化，因为早产儿对温度的变化是比较敏感的，所以要保持室内温度稳定，最好在 24 ~ 27 ℃，早晨要提高到 27 ℃，湿度控制在 40% ~ 60%，最好的办法是在室内放一个温湿度监测器，来实时监测宝宝所处的环境的温湿度。

早产儿呼吸系统发育不完善，所以对空气质量要求非常高，要避免污染物进入宝宝生活的环境，而且绝对不能抽烟，有条件的家庭可以购买一台空气净化器，这样可以一直保持空气的质量。如果空气干燥的话，可以购买一台加湿器来控制房间的干湿度。宝宝的房间应避免过多的人员走动，尽量不带宝宝去人多的公共场所。生活用品应清洁，宝宝的房间早晚各通风 20 分钟。

早产儿出生后生活能力弱，抵抗力差，加上宫外环境突变，往往不易适应，如果早产儿不舒服或生病时，母亲或医护人员的及时抚摸会使哭叫的孩子平静下来，非常有利于疾病康复。

由于早产儿是在机体未发育完全的情况下来到这个世界，身体机能有可能受到一些影响，因而如发现“与平常的样子不同”，就应该及时留意以免延误病情。早产儿出院后，妈妈要定期带其到儿童保健机构进行体格、营养等检查，若其体重增长不足，可能是吃的乳量不够或生病，应仔细寻找原因，必要时到医院检查。

67. 早产宝宝的家庭护理

早产宝宝刚回家要细养，家庭环境和家庭护理尤为重要！那么，提供“优良无害”的家庭环境要注意哪些？

（1）保持室内温度、湿度适宜，空气新鲜，定时通风。最好控制温度在 24 ~ 27 ℃，湿度在 40% ~ 60%，每天都要上下午开窗通风至少 2 次，每次通风 20 分钟左右，但宝宝在时不要开对流风。

（2）保持室内干净。宝宝回家之前用消毒液消杀一次就可以了，回家之后尽量用清水每天擦拭清洗家具和地板，不要用消毒液（刺激鼻黏膜）。宝宝睡觉的屋子尽量手擦地，不要扫地。

（3）家人要注意卫生，出门戴口罩，回家勤洗手。家人出门一定要戴口罩，避免自己染上病毒，每天外出回来进门先洗脸、洗手、洗鼻子，换上居家服！平时抱宝宝之前都要洗手，习惯养成特别重要。

（4）避免让刚回家的宝宝接触过多人。别说满月酒了，连亲友来探望也要尽量先推辞！等宝宝稳定了、长壮实了、打了疫苗再见客吧！回院随诊是必需的，家长需要准备好大的纱布巾，在医院能遮一下宝宝又不影响呼吸。宝宝太小，不用想戴口罩的事。一是大小合适的少；二是宝宝的呼吸本来就弱，口罩会让宝宝难受。

（5）避免二手烟。抽烟的爸爸最好戒烟，戒不了要严禁在家吸烟，吸烟回来刷牙、洗澡、换衣服之后，再抱孩子。

（6）提前准备好宝宝平时需要用的物品。一些宝宝平时在住院时就用的东西，最好选和住院时一样的品牌、一样的东西（比如纸尿裤、抚触油）。如果一定要更换，最好回家两周或者 1 个月之后再说。准备东西时注意不要囤货，等回家确定了宝宝用过准备的东西没有特殊反应之后再考虑囤。可能有人会觉得这样很矫情，宝宝粗养有粗养的好处，但是早产宝宝刚回家时一定要注意并做到以上几点！刚从温箱出来的宝宝，抵抗力很弱，易再感染生病！等宝宝长大些、壮实些之后就没有那么讲究了，因为随着宝宝的长大和疫苗一针一针接种，宝宝自身的抵抗力会一点点地增强，家长对宝宝的保护就不用那么密不透风了。

68. 离乳解读

◈ 离乳的概念

添加辅食后的婴儿，对乳汁需求量逐渐减少，母亲哺乳也会随之减少，乳房泌乳也相应减少，直到婴幼儿完全摄入其他食物，母亲不再哺乳，这是一个缓慢的过程，这个过程被称为离乳。

离乳不单单是一个行为，而是一个婴儿从乳房以外得到食物的过程。正常情况下，加入固体食物是离乳的开始，同时继续哺乳，直到逐渐增加固体食物的量，终止哺乳。然后母亲乳房进入复旧期。离乳是幼小的生物个体从母乳转移到其他形式的营养状态或从以前的习惯中脱离的过程。从生理的角度来看，离乳是一个涉及营养、免疫、微生物、生化、心理等复杂因素的调节过程。

以往离乳通常指回奶、断奶。回奶仅仅是指使母亲乳房不再产生乳汁的行为。断奶是指婴儿离断了乳汁从其他食物中获取营养。回奶和断奶都给人一种突然的感觉，其实婴儿从一种喂养方式转换到另外一种喂养方式需要一个较长时间的过渡。

◈ 离乳的原因

婴儿已经长大到该离乳了，生理和医疗问题是另一个常见的离乳原因——工作需要，有其他原因依次是“母乳不足”“母亲上班”和“家长认为应该断奶了”。因此，总结导致离乳的主要原因，在产后早期，母亲往往担心乳汁不足，而给孩子添加其他食物；各种原因导致乳汁减少而离乳；母亲工作和某些社会原因与晚期的离乳有关；当孩子快 1 岁时，因当地文化等因素，误认为这是断奶的时间，都是造成纯母乳喂养率和长期母乳喂养率低的原因。

◈ 离乳误区

因为社会工业化进程的发展，人们的生活节奏也随之而加快。很多人没有意识到母乳喂养的重要性。夸大和设想出很多哺乳的禁忌证，比如发热、感冒、药物治疗、乳腺炎等，认为配方乳比生病母亲产生的乳汁要安全，这种错误的认识使得母婴在完全可以继续母乳喂养的时候而选择快速中断哺乳，从而给母婴带来许多痛苦。其实大多时候，人们进入了离乳的误区。

乳汁不足、孩子够大、母亲患病、乳汁质量不佳等因素其实都构不成离乳的理由。在突然离乳时，许多母亲会被建议与婴儿分离几天到 1 周，或在乳头上涂抹辣椒、蒜汁、洋葱、姜等刺激性食物的汁水，吓唬婴儿，这些方法因为会造成母婴身体和心理的伤害，现在已经不再被推荐。

◈ 离乳期乳房的生理变化

离乳开始时，乳汁在乳房内积聚，腺体会变得膨胀，乳汁量逐渐减少。其部分原因是缺乏吸吮刺激，而更多的因素是由于乳房肿胀，血管受压，血流减少，肌上皮细胞氧供少。腺泡明显扩张，其上皮细胞被压扁。在腺泡和导管中剩余的分泌物被渐渐吸收掉，然后腺泡逐渐塌陷。腺泡周围结缔组织增加，脂肪和巨噬细胞增多，但腺体不会恢复到孕前的状态，因为腺泡不会完全退化，有些成为凌乱的条索状的上皮细胞。同时，乳汁反作用于乳腺上皮细胞，通过浓度相关可逆的方式抑制泌乳，减少乳汁的合成。在离乳的最初阶段，会出现自体吞噬和异体吞噬过程，溶酶体增加。在泌乳素明显下降后，腺体经历腺泡上皮凋亡和恢复重塑得以回到非哺乳状态。

◈ 离乳的类型

离乳可分为正常离乳和非正常离乳两种类型。自然离乳和逐渐离乳属于正常离乳，突然离乳属于非正常离乳。

自然离乳的方式是由孩子主导，即遵循孩子的需求而离乳。传统的固体食物的添加是家庭使用勺喂提供特定的婴儿食物，随婴儿月龄逐渐增加食物的量，减少乳量摄入的过程。近年来，由婴儿主导的离乳逐渐被提出来，并被越来越多的母亲接受，这种方式包含两个方面，即允许婴儿自行摄入家庭食物，鼓励婴儿自己把控摄食速度和量，将主动权交给婴儿，强调了婴儿在摄食行为中的主导作用。有研究认为，在纯母乳喂养期间，以婴儿为主导的母乳喂养的母亲，更愿意使用这种由婴儿主导的离乳方式，并对离乳和喂养的焦虑程度大大降低。由婴儿主导的离乳方式考虑到孩子之间各有差异，让他们以自己的步调成长，依照自己的时间表来离乳，是值得推荐的离乳方式。离乳的英文单词“wean”是由一个表示“满足”或“完成”意思的词衍生出来的，离乳应该被视为成长过程的自然阶段，所有孩子都会因为长大而不再要求哺乳，但因为个体差异很大，所以自然离乳的年龄会有很大差别。自然离乳是最符合生理规律的离乳方式，是在成长过程中值得庆贺的自然过程，而不是剥夺孩子快乐的事情。

逐渐离乳是由母亲主导的、渐进式的离乳。这种方法可以使乳房胀痛和患乳腺炎的风险降低，通过逐渐减少哺乳次数和当感觉乳房胀痛时排出少量乳汁，使乳汁产量逐渐减少，尽量舒适地离乳。如果孩子对替代食品不能适应而出现过敏，或者生病，母亲还可以在此过程中恢复哺乳，延缓离乳的时间。在离乳期间要给予孩子特别的关注，以更多的时间陪伴孩子。当婴儿逐渐进食固体食物之后，随着生长发育母乳的需求量就会减少。母乳的营养功能慢慢地降低，取而代之的是情感链接和免疫功能，从断离母乳的方式来看，这种离乳的难度是越来越小的，但母亲需要考虑更多的并不是营养来源的问题，而是用其他方式来替代母乳给予婴儿安抚的需求。

（1）提供丰富的日常生活：母亲和家人可以引导婴儿对固体食物的兴趣，找到释放精力的方法，寻找使用乳房安抚的替代方案。当婴儿失去乳房安抚，可能会有抗拒和哭闹等情况，此时，需要家人更多的耐心和坚持。

（2）不主动提供乳房作为安抚：不主动提供乳房作为安抚的方式，但当婴儿过度哭闹、无法接受其他食物，或者除了吮吸乳房之外的其他安抚方法都无效，这时候完全拒绝哺乳可能不是最佳选择。母亲可以仔细观察婴儿，提前进行安抚，或者提供食物、玩具等转移注意力，请家人帮助与婴儿互动，根据能够接受的状况，尽量拉长哺乳间隔，与婴儿持续沟通，温柔安抚情绪。

（3）观察婴儿情绪，选择最合适的方式：匆忙离乳对母婴双方都并无好处，也并没有哪一种方法是绝对有效的，如果家人陪伴可以很好地安抚，则可以尝试用这样的方式。如果白天的活动能够减少哺乳次数，那么从减少白天的哺乳开始，可能要比从夜间开始减少次数更有可操作性。适当缩短单次哺乳时间也能有帮助，如果婴儿出现一些比较反常的表现，如过度烦躁、持续哭闹、郁郁寡欢、不接受任何替代品等表现，母亲需要根据家庭情况和婴儿状态做出适当调整。

（4）根据需求挤出乳汁：母亲根据目前哺乳或者挤奶的次数计算，减少挤奶量，适当保持乳房充盈又不过度胀满的状态，持续几天再次减少，直到完全不需要额外挤奶。完全离乳所需要的时间长短取决于母亲在决定离乳时的乳量大小。

对于 1 岁以上的孩子而言，哺乳会有很多好处：使幼儿患病率降低；生病时母乳是最易被接受的食品和安慰剂；增加婴幼儿过敏的保护；促进口腔的发展，提高说话和阅读的能力等。每个孩子的特点都是不同的，建议采取的措施有：不拒绝哺乳；提供一些小加餐和饮料；改变每天的生活规律；请其他家庭成员协助护理幼儿；提供替代食物分散注意力；后延或缩短哺乳时间。

69. 回奶正确的处理方法

调整饮食结构。妈妈在回奶阶段，要尽量减少水分的摄入。因为乳汁的主要成分为水分，减少体内水分含量，可以快速减少乳汁的分泌。另外可以在日常饮食中，减少进食滋补类汤品，可以多选择具有回奶功效的食物，如苦瓜、麦芽、菠菜等。

减少喂食频率。因为宝宝在吮吸乳头的过程中，会使乳腺受到外界刺激，促进乳汁分泌。所以在回奶阶段，要做好宝宝从母乳向奶粉转换的过渡工作。另外妈妈在回奶阶段，容易出现乳胀等情况，还是需要适当地将淤积乳汁进行排空处理，以免引起乳房胀痛、发硬、结块等不良症状发生。

药物治疗。回奶药物治疗，较为适合乳汁分泌过度旺盛或者因特殊原因需要快速回奶的女性。回奶药物的主要作用是减少体内催乳素的分泌，从而达到快速回奶的目的。

70. 孕期乳房护理常识

女性在怀孕期间，乳房会出现充血、增大、胀痛的症状。因为在怀孕后体内的雌激素和孕激素水平升高，刺激乳腺腺泡再次生长发育，从而引起乳房增大、胀痛的情况，尤其是在孕晚期，胀痛会比较明显，还可能会有乳汁分泌。这是正常的生理现象，主要是为了产后哺乳期做准备。在怀孕期间，应尽量注意卫生，保持乳房局部的干燥、清洁，尽量穿宽松的衣物。孕期乳房会增大，毛细血管会明显扩张，如果穿比较紧身的内衣和衣服，容易出现血液循环不通畅的情况，导致乳房的胀痛感更严重。孕期还可以给乳房做按摩，促进乳房发育。睡觉时采用侧卧或仰卧位，避免乳房受到挤压。如果出现乳头扁平或内陷，应及时矫正，避免产后影响哺乳。

女性怀孕后，在每天的护理中，可以使用干净的毛巾和温水清洁乳头，清洁过程中要尽量避免乳房受到伤害，也可以使用一些橄榄油或某些维生素软膏涂抹在乳头上，并进行局部按摩，但在孕晚期不要过度按摩。如有结痂可以先使用一些软膏涂抹使其软化，再使用温水清洗。要特别注意的是，不要使用含有高浓度酒精的刺激性洗剂清洁乳头，避免出现破裂的情况，当然也不建议使用肥皂来清洁。

如果出现乳头凹陷的情况，可以使用吸乳器等方法纠正，也可以通过一些拉伸动作纠正。

孕妇在怀孕初期，雌激素会迅速增加，导致输乳管出现扩张现象，孕激素水平的提高，会促进乳腺葡萄状腺体的生长，使血液集中在乳房。另外，孕妇在怀孕初期乳头会异常敏感和坚挺，并且乳晕面积扩大，颜色加深。乳晕周围伴有蒙氏结节，整个乳房出现明显增大的现象，并且乳房皮肤颜色也会加深，此时孕妇会出现乳房紧绷、下坠感明显等症状。孕妇在怀孕初期需要重视对乳房的护理工作，通过按摩或热敷的方式缓解不适感。另外，女性在怀孕初期需要穿松紧适当且足以托起乳房的内衣，避免出现内衣较紧摩擦乳头的现象。女性在怀孕期间，随孕期的增加，乳房也会越来越大，为了促进孕妇血液循环，需要在休息时取下内衣。

71. 乳汁排空，拒绝堵奶

堵奶的表现主要为乳汁减少，乳房胀痛，按摩乳房时乳房内有肿块，通过手法按摩后肿块可以逐渐减小，堵奶的情况较为严重时，会出现整个乳房胀痛，硬如石头，通过手法按摩并不能缓解胀痛感，还会出现乳汁淤积引起乳房发热的问题，这都说明有早期乳腺炎的情况存在，应该引起足够的重视。

一旦发现堵奶，应及时选择手法按摩，帮助疏通乳腺，如果自行通过按摩手法无法缓解乳房胀痛的问题，则需要选择专业的催乳师帮助疏通乳腺，缓解堵奶的问题，同时如果伴有乳腺炎，则需要及时就诊，根据具体情况选择合适的治疗方案，堵奶发生乳腺炎以后应该避免母乳喂养，尤其是在治疗期间应该避免母乳喂养。日常生活中避免堵奶，应饮食清淡，多吃易消化的食物，过于油腻的食物不要吃，因为过于油腻的食物可能会导致堵奶的问题发生，尤其是不要喝过于油腻的鸡汤或猪蹄汤。

乳头小白点堵奶多是由于乳汁溢出来，但没有及时地清理，造成乳汁凝固堵塞乳头。这种情况需要平时多注意清洁乳头，以防乳汁溢出来造成凝固堵塞，平时也可以使用热毛巾热敷乳房，这样可以促进乳腺导管的扩张，预防堵奶的情况发生。让孩子坚持多吸吮乳房，可以起到疏通乳腺导管的作用。如果乳汁分泌得比较多，孩子吃不完，这个时候可以使用吸奶器将多余的乳汁吸出来，这样也可以预防乳腺导管堵塞。堵奶主要是因为乳汁堵在乳腺腺体中没有办法排出来，这个时候宝妈可以用手顺着出奶的方向轻柔按摩，这样也可以促进乳汁的流出。如果乳头小白点堵奶比较严重，需要及时去医院做 B 超检查乳腺腺体情况，然后根据检查的结果选择合适的治疗方法。哺乳期的妈妈需要多注意饮食，不能吃辛辣、刺激性的食物。还可以通过热敷来疏通，此外，平时不要吃太多催奶的食物，否则乳汁分泌过多很容易导致堵塞。如果是先乳胀，则可以先冷敷缓解，再热敷后让宝宝吸吮。宝妈平时应注意哺乳期乳房的保养，在哺乳期间，乳房出现硬块或小疙瘩，会使乳汁淤积在乳腺导管中，分泌不出来，造成乳汁不通，此时如果没有及时处理，就会形成堵奶。宝妈应通过正确的方式来疏通和促进乳汁的分泌，不要自己胡乱揉搓，以免引发乳房红肿造成乳腺炎。

72. 乳腺炎相关知识

乳腺炎通常是由感染引起的乳腺炎症。任何年龄段的女性均可患病，但最常见于哺乳期女性，通常发生在分娩后 3 个月内。患乳腺炎后是否可以哺乳应视病情的轻重决定，病情轻微者可以继续哺乳，不会对婴儿造成不利影响，而且还有助于疏通乳腺淤堵，消除感染。病情严重时需暂停哺乳。

哺乳期女性发生乳腺炎就是所谓的哺乳期乳腺炎或产后乳腺炎；非哺乳期女性发生的乳腺炎称为非哺乳期乳腺炎，以导管周围乳腺炎为主。乳腺炎通过药物治疗很容易治愈，当乳房肿胀不能缓解时，往往会引起乳房组织发生炎症。乳腺炎也可能源于乳腺导管堵塞压迫到周围乳房组织，淤积的乳汁渗入周围组织，造成乳房局部红肿疼痛。由此引发的细菌感染还会侵入血流，造成菌血症，这会使妈妈觉得相当不舒服。有的妈妈会发冷或发热到 38.3 ℃以上。这时，很多妈妈以为自己患上了流感，但其实是患上了乳腺炎。如果是单纯性的肿胀、乳腺导管堵塞，或没有感染的乳腺炎，妈妈会逐渐好转。如果炎症不严重的话，可以继续哺乳。如果受感染部位变红肿，或者察觉到乳房的毛细血管扩张，这些都表明乳腺已经发炎了，此时要赶紧求医。

乳腺炎的病因

乳腺炎是哺乳期女性的常见疾病。哺乳期乳腺炎是由乳腺导管内的乳汁回流引起的，当孩子未正确地吸吮或偏爱吸吮单侧乳房时，就有可能会发生乳腺炎。如果母亲不经常喂奶或吸奶，也可能发生乳腺炎。但并非只有哺乳期的女性才会罹患乳腺炎。如果女性并没有哺乳，乳头皲裂或乳头穿孔也会导致乳房感染。这两种情况都会使细菌进入乳腺导管。

乳腺炎的症状

患乳腺炎时，感染的乳腺导管会使乳房肿胀，乳房可能外观发红，并感觉触痛或发热。许多乳腺炎患者以为自己患了流感，可出现包括疼痛、寒战和高热（38 ℃或更高）等症状，还可能出现乳头溢液或感觉乳房内有硬块。

乳腺炎的诊断

乳腺炎的症状可能呈突发性。在感觉乳房不适之前，患者可能感觉自己得了流感。当患者感到疼痛或发现乳房发红时，请尽快就诊。

乳腺炎的治疗

对于非母乳喂养者，抗生素会在一两天内便使乳腺炎患者感觉好转，请遵医嘱用药。

对于母乳喂养者，建议多饮水，穿宽松的胸罩，尽量多休息。医生可能会给予患者布洛芬或类似的药物来缓解发热和疼痛。

对于患有乳腺炎的哺乳期母亲来说，保持母乳喂养，将乳汁从乳腺导管中排出至关重要。尽管乳腺炎会使患者感觉到疼痛，但这种疾病不会伤害孩子。

乳腺炎的预防

紧身胸罩和衣物会给乳房带来压力，妈妈们请尽量保持衣物轻便和宽松。

为了防止乳汁回流，请确保孩子正确吸吮，并且在每次喂奶时排空乳房。另外，在哺乳期间，洗澡时要注意少用香皂涂抹乳房，因为香皂会洗去天然的油脂，用温水清洁乳房即可。总之，妈妈需要关注自己的生活方式，以及与宝宝的母乳喂养关系，并加以调整，避免乳腺炎的发生。

如果需要帮助，妈妈们可以咨询哺乳顾问。在哺乳期应该防止乳汁淤积，并注意防止乳房外伤和感染，有助于预防慢性乳腺炎的发生。

73. 慢性乳腺炎如何预防

慢性乳腺炎患者可以通过改变自己的行为或生活方式避免一些危险因素，避免患病或复发。如应保护好乳房，以免撞击或有锐器造成乳房外伤；预防感染，注意乳房的卫生和清洁；排尽乳汁，防止乳汁堆积，造成乳腺导管的阻塞；勿反复安置假体，假体植入容易引起异物反应，导致慢性乳腺炎。高危人群应定期体检，有妊娠或哺乳史，或先天性乳房畸形患者应注意定期到医院做乳腺超声或X线检查，并做乳房自查，早发现病灶并尽早治疗。

74. 哺乳后乳房怎么恢复

哺乳后乳房恢复的方式有以下几种。

首先，正确的哺乳方式不仅不会导致乳房下垂、松弛，还可以维持乳房原貌，让乳房变得更加丰满、坚挺。乳头被婴儿吮吸可反射性地引起神经垂体释放缩宫素，缩宫素具有使乳腺腺泡周围的肌上皮细胞收缩的功能，刺激宝妈乳房乳汁分泌增加，乳腺组织接受外界的刺激越多，乳汁分泌就越多。

其次，乳房保健操或乳房按摩，可以促进乳房纤维的再生。采取从下到上的提拉方式，两只手交换向上提拉乳房，然后用双手的手掌从外向内逆时针按摩，也可以促进乳房的血液循环，对恢复乳房弹性也非常有帮助。比如一些扩胸运动，可以帮助锻炼胸部的肌肉，但是需要持之以恒，长期运动才会有明显的效果。

最后，饮食上可以多吃一些富含胶原蛋白的食物，对恢复胸部弹性也有效果，如猪蹄、银耳、木瓜等食物。平常生活中应保持心情舒畅，心态平和，尽量选择聚拢效果好的、尺寸合适的内衣，不要过紧，以免影响乳房的恢复。

75. 如何预防乳房下垂

母乳喂养的新妈妈，产后恢复快、代谢快、消耗热量多。因为宝宝的吸吮可以刺激子宫的收缩，降低乳腺癌的发病率。有人认为母乳喂养的新妈妈容易乳房下垂，其实只要新妈妈经常按摩，并且坚持戴文胸支撑，可以预防乳房下垂。

我们虽然无法改变地心引力和人体的自然衰老，但是可以借助外力，通过支撑和固定的方式来进行一定的对抗。比如，在孕期佩戴合适的胸衣，能起到一定的支撑作用，可以减少皮肤和悬韧带的拉伸，注意胸衣不要过紧、过勒或材质不透气，以免影响之后的母乳喂养。另外，在日常做跑跳运动时，最好更换成运动型胸衣，以免过度晃动造成乳腺组织拉扯，而加快胸部下垂的发展进程。

◈ **新妈妈预防乳房下垂的方法**

（1）哺乳的时间不要过长（每次不超过 20 分钟），应该在孩子 1 岁左右断奶，哺乳时，婴儿距离乳房不可太远，防止过分牵拉乳房。

（2）哺乳期的新妈妈，每天用温水清洗乳房一次，这样不仅有利于清洁卫生，促进乳汁分泌，而且能够增加悬韧带的韧性，防止乳房下垂。

（3）按摩乳房，孩子每次吃完奶后，新妈妈应该轻轻地按摩乳房，每次 10 分钟，这样能促进乳房的血液循环，增强乳房韧带的弹性，防止乳房下垂。

（4）戴上松紧适宜的胸罩，胸罩不可过紧，也不可过松，胸罩可以把乳房收起来，选择一个形状好的胸罩，可以防止乳房下垂。

（5）新妈妈应该坚持做俯卧撑、扩胸运动等，使胸部的肌肉发达有力，增强对乳房的支撑作用。这样不仅能防止乳房下垂，而且对于驼背及体型健美都有好处。

（6）新妈妈洗澡的时候不可用过冷或过热的水刺激乳房，因为乳房周围血管密布，受过热或过冷的水的刺激会使乳房软组织松弛，不仅会造成胸部下垂，还会引起皮肤干燥。

虽然胸部下垂不能阻止，但是可以延缓！一般来说，改善胸部下垂的方法有支撑和运动。

除此之外，锻炼胸部的肌肉群，也可以在一定程度上使胸部肌肉饱满，并与稍靠下的乳房相连，进而减缓乳房下垂，常见的运动方式有两种。

动作一：双手合十，放在胸口中央的正前方，缓缓吸气的同时，双手用力互相推，可以感受到胸大肌及周围的软组织处在紧绷状态。持续用力 6 秒，然后慢慢放松，休息 5 秒后再重复该动作，每组 10 次，每天进行 5 ~ 10 组。

动作二：双手拿起一对有一定重量的哑铃。平躺后双手展开与肩同高并平放在地面上，随着呼气双手向上向内举到空中最高点，保持10秒后再慢慢回到地上，注意整个动作是靠胸肌的力量来完成，如果手臂感到酸痛，则说明动作做得有问题，需要及时进行调整，可以找人帮忙轻按胸大肌位置，再次举起哑铃以感受胸肌的发力。

在这里特别提醒各位生产后的宝妈，产后运动要量力而行，最好在喂奶后进行，避免过量运动对乳汁产生影响，而且产后不要急于快速瘦身，以免营养不良导致乳房腺体急速缩小、脂肪组织急速消耗，从而加快、加重乳房的萎缩、塌陷或下垂。

76. 预防乳房肿胀管理

乳房肿胀在产后早期为常见情况，乳汁的大量分泌及血管扩张，使得乳房充盈、乳晕膨胀，母亲感受到乳房发热胀满，乳房表面皮肤紧绷，也有个别母亲出现乳房疼痛等表现。泌乳Ⅱ期的乳房胀满一般被认为是生理性的，俗称“生理性乳胀”。在正常进行母乳喂养的情况下，无须人为干预，肿胀可自行缓解。

乳房肿胀目前并无标准可靠的评估工具，仅依靠主观的判断方式，如视觉描述母亲对乳房硬度、紧实度、皮肤张力、温度的感受来确定。对于产后第 2 天到第 3 天乳房突然充盈胀满及疼痛等情况，常见的干预方法包括频繁热敷并排空乳房，目前主要的处理原则是让母亲感觉舒适，促进婴儿吸吮，避免不必要的人为干预。

产后 48 小时内同室的母婴进行不设限制的哺乳，乳房肿胀的发生较少。在实践中，产后即刻开始的皮肤接触及良好的母乳喂养关系建立，包括确保母婴不分离、舒适的哺乳姿势、按照婴儿提示哺乳、不限制哺乳时间等是预防严重乳房肿胀的关键。生理性乳胀的程度往往较轻微，这是因为婴儿频繁地被哺乳而且吸吮良好、能有效移除乳房里的乳汁，母亲不应感到剧烈疼痛，乳房也不应硬如石头。如果出现肿胀不适等症状，需要对母婴双方进行评估，确保乳汁移除的有效性。

77. 乳头皲裂应对策略

对于乳头皲裂已发生者应积极进行治疗和护理，促进创口愈合，避免细菌感染。乳汁既具有抑菌作用，也可以帮助皮肤修复，因此出现乳头皲裂者，可用少量乳汁涂在乳头和乳晕上，短时间暴露和干燥乳头。

产妇在专业人士指导下，纠正可导致乳头皲裂的错误因素后，可继续哺乳。

乳头皲裂治疗方案的基础是及时纠正哺乳方式、热敷、生理盐水湿敷、涂抹羊毛脂乳膏及抗生素软膏。

（1）及时纠正哺乳方式：目的是防止乳头再次受到损伤。让宝宝的头与身体成一条直线，身体紧紧贴着妈妈，嘴巴含住大部分乳晕，而不是只含乳头。

（2）热敷：该方法不能抗菌，但可以缓解疼痛。可以将毛巾浸在温水中，挤出多余的水分，然后热敷在乳头和乳房上几分钟。

（3）生理盐水湿敷：该方法对治疗乳头皲裂有一定的帮助。将乳头浸泡在温的生理盐水中 1 分钟左右，或者用喷瓶喷到乳头上。如果婴儿不喜欢这种溶液的味道，在哺乳前可以先冲洗下乳头。

（4）涂抹羊毛脂乳膏：羊毛脂乳膏可作为一线治疗乳头皲裂的药物，推荐使用 100% 羊毛脂，因其具有亲油亲水的特性，对减少皮肤表面的水分散失具有显著的功效，能够使水分保留在皮肤内，同时会对外界的刺激起到一定的抵御作用。同时，治疗乳头皲裂也可用维生素 E 乳膏。

（5）抗生素软膏：继发细菌感染时，可在患处涂抹。抗生素软膏能够使皮肤得到滋润，疼痛得到缓解，防止皮肤表面水分的散失，阻止外界有害物质侵入，并起到滋润皮肤的作用，促进创面愈合，减少感染风险。

由于个体差异较大，用药不存在绝对的最好、最快、最有效，除常用的非处方药外，应在医生指导下充分结合个人情况选择最合适的药物。

78. 特殊乳头的哺乳技巧

（1）扁平乳头：多让宝宝吸吮，扁平乳头就能转变成正常乳头了。

（2）小乳头：只要让宝宝连乳晕一起含住，还是可以母乳喂养的。

（3）凹陷乳头：要及时做好护理工作，手指刺激或用乳头吸引器等方式都可以使乳头突出。

对那些乳头情况特殊的新妈妈来说，只要掌握好技巧，哺乳就不再是难事。

79. 乳头过大怎么哺乳

乳头过大并不影响哺乳。在哺乳过程中，可将乳头填塞到宝宝口中。并且乳头变大是一种生理性改变，在女性进入孕期、哺乳期后，为了便于哺乳，乳头、乳腺会变大。

乳头较大，宝宝吸食乳汁时，对乳头组织造成的损伤也比较小一些，乳腺炎等病变发生概率也会降低。所以产妇不要过于紧张，应在医生指导下正确哺乳，确保宝宝营养充足。

随着哺乳期结束，产妇身体激素水平逐步稳定下来，乳腺及乳头组织会有逐步缩小的改变，不会对患者的生活和工作造成什么影响。另外，在哺乳过程中，要注意对乳腺的保护，防止乳腺组织损伤。